家族心理教育から
地域精神保健福祉まで

システム・家族・コミュニティを診る

後藤雅博 GOTO Masahiro

金剛出版

序にかえて

　本書はここ20年くらいの間で私が専門誌、雑誌や単行本に書いたものの中から20編ほどを選んでテーマ別にまとめたものである。原則、単著をという基準にしたため、研究論文集というよりは解説、総説的なものが多くなった。「論文集」あるいは「論考集」という表題にしなかったのはそのためである。

　第Ⅰ部は家族療法、第Ⅱ部は家族心理教育、第Ⅲ部は精神科リハビリテーション、第Ⅳ部は地域精神保健福祉、第Ⅴ部は災害とメンタルヘルス、という構成であるが、第Ⅴ部は当初予定にはなく、東日本大震災に関連して急遽2編を収録し、別の部としたものである。この第Ⅴ部の「新潟県中越地震における災害時精神保健医療対策」だけが本書で唯一共著である。快く収載をご承諾いただいた共著者の福島昇氏に改めて感謝する。

　私の著作以外に、伊藤順一郎氏、池淵恵美氏との対談を収録している。もしかしてこれが本書の目玉かもしれないが、お二人とも私の年若い友人であり、伊藤氏とは大学の頃からのつきあいで、池淵氏ともかれこれ20年近くなる。家族心理教育、精神科リハビリテーションの世界で多くの活動を一緒にしてきている。この対談の収録は本書の計画の最初から考えていたことであり、改めて再録をご快諾いただいたお二人にお礼を申し上げる。

　第Ⅰ部から第Ⅳ部までの間に、「映画に見る家族」を入れた。これは私が日本家族研究・家族療法学会の学会誌である「家族療法研究」誌の編集委員長をしていたときに始めたコーナーで、現在も団士郎氏によって続いているが、私の書いた連載最初の3回分である。インターミッションあるいは箸休めとして読んでいただければ幸いであるが、一応テーマとしては連続している。

　本書の副題には「システム・家族・コミュニティを診る」とした。1983年「日

本家族研究・家族療法学会」が発足し、家族療法を学び始めてから、個人、家族、地域を見る視点としてのシステム論的認識法が有用であることを感じていて、今でも基本的にはものごとをシステムとしてみる見方はあまり変わってはいないと思う。ただ、現在では理論として現象を当てはめるのではなく、オルタナティヴな認識論のひとつとして必要な場合に複眼視的に使う、という点は最初の頃とはだいぶ違っているようではある。それに加えて、個人でも、家族でも、治療関係でも、地域精神保健システムでも、そこに「協働」という視点が強まっているとは思う。協働するためには、そのシステムとジョイニングし、リンクする必要があるわけで、どうも形式や題材、領域は違っても、「システムとしてみること・ジョイニングすること・協働すること」ということの必要性を繰り返して主張してきていたのではないか、と今回改めて単著としてまとめるに当たって、以前の文章も読み直しながら考えていた次第である。読者には申し訳ないが、金太郎飴みたいなもので、どこを切っても同じことをいっているように感じられて、退屈な繰り返しという感想になるかもしれない、などと危惧している。けれども、これもシステム論のアイソモルフィズム（isomorphism：異形同一性）の現れと解していただければ幸いである。

　私の臨床のスタートは1977年同和会千葉病院である。当時全開放病棟を目指し、地域精神医療を目指すとともに、病棟の開放だけでなく病院自体も地域に開かれた病院を目指していた。当時精神科医の何かの会のパンフレットを作成する役目になり、「その時代の最良の精神は最悪の問題に立ち向かう」というアラン（だったと思う）の言葉を引用したことがある。どの時代も何かに挑戦したいと思う青年たちは自分が最悪と思う問題を見出していくのだろう。自分が最良の精神とは思わなかったが、精神医療を「最悪の問題」と考えている「最良の精神」を思わせる先輩たち（大学の先輩だけでなく）が大勢いた。千葉病院時代は臨床だけに明け暮れていたといっても過言ではない。ものを書く余裕などはなかったが、実に多くのことを学んだ。この千葉病院の臨床の最後の頃に必要性を感じて家族療法を学び始めた。
　その後出身地の新潟県に戻り、国立療養所犀潟病院（現・国立病院機構さいがた病院）に1984年から勤務した。犀潟病院は異色の国立精神療養所で、デイケア、それから当時はまだ法定でなかった居住訓練施設のあるリハセンターを持ち、地域ケアに力を入れていた。そういう中で、犀潟病院での9年間でSST、家族心理教

育などの実践，経験を積むことができ，さらに高齢者自殺対策で後に有名となった「松之山プロジェクト」に参加した。この経験は地域保健の重要性を改めて認識し，後の精神保健福祉センターや現在の新潟大学医学部保健学科へつながる基礎となった意味で私にとっては重要である。

1993年から8年間新潟県精神保健センター（後に新潟県精神保健福祉センター）で主として地域精神保健福祉の領域で活動したが，その間阪神淡路大震災，柏崎少女監禁事件に関連したひきこもりのクローズアップ，精神保健福祉法への改正など精神保健に関する大きなトピックや変化があった。ちょうど全国センター長会副会長をしていたこともあり，2000年の精神保健福祉法一部改正に際しては委員も務めた。1997年に発起人のひとりとして「日本心理教育・家族教室ネットワーク」を設立し，現在まで代表幹事をしている。精神科リハビリテーションに関連しては，1995年「日本SST普及協会」，「日本精神障害者リハビリテーション学会」の設立に加わり，今でも主たる活動領域のひとつとなっている。

2001年からは現職の新潟大学医学部保健学科にて看護師，保健師を目指す学生を相手にしている。ながながと経歴を書いてきたのは，本書の章立てについて理解していただくためである。各部においては基本的には初出年代順に配置したが，一部は共通するテーマで並べて配置したり，また第Ⅳ部の最初「地域介入による自殺対策」のようにふたつをひとつに構成しなおした部分もある。

現在私は，外来診療のときは一介の精神科医であり，ときには家族療法家として，またときには家族心理教育インストラクター，SST普及協会認定講師として研修を行ったり，プログラムを実施したりしている。また今回その関連は収録できなかったが，地域精神保健の重要な領域である産業保健領域でメンタルヘルス産業医としての活動もある。ときに自分の専門はいったい何か，というアイデンティティの危機を感じるときもあるが，実は隠れた自己規定として，構造（個人の心と体，家族，治療構造，いろいろな機関など）の調整とネットワークの専門家，と考えている部分もある。

これまでお世話になった方々全ての人のお名前を書くことはできないが，医学部卒業時の精神科教授佐藤壱三先生（私たちの学年が卒業第1期生であった），元・

千葉病院院長仙波恒夫先生，同じく副院長計見一雄先生，犀潟病院在職当時院長でおられた林茂信先生，そして学位論文でお世話になり，現在も「SST普及協会」やほかの研究会でも多くのご指導をいただいている福岡大学名誉教授西園昌久先生，の大先輩方には，仕事の上でも個人的にも大変お世話になり，かつ多くのことを学ばせていただいた。家族療法に関しては鈴木浩二先生，故・下坂幸三先生にお世話になった。今の私があるのは，いくつかの人生の節目でこのような先達に恵まれたからだと心から思っている。改めて紙面を借りて感謝を申し上げたい。

本書の表記についてであるが，原文の「精神分裂病」は，文献タイトルを除いて「統合失調症」に，保健婦，看護婦は保健師，看護師に統一した。精神保健福祉士とPSWは文脈によって使い分けており混在している。それ以外は極力原文表記を残したが，機関名，地名などは旧名と現在名併記か，もしくはわかりやすい方を選択した。

各部に簡単な解題をつけ，この「序にかえて」で書き足りなかった部分を付け加えたので参考にしていただければと思っている。

目　次

序にかえて 3

第Ⅰ部　家族療法 9

システム理論と医学――そのコンテキストとパンクチュエーション 11
うつ病の夫婦家族療法 22
システム，ストレス，コーピング――家族療法　私の見立て 39
家族面接のポイント 53
家族療法のヒント――希望に焦点を合わせて　hope oriented 63
映画にみる家族（1）『マイ・ガール』..72

第Ⅱ部　家族心理教育 77

慢性統合失調症の家族への集団的心理教育 79
効果的な家族教室のために 97
対談：家族療法における心理教育を語る .... 伊藤順一郎×後藤雅博　117
家族心理教育で必要とされる臨床家の姿勢 156
日本における家族心理教育の現在 166
映画にみる家族（2）『ギルバート・グレイプ』..175

第Ⅲ部　精神科リハビリテーション 181

精神科リハビリテーションを巡る日本の現状：1998年 183
障害構造論の社会的適用 200
リカバリー，ノーマライゼーション，エンパワメント 208
対談：統合失調症と病識 .... 池淵恵美×後藤雅博　216

映画にみる家族（3）『東京物語』..231

第Ⅳ部　地域精神保健福祉 237

地域介入による自殺対策 239
　　Ⅰ　松之山町における実践——地域精神医療と家系図 240
　　Ⅱ　松代町における実践と全体の結果 258
ひきこもりケースへの危機介入 269
生活の場づくりを通しての地域精神保健活動 281
地域資源のアセスメント：戦力分析 287
地域ぐるみの心理教育 300

第Ⅴ部　災害とメンタルヘルス 311

新潟県中越地震における災害時精神保健医療対策 ....福島昇，後藤雅博　313
災害と家族支援——家族療法の視点から 325

あとがき 339

第Ⅰ部

家族療法

第Ⅰ部は家族療法のジャンルに入るものをまとめた。最初の「システム理論と医学」は本書所収の中でも一番時代的に早く1987年である。石川元氏の編集による特集に依頼されて書いたものである。私の家族療法における師匠の一人である遊佐安一郎氏から「システム論的に家族を見る点ではよいモデルだけど，治療者－クライアント（家族）関係は？」といわれた記憶がある。自分ではそれなりにそこへ注意は払っているつもりだったが，他の4編と比較するとやはりその点は弱い。「うつ病の夫婦合同面接」は故・下坂幸三先生と当時新潟大学精神科の飯田眞教授編集による『うつ病』（家族療法ケース研究5）に収められており，かなり意識して治療構造（治療者－クライアント関係）に焦点を当てている。
　「システム，ストレス，コーピング」は『家族療法研究』誌の連載「私の見立て」のために書き下ろしたものである。そのなかでも触れているが，DVD『実録・家族療法』で自分の面接場面を記録し，クライアント（役の人）からフィードバックをもらう体験は自分の治療の仕方を改めて明確にするよい機会となった。総体として人間を見る見立てとしての〈生物―心理―社会（bio-psycho-social）〉的観点とそれらを結びつけるものとしてのシステム論的視点が，自分の特長であることを確認した体験であった。最後の「希望に焦点を合わせて」は牧原浩先生の長年の家族療法における功績を記念して出版された『家族療法のヒント』のための書き下ろしであるが，その前の小郡でのシンポジウムと記念の会の楽しい思い出がある。bio-psycho-social な見立て，システム論的アプローチ，治療構造の検討，家族面接のポイント，などはある意味技術論であるが，現在私は，治療の目的は何かといえば「希望」ではないかと考えている。これは家族療法だけではなく，精神科リハビリテーションや家族心理教育・家族支援などの実践から学んだ。そのため本稿は時代的には前2編より早いが，第Ⅰ部の最後にしてある。

システム理論と医学

――そのコンテキストとパンクチュエーション

はじめに

「(世界は) 独立に存在している分解不可能なものでできている建造物ではなく、むしろ要素の間の諸関係の織物であって、その要素の意味は、もっぱら全体との関係で決まるようなものなのです」[Zukav, 1984（佐野ほか訳, p.126, 1985）]。

「"もの"の境界を定めるものは何か。そして何よりも、自己の境界を定めるものがあるとすれば、それは一体何なのか。線か袋のようなものがあって、その"内側"に含まれる部分が"私"であり、"外側"が、他人および環境であるといってよいのだろうか。一体どんな権利があって、われわれはこうした区別を行っているのか」[Bateson, 1979]。

前者は現代の理論物理学者 Henry Stapp の言葉であり、後者は統合失調症の二重拘束理論[注1]を産み出し、エコロジストとしても有名な Bateson, G. の言葉である。分野の違いにもかかわらず共通しているのは、全体の関係から個が決定されるということ、すなわち、独立に存在しているものなどなく、それぞれの間の区別（たとえば、内と外、自然と人間、あるいは社会と人間、生物と無生物）は、たまたまある必要に応じて、任意に行われているにすぎないということである。この「世界を切り取る任意の仕方」を、コミュニケーション理論ではパンクチュエーション（punctuation）といい、「そういう区切り方を必要とする状況」をコンテキスト（context：文脈）という。

システム理論[註2]（一般システム理論とその応用（システミック・アプローチを含む））は，事態をすべてシステムとして，あるいはシステム間の関係としてパンクチュエートするひとつの考え方である。

医学的コンテキストにおけるシステム理論

システム理論は，鉱物のような無生物（結晶というシステム）から抽象的システム（○○理論など，もちろんシステム理論も例外ではない）までの広い範囲においてシステムとしてパンクチュエートすることが可能なのであるが，医学というコンテキストでみると，まず人体をシステムとしてみる見方は多くの医家にとってなじみ深く，当然のことである。

システム理論的にいうと，人体は生物体システムに属し，種々の器官サブ（下位）システムから構成されている。それぞれの器官システムは，また細胞というサブシステムを持つ。しかし，このことは普遍的な真理ではない。医学，それも科学的合理主義に基づいた近代医学では真実だが，たとえば宗教というコンテキストで考えられる時には，人体は大いなる神の意志（というシステム）の具現と考えられるかもしれないし，諸悪の根源（としてのシステム）と考えられるかもしれない。日常的には医学的コンテキストが優勢だが，輸血等の場合に，その相違が尖鋭化することがあるのは，時に報道されるとおりである。

同じ医学のコンテキストでも，たとえばひとつの「病気」を人体システム全体の問題として考えるか，器官レベルで考えるか，細胞レベルで「病気」と考えるかは，それぞれの立場（コンテキスト）で違ってくるであろう。たとえば生物体としてのシステムからみれば生体防御反応であるものが，臓器移植というコンテキストでは拒絶反応と称されるように。また，人体まではシステムとして考えることに医学は長けているが，もうひとつ上位のシステムとして〈環境－人体〉システムをひとつのシステムとしてパンクチュエートする見方は主流ではない。システム理論的には人体（と，その下部システム）はオープンシステムであり，常にその環境や，他のシステムと情報およびエネルギーを交換しているわけだから，〈人体〉だけに区切ってしまうのは，器官システムにとって環境でもある人体システムを無視してし

まうのと同様に，少しおかしいのではないか，という見方が当然出てくる。これが前述の Bateson の言葉によく現れている。

　しかし主流ではないにしても，実際上，日常臨床的には，たとえば，術後の患者を個室に移室するというやり方をとるとすれば，それとは意識せずに〈人－環境〉システムを考えていることになる。〈大部屋－患者〉システムを〈個室－患者〉システムに変えるわけである。また，自分の病院では処置の難しい患者を，より設備の整った病院に送るとすれば，患者（病気）をより大きなシステム，すなわち〈患者－病院〉システムとして考えていることになる。自分の患者の置かれている環境――照明，暖房，換気，その他――に無関心である医者はほとんどいないだろうし，その改善に努力するとしたら，それはシステム論的アプローチなのである。

　しかし，日常的にそういうことが行われているとしても，常にそれは副次的なものとして捉えられている。いわば医学の背景として。だが本当にそれは背景というようなものだろうか。かつて猖獗を極めたコレラやペストなどの伝染病は，病原体が発見された時にはほとんど撲滅されていた。病原体という概念も実体もなくとも，ネズミを駆除し，下水道を整備し，人口の密集を避けることによってである。結核の蔓延の消滅もそれに似たところがある。必ずしも結核菌の発見と抗結核剤のみによるわけではない。卑近な例であるが，水虫の原因は白癬菌ということになっている。しかし皮膚科医は薬を処方するのと同様の重みで，よく足を洗うこと，靴下を変えることを「処方」しないだろうか。そこで，〈人体－白癬菌〉という環境システム（白癬菌の側からみた環境でもある）を考えていないだろうか。環境としての人体の糖尿病や，多量の抗生物質の服用を考慮に入れないだろうか。そして，それが主なのではないだろうか。

環境システムの検討

　〈環境システム＝治療環境〉の検討は当然のごとく，医者自身の「診ている自分」への検討も含む。前述の患者を転院させる際には，自分自身（の能力）も含めて，環境システムの下部システムである〈医者－患者〉システムが考慮に入れられるであろう。そこでは医者も超越者から関与者へと変貌し，治療という行為が，医者と

患者の共同で作成する相互関係性として現れてくるであろう。この観点からいうと，純粋な観察者というものは成立しない。だから純粋なデータというものもない[注3]。

こういった問題は物理学の量子論では「観察問題」として現れてくる。光が波なのか粒子なのかという実験において，「光は波のようにも，粒子のようにも振る舞うのであって，それは我々がどういう実験をするかによりけりなのである。（波とか粒子とかは）先に備わった性質ではない。これまた（実験する）我々と光との相互作用の性質なのである」[Zukav, 1984（佐野ほか訳, p.158, 1985）]という事態が生ずる。

「これこれの原因でこれこれの病気が生ずる」という直線的因果関係は，ある範囲では有効性があるが，それは古典物理学が日常的には「あたかも」真実のように通用するけれども，素粒子には適用できないのと同様，医学の境界的分野（たとえば心身症）や成人病などでは，どうしても環境システムとの相互関係を考慮にいれなければならない事態が多いのである。

精神科におけるコンテキストの問題

筆者の専門分野である精神科においては，量子論の「観察問題」は「関与」の問題として現れてくる。かつてアメリカの精神科医 Salivan, H.S. は「関与しながらの観察」を提唱し，相手を映す鏡となることを目的にする従来の精神分析とは違う精神療法を実践したが，この「観察」は，単に相手だけでなく関与している自分も含めており，相手と自分との相互関係の観察という意味であった。

これは〈医師−患者〉システムを考えるという点において，システム論的アプローチに大変近い。システム論的からいえば，このことは人という複雑でオープンシステムである生物体に関与する時に必然的に要求されることであり，人を「あたかも」閉鎖システムのように扱うと，まさに「非人間的」となり，「機械的」となってしまう。

例として，カセットラジオを聴いている人を考えてみよう。音楽がうるさいのでスイッチを切るとする。こういう書き方は，明らかに〈人−カセット〉というシステムを想定している。「音楽を聴く」という文脈では，人が主であってカセットは

システム理論と医学——そのコンテキストとパンクチュエーション　　15

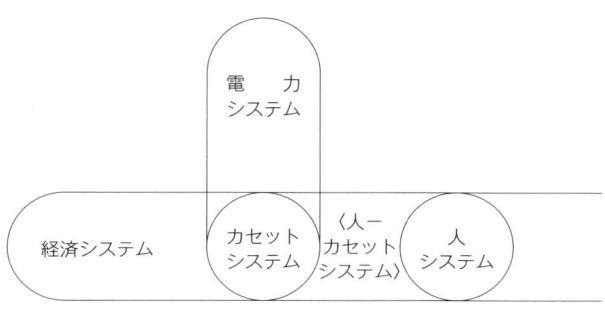

図1

従である。すなわち，人の環境のひとつとしてのカセットで，人が「図」であるならば，カセットは「地」の役割を果たす。ところが，電力消費という文脈で考えてみよう。そうすると，カセットラジオは巨大な電気事業システムの一環で，その下部システムであり，スイッチを切るという行為はその背景になってしまう。母親が子どもに「電気料がかさむから，もう切りなさい」という文脈ではそうなるわけである。一方「経済」という文脈では，カセットは購買される耐久消費財のひとつであり，経済システムの要素であり，人もまたそうである（図1）。

　この場合に，カセットの替わりに人システムを代入してみよう。たとえばカセットの替わりに妻，聴く方を夫としよう（図2）。このときには，夫婦システムを考えていることになる。

　妻が話しかける。夫は聞きたくない。カセットの場合のようにスイッチを切るわけにはいかないので，夫は妻の話を止めさせるために何らかの行動を行う。無視して新聞を読み始め，妻があきらめて話を止めたとすれば，一般には単なる「新聞を読む」という行為が，夫婦というコンテキストにおいては「スイッチを切る（話を打ち切る）」という意味としてパンクチュエートされた，ということになる。

　その行為は，それまでの夫婦関係において有効と規定されていた「結果」かもしれないが，そのことで夫婦の関係に新たなものをつけ加える。すなわち「原因」にもなる。今までの夫婦関係のあり方（妻が話し，夫が黙る）という関係が強化されたと同時に，妻の方の失望感が強まり，抑うつ状態をもたらすかもしれない。また，夫が「止めろ」と怒鳴り，それをきっかけにしてけんかが始まり，それを聞きつけた

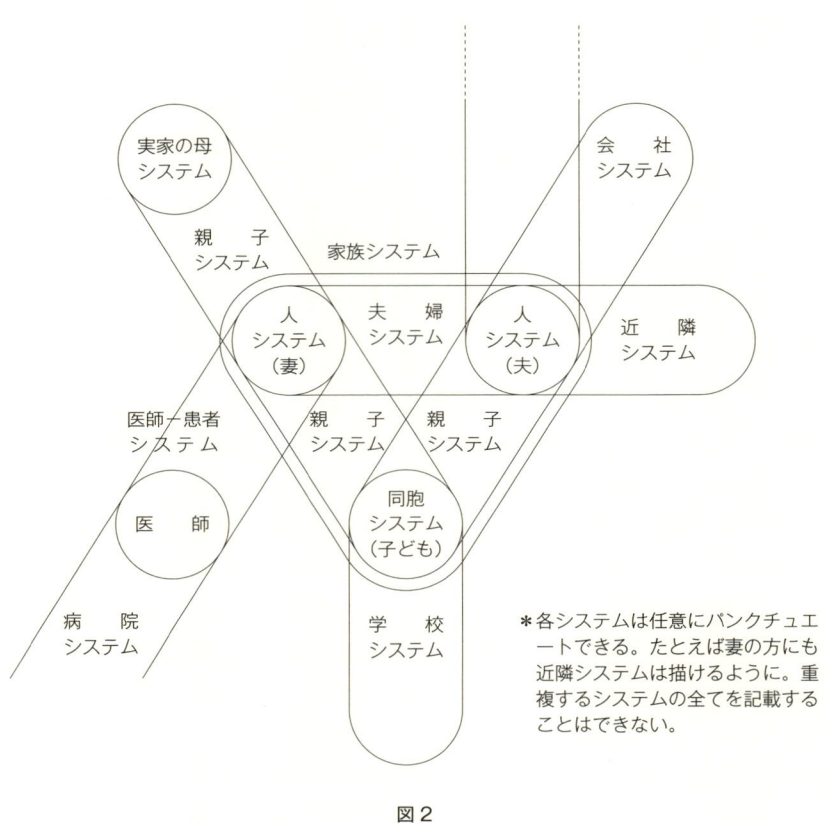

図2

子どもが仲裁に入るかもしれない。そのことで親子システムにも変化がもたらされる。また、夫が重要な話だと思って耳を傾け、話が進展していけば、重要な件が解決され、夫婦は危機を乗り越えるかもしれない。夫婦関係は新たに発展するであろう。

システムの発達

このように、カセットのごとき機械システム（システム理論の分類では「時計じかけシステム」という）では、スイッチを切れば終わりであるが、より高次の生物

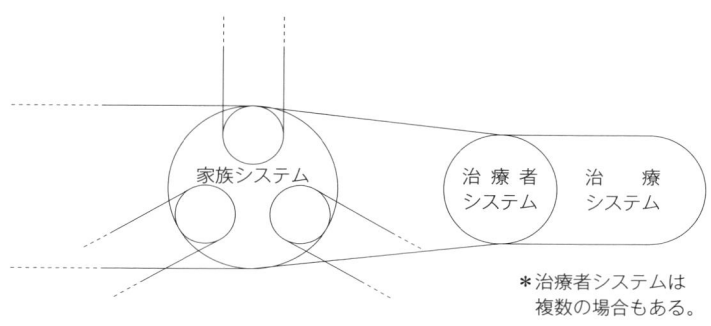

図3　家族療法システム

体システムでは，システム自体に成長・発展があり，それによって構成されるシステムも当然，同時に成長・発展する。このことは，生物体システムを考える時に忘れてはならないことである。

　図2の〈医師-患者〉システムのように，どちらか一方のみを相手にしたとすれば，本来，上記のごとく成長・発展する相互関係のシステムのどちらかを，図と背景，主人公と脇役のようにパンクチュエートしてしまう危険があり，システムの発達と変化を捉えることができない。そのため，システム理論の精神科的応用である家族療法では，図3のように，とりあえず人間の重要な精神的環境としての家族システムをパンクチュエートするのである。

アプローチの例

　Aさん。30歳，女性。診断は「抑うつ状態」。家族関係は図4のごとくで，婚家は農家であるが，同地域の他の農家と同様，兼業で夫は勤めに出ている。20歳頃，東京で働いている時に「あこがれていたスチュワーデスをいつもみる職場だったので」抑うつ状態となり，東京のクリニックでカウンセリングを受けて改善した。長女誕生後，近くの病院の事務にパートで出ていたが，次女の妊娠中に体調を悪くして辞め，次女が1歳になった時点で，工場にパートに出るも1カ月と続かず，

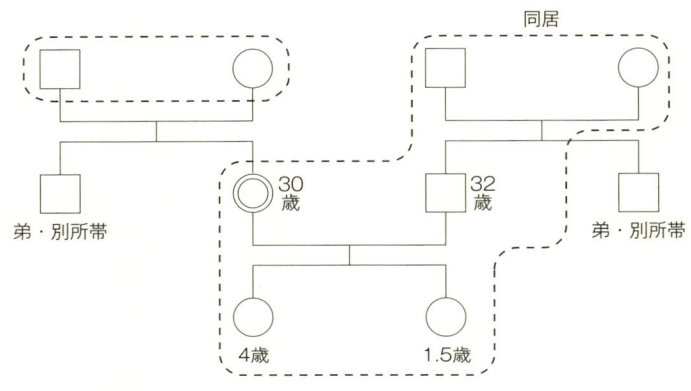

図4　症例の家族構成

抑うつが強まり，再度東京の元主治医の所に通院するが，地元の病院での治療を勧められ，筆者の勤務する病院の職員からの紹介で単独で受診した。

　主訴は，抑うつ気分，意欲減退，易疲労感で，家事が全くできず，ほぼ終日横になっているという状態が3～4カ月続いているとのことであった。睡眠，食事は比較的良好であった。前医よりの紹介状では，診断は「抑うつ神経症」で，性格的要因が強く，理想が高いため現実とのギャップに悩むタイプであるとのことで，主治医への感情転移も認められた，と書かれてあった。また紹介者は本人の友人であるが，「姑が強すぎるし，もう少し御主人がしっかりしてくれればね」というコメントを寄せてくれた。

　どういうアプローチをするか，臨床医であればいくつか思いつくであろう。だが，まず彼女が診察室に来ざるを得なかったコンテキストを検討してみる。紹介状から察するに，かなりのエキスパートである精神科医の個人療法で余り改善がなかったこと，東京にまで通院を可能にする程，本人の「病気」は，夫を含めた家族に対して支配力が強いようであること，東京への通院の中断は，どうも経済的要因があるらしいこと，さらに，職員からの紹介ということで，治療者に「特別視」を要求しやすいこと，また治療者も余計な力が入りやすいこと，などである。

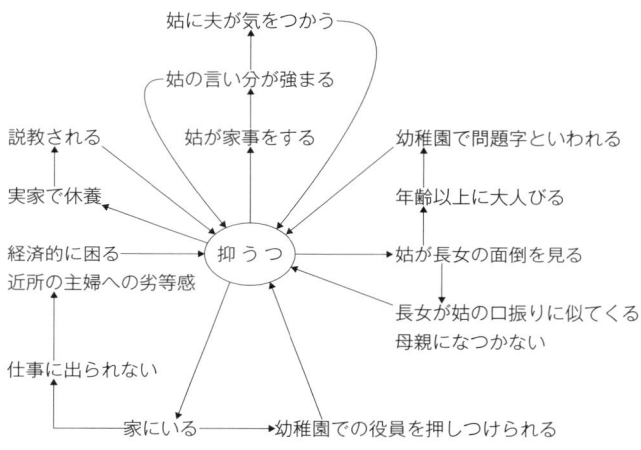

図5　症例の抑うつと家族システム

　次に，本人の抑うつがどのような結果を家族システムに与えているかを検討してみると，図5のようにまとめられた。これでわかるように，どの矢印もフィードバックして本人の抑うつを増強する方向に働いている。

　夫に来院してもらったが，真面目で優しく，本人への配慮と愛情のため本人に対して強いことがいえず，また姑に強くもいえないという状態にあることがわかり，長女は本人の症状発現以来，ずっと祖父母のもとで寝ているということであった。そこで夫の苦境に十分共感した上，長女の問題を取り上げ，「長女を週に1回，両親の部屋に泊まりに来させること。それを長女と祖父母に夫がいうこと」を提案した。

　その結果は目まぐるしい変化となって現れた。長女は嬉しさでその晩は11時まで眠らず，その後，日を経ずして毎日泊まりに来るようになり，日中も母親へ甘えを示すようになった。夫は結婚以来初めて姑に食事のことで不満をいうようになり，本人は婦人会の旅行に参加した。その後に，夫が来院した時「一番望むことは」の問いに，夫が「弁当を作ってもらうこと」と答えた。本人の元気な時の弁当は都会風のきれいなもので，職場での自慢であったという。それを聞いて本人は，次の日から他の家事はまだできないが，弁当だけは作るようになった。

　「病気」というコンテキストからいえば，彼女の「抑うつ」が家族をメチャク

チャにしている，と彼女は規定し，周囲もそう思っている。しかし図5でわかるように，「結果」と思われるものが「原因」ともなっている。また家族システムの発展を考えると，この地域の3世代家族で若夫婦が働いている時には，孫が小さい時に上の世代が孫の面倒をみることは発展段階としては普通であり，そうすることで経済的な面での若夫婦の発言力が強くなり，徐々に世代交代が進み，かつ上の世代の役割も残される，というシステム内のバランスがある。

治療者が提案したことは，妻が働いていない場合の家族の発展段階に戻してみることを意味し，同時に，夫に父親の役割をとらせることであった。それも，夫の非力を非難することなしに。その結果として，夫婦，親子というサブシステムを強化することになり，そのことにより一時的に成長が加速されて歪みをみせ始めた長女も，相応の子どもっぽさを回復する方向に向かったのである。

個人療法的コンテキストでは，おそらく本人の抑うつがテーマになり，責任は個に帰着する。夫を呼んで話してみても，そのコンテキストでは，おそらく治療者は夫を友人の言葉のように「甲斐性のない」とパンクチュエートしてしまうだろう。つまり，妻の「病気」が主役で，夫が脇役になってしまう。あるいは病気の「原因」として「夫婦関係」をパンクチュエートしてしまうかもしれない。図5の一方向（抑うつに向かう方向）だけに注目する見方である。来院時のコンテキストの検討から，その危険性は十分にあった。

おわりに

前掲の例は，いわゆる定型的な何々派の家族療法ではない。忙しい一般外来の枠内でやれるつぎはぎ細工であって，不十分な所が多い。しかし，家族をシステムとして考え，そのコンテキストを検討し，パンクチュエーションを変えてみて，さらにシステムの発展段階を考慮に入れて「関与」するとすれば，たとえ個人を相手にしていようともシステム的アプローチであり，家族療法なのである。また，こんな風に治療を進めていくことは，誰も主役あるいは脇役にせず，自分をも同じ登場人物と考えることで，「治療」に必要な謙虚さを思い出させてくれるような気がする。

註釈

1： double bind theory のこと。論文「Toward a Theory of Schizophrenia」(1956) で述べられている。邦訳は「現代思想」(1981 年 9，10 月両号) にある。コミュニケーション理論の古典であり，家族療法の発展に大きな影響を与えた。
2：「一般システム理論」は Bertalanffy, L. が 1948 年に発表。システム理論についての簡便な解説としては，遊佐安一郎著『家族療法入門：システムズ・アプローチの理論と実際』(星和書店) の第 2 章がよい。
3： Kuhn, T.S. のパラダイム論による。『科学革命の構造』(みすず書房) 参照のこと。

文献

Bateson G : Mind and Nature. Bantam, 1979.（佐藤良明訳：精神と自然：生きた世界の認識論. 思索社, 1982.）
Zukav G : The Dancing Wu Li Masters : An Overview of the New Physics. Bantam, 1984.（佐野正博・大島保彦訳：踊る物理学者たち. 青土社, 1985.）

うつ病の夫婦家族療法

はじめに

　現在，診療に訪れるうつ病，あるいはうつ状態の患者に対して何らかの薬物療法を行わない精神科医はまれであろう。と同時に薬物療法とともに何らかの精神療法的アプローチを行わない精神科医もまれではないかと思われる。そういうアプローチの代表的なものが笠原の小精神療法［笠原，1978］といわれるものであり，そして大部分はそれで十分効果を期待できる。
　同時に家族へのアプローチも重要とされているが［市川，1985；西園，1982］，実際には筆者自身の外来でも初診時以外に定期的に家族の来院を要している例は比較的少数であり，大体は，うつ病の性質を説明し薬の効果と自然経過の予測を述べ，「励まさない」「あせらない」を基本とする本人と家族への行動指針を与え，自殺行動についてのとりきめをするなど，笠原の小精神療法の応用で十分である。
　この「家族指導」という家族への介入は「病気をよくするための環境（家族）調整」という形態をとるが，そこから一歩進むと「よくなることを邪魔しているものは何かということをみんなで考えよう」というアプローチになり，最近統合失調症に試みられて再発防止に効果があるとされている心理教育的アプローチ［Anderson et al，1986］といわれる枠組みと共通してくる。
　心理教育の枠組みは，病気についての知識を伝え，共有することで治療を共同作業にする点で身体病などの「家族指導」「家族調整」とも共通したところがあるが，

この場合の有利な点は病気そのものだけでなく，もっと広い範囲を扱える点である。たとえば「心構え」「生活のやり方」「家族関係」などを治療に持ち込むことができる。そして周囲と本人が守るべき「養生訓」ともなる。この観点からは，前述の小精神療法の家族への援用は心理教育的アプローチの好例ともいえる。

　また家族指導という形態ではなく最初から直接的に家族の関係性に介入するやり方としては，うつ状態を続けるようにと勧める逆説的な症状の処方が家族療法の中で使われて効果があるとの報告がいくつかある［Weeks et al, 1982］。実際，筆者も効果的であった例をいくつか経験している。たとえば外来でうつ状態は比較的速やかに改善したのに帰宅すると妻に対して会社のことをぐずぐずというのが止まらない夫に対して，「食後30分一人で部屋に閉じ込もって会社のことを悩むこと。妻はその時間をしっかり守らせ，その間は子どもたちに『お父さんは悩むという大切な仕事をしているのだから邪魔しないように』といい聞かせてちゃんとうつになれるよう協力すること」という処方を出して1週間後に，「いやあ，とてもできません。元気になりました」といってきた例などである。

　ただ筆者としてはこういう症状処方を主とする逆説的介入は適応を十分に吟味する必要があると考える。効果があったとされる報告の多くはいわゆる神経性のうつ状態と診断されており，内因性を疑われる場合や，入院が考慮されたり，自殺の恐れがあるとき，および老人性のうつ病の場合は慎重な対応が必要であろう。

　以下に，家族指導だけでは改善せず，逆説的介入の適応でもない，反復するうつ病者に対して，システミックな観点に基づく夫婦合同面接を導入することで顕著な変化がもたらされたと考えられる症例を報告し，それを通して主として治療関係の観点からうつ病の家族療法について考察したい。

事　例

　B氏はX年6月，抑うつ状態で当院を初診，入院となった。当時43歳。家族関係は図1に示したが，山間部の農家の次男として生まれ，兄は中学卒業後調理師の道を選び家を継がなかったため次男であるB氏が継いでいる。兄はまだ独身である。父親はX－3年に76歳で亡くなっているが，老人性のうつ病を疑われ

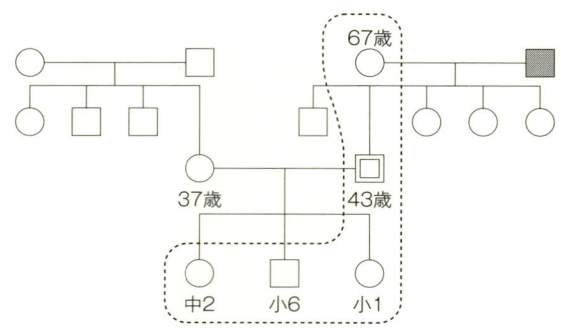

図1 家族関係（X年時点）

ていた。B氏は中学卒業後屋根職人となるが、時代の変化に伴い出稼ぎ中に建設・土木関係の技術を学び、30歳から現在の建設会社に就職、酒もタバコもやらず勤勉、几帳面と評価されており、仕事上の信頼も厚く、X－4年頃より多い時では2,30人の人を使う現場の監督を任されるようになった。27歳で見合い結婚。妻は6歳下で、高校卒、栄養士の資格もある。子どもの手が離れてからは妻も同じ建設会社に勤めB氏の下で働くことになり、二人で仕事に出かけ、休日には農作業をする兼業農家の生活であった。部落は山間の戸数数十戸、大体がほぼ同じような生活形態をとっている。B氏の家はその中では生活水準の高いほうで、家の評判もよく地域でも頼られている。積雪は多く、B氏は勤務先の人送バスの運転もしているが、冬の除雪がかなり重労働である。特記すべき既往歴はない。

X－2年6月、仕事中に倒れることがあり救急車で運ばれたが、そのときはなんら異常は発見されず、疲労によるものであろうと診断されている。X－1年6月末から2カ月、胃潰瘍で入院。10月から職場復帰するも11月に大きな工事を任され、かなり多忙であった。X年の4月から意欲減退、疲労感を自覚、農作業が多忙になる5月に入ってますます焦慮、不安、睡眠障害、抑うつ気分が高まり、自殺念慮も生じ筆者の勤務する病院に6月7日初診、約2カ月間開放病棟に入院した。初期には「こんな状態になって残念だ」と仕事ができないことを嘆くことが多く、すぐジョギングを始めたりしている。主治医は意識して笠原のうつ病の要諦に沿って治療を進めているが、薬物療法が主であり家族へのアプローチは初期の病状説明にとどまっている。6月末から再悪化、clomipramine（アナフラニール®

の点滴を必要とするも，7月半ばより改善傾向になり下旬に初めて外泊に出て，以後外泊を繰り返してやや不安は残しながらも退院した．外来通院は定期的ではあったが，秋の農繁期に悪化し12月には2週間ほど仕事を休むなど，入院寸前の状態が続いていた．翌X+1年4月，主治医転勤のため外来で筆者が引き継ぐ．この年は安定していて春，秋の農繁期もさほどの動揺なく経過，11月には白内障の手術をするも大きな変化はなかった．

X+2年に入り小学校の役員を引き受け，責任を気にすることでやや抑うつ気分の高まりを認めたが，薬物増量と外来の回数を増やすことで改善した．

しかし近所に観光センターがオープン，そこの職員に妻が応募する話が出て，日曜日が休日ではなく農作業が心配という理由でB氏は反対したが，条件がよく資格も生かせることで妻は結局7月から勤めることになった．その話の出たころより気分の動揺が強く，7月末には不安，焦慮，不眠が増強，「せっぱつまった気持ちになって女房か母親を殺さなくちゃいけないような気持ちがわいてきて，ものすごく恐くなった」と入院希望で来院，8月1日に第2回目の入院となった．

入院後2週間 clomipramine の点滴を継続したが，お盆の外泊から帰ってきてから抑うつ気分と不安が増大．早朝，一人で池の側で佇んでいるところを見つけられ，自殺の恐れもあり閉鎖病棟へ転棟，「焦りすぎなのはわかっている．でも病棟から仕事に出ている人を見るといらいらして」と語っている．看護者への言葉から入院前に姑が妻に「夫が病気なのに勤めに出て」と非難しており，間に立って苦労していた様子がうかがえたため，病状の安定を待って家族療法をすすめたが，本人は「自分のことだから」と拒否．9月半ばから体ならしの作業療法と1週間単位の外泊を繰り返して11月10日に退院．退院直前にも朝の不快な気分は残存し，「実はまだ妻の勤めに関して納得していない．どうしても生活のリズムがあわないし……冬の心配がある．とにかくやってみるしかない」と語っていた．

X+3年，朝方調子が悪いといいながら6月には部落の組長を引き受けたりしていたが，9月に入り4日分の睡眠薬を昼間に服用して近くの病院に運ばれる．農繁期で疲れているのでとにかく眠らないと，と思っただけと自殺の意志は否定し，そのまま農作業に復帰．10月には退院してから初めて妻への不満を外来で治療者に言語化，やや感情表現が楽になった感じを見せ，11月には「退院して1年ですね」と喜んでいた．しかし翌X+4年の1月，めまいがして仕事を休んだこ

とをきっかけに抑うつ気分，不安が強まり，自殺念慮が生じ，「仕事駄目だな，と，思ったらがっくりきて自殺ということばかり浮かんできて，近くにいる家族をまきぞえに，とか考えてしまって恐くなった」と来院，自ら閉鎖病棟への入院を希望し1月13日，第3回目の入院となった。

　入院後，前回と同様clomipramineの点滴を2週間ほど使用。2月の半ばには「人間が道楽（註：「なまけもの」の意味）になって，寒いときにはあったかいところ，暑いときには涼しいところ，みたいな（笑）」と軽口も出るようになったが，開放病棟へ移ってしばらくして「どうにも変えようがないことを考え出してしまった。俺がこうなったのも女房にも責任あるという考え。観光センターに勤めたのが裏切られたような気がしている。普通の時ならいいけど俺が一番大事なときに，という気持ち。経済的には別に働かなくてもやっていける。でも，他の仕事といっても土方くらいだし，仕事としてはいいと思うが……何か今までは俺がリードしていたのが逆になったような感じで……同じ部落で似たようなのはどこかと考えると一軒しかない。土日は休みがない。俺が帰ってもくつろげない。子どもが大きくなって，ばあちゃんが死んだら俺は一人かと思うと……もともと体力のことだけ考えてもらった嫁だけど，おれは中卒で向こうは高卒で栄養士の資格もあって……元気の時はリードしていたんだが……コンプレックスがあるとは正直にはいえない」と積もった感情を吐露した。

　いい機会と考えたので妻を呼んで夫婦合同面接を持つことを提案。そのときは了承したが，次の日には「自分のこういう気分を見せたくない。その話の後どうなるかが心配。妻は末子だからきついところと弱いところがあるから」と以前のように拒否をする。入院していても奥さんのことをカバーするんですね，とサポートして，いいたくないことはいわなくてもいいと保証し，外泊後に合同面接を設定した。

　以下に，その夫婦合同面接の記録を再構成したものとその後の経過を概略する。

　B　氏▶不安でしたけど行ってよかったという感じ。一番の問題は朝起きられ
　　　ないということ。
　B氏妻▶朝起きられないのが心配で，これから先……もう少し休職してほしい
　　　と思う。でも子どもたちが進学だし，それがなければ1年でも……でも働
　　　いてももらいたいし……

B　　氏▶経済的なこともそうだけど，たとえば1年間といわれてもそんなにいられない。
B氏妻▶子どもたちのことがなければ1年でもじっくり，と思うけれども。
治療者▶1年でも，というのは？
B氏妻▶私にしては完全に治るまでと思ってるんだけど，経済的にはそれが許されない。
治療者▶御主人はとてもいられないだろうとおっしゃってますが。
B　　氏▶朝，こうしてても仕事へ行かなくちゃとか思ってつらい。のんびりしていられない。じっとしていることへの焦りが出て，逆にいらいらする。
B氏妻▶たぶん休めないと思う。でも，完全に治してほしいとも……これで出たり入ったり何回もだし……帰って来ると「また朝がつらい」で……見てる方がつらい。病院で職業あっせんとかないんでしょうか。仕事を紹介とかはないんでしょうか……
B　　氏▶女房にしてみれば私の仕事がいけないと……それで行きたくないんじゃないかというのがあるんですね……朝早くなくて9時頃の仕事がないかと……
B氏妻▶朝起きられないので……今は最低7時には出ないといけない。
B　　氏▶たぶん今の会社に行くほか道がないだろうなと考えている。それで会社に条件を話して，9時頃からにしてもらう……でも6時にさわやかに目がさめれば……だからそれをなんとかしてもらいたい。
治療者▶朝の不快感は一番最後まで残りますからね。奥さんは仕事上のストレスが重要と考えておられるようですが，その点，今回の入院前にストレスになったと思う点は？
B氏妻▶残業と朝の気分の悪さの積み重ねかな。
B　　氏▶残業はそう苦にならない。朝ラジオ体操がどうも……10時頃からよくなる。
治療者▶その朝を晴れ晴れさせないようなストレスは？
B　　氏▶……女房の仕事のこと……日曜日に休みにならない。……日曜日に仕事できない。それで終わっちゃうのが残念。週末だって，ずっと……自分は体休めているが帰って来るのを待っているのは休まらない……できれば土

日休める仕事にしてほしい。
B氏妻▶日曜日，日曜日というけど，人数の中だからひと月に1回しか回って
こない。……一緒に仕事しようと思っても平日にしか休みとれないし……承
知してますけど……勤めるとそうはいってられないし。
治療者▶他の日は。
B　氏▶夜遅いときは面白くない。オヤジが帰ってきても，まだ女房が帰って
ないというのは嫌ですよね。家庭のサイクルが女房のパターンになっている。
それにあわせなくちゃいけない，やりきれない悩み。
B氏妻▶そうでしょうね……
治療者▶そんなに奥さんのパターンで回っている？
B氏妻▶ええ，やっぱりそんな感じ，勤め始めてから。
治療者▶どういう場面で一番それを。
B　氏▶農作業の場面とかですね，こっちの都合でできない。自分一人ではや
る日を決められない。昔はそうじゃなかったんだけれども……自分一人で
やっていけない。山（たんぼのこと）へ行っててもさみしくなったり，とか。
治療者▶一緒にいてほしいという気持ちが強いんですね。ずいぶん愛情が……。
B　氏▶愛情なんてものじゃないけど……そうなっちゃうのか……この病気と
いうのは。
B氏妻▶若いときには一緒にいてほしいなんて，思ってるって，そんなに感じ
なかったけど，病気になってからはそんな感じになって……一時は「（勤め
るのは）逃げたいんじゃないか」とかいわれて……そんな面もなかったわけ
ではないけど。
治療者▶今もあります？
B　氏▶今は満足しているんじゃないかと思う。
B氏妻▶今はそんなことないと思う。
B　氏▶接する時間が少ないですからね……逃げるとか逃げないとか思うほど
のことも。
B氏妻▶仕事してるとよけいなこと考えないし，家へ帰るとまだあるかなとも
思うし……
治療者▶すこし離れて絆の強まることもあるんですね。それほど一緒にいたい

奥さんを出して上げるというのはなかなかできることではない。

B　　氏▶女房が勤めに行くというときは本当につらい時期だった。その時点でもう完全にオンブしていた時期だったので……俺は職場へ行くと雨，雪にあうし，今まで一緒で同じ夫婦なのに，というやっかみが……。だから去年も屋根の下の仕事をとか考えた。

治療者▶「同じ」って，夫婦は一心同体という理想像が。

B氏妻▶口には出さないけどそうなんだと思う。

B　　氏▶部落で同輩と比較しちゃう。うちだけ村でこんなふうだ，とか苦になってしまう。

治療者▶他の家？

B　　氏▶一軒だけある。

治療者▶単身赴任，出稼ぎのところの話はよく聞きますけど。

B　　氏▶そういうのから見ると……確かにまだいいけど。

治療者▶生活サイクルを夫が合わせるやり方，最先端。この辺じゃまだだけど，先取り。

B氏妻▶これから数年後は増えていくと思う。私の実家の方がそうだし……

B　　氏▶僕らの年代がそういう考えに一番とけ込めないんじゃないかと思う。病気じゃなくて満足していたらこんな状態にならなかったと，思う。そうすれば「おまえは好きなことやれ」とかいえたかもしれない。でも自分が挫折しちゃったから……

B氏妻▶子どもはあわせられる。

B　　氏▶今の新聞見てると……男性が台所にもっとかいうので，そんなこと考えたりもしてるけど……そういうふうにしてかんと自分でもマイナスだと思ったり。でも，6つ違うから最初は子どもっぽかったんですよね……

治療者▶対等じゃなかった。

B　　氏▶ええ，リードしなくちゃ，と。

治療者▶教育の成果じゃないですか。（妻，笑う）

B　　氏▶よくいえばそうだけど……（笑）俺が病気になったりするととくに強くなる。

B氏妻▶ならなければいられないし……

治療者▶共倒れよりいいんじゃない。
B　　氏▶本当ですね，そう思ってる。だから病気しないでほしいと思っている。だから，今の形だと女房が働きすぎになっちゃうという面が……
治療者▶御主人心配してくれているけど。
B氏妻▶前よりも仕事できるなとは思っている。体は……でも家庭にしてみれば心配だなと，思う。夜いるものがいないという。それと日曜日と盆と正月が少し問題かな……
B　　氏▶建前だと理解しているふうにいうけど……男の意地というふうな……帰ってきた時にいてほしい，と。わがままだと思いますけど。
B氏妻▶週に2，3回なんだけど……
B　　氏▶早番のときもあるけど遅いほうばっかり目についちゃって……
治療者▶奥さんが仕事を続けていて男の意地がたつようなやりかたが……
A氏妻▶今後の課題ですね。
B　　氏▶そうですね……

　この面接の後の彼の感想は，「しょうがないだろうなという感じ。向こうは向こうのいい分もあるだろうし」というものであった。「今後の課題」というのはどうかというと，「そうですね。一緒に入院している人も同じ感じだというので町場は女房中心とかいうのがあるのかなと思ってね。でも十数年やってたパターンが急に変わって，しかも病気の時だから……」と答えている。しかしその後「先生が病気は治らないといったように思った」と不安を訴えてくる。
　その直後の長男の受験のための外泊から帰っての感想は，「今回の外泊はよくいえば子どものためだけどまた女房のパターンだなと，それで少し面白くない。これからますますそういうのが増えると思う」と。でもそんなふうに言葉にできるのは楽そう，と治療者がいうと，その点は肯定していた。
　3月30日，退院を前にして2回目の合同面接を持った。妻は以前の外泊より本人の不安がなくてごく普通で，自分からいろんなことをいうようになってきた，と評価。「外泊中はどんな話を」と治療者が聞くと，「退院の件で，うちの部落はそろそろ農作業始まるし，10日の日大安だから」とB氏。「できればそうしたいですね」と妻。「そこはちゃんとリーダーシップをとってる」というと二人とも笑う。

その後二人で子どもがよくできる話をしたり，B氏は父親が死んでから調子を崩してきたことなどを語る。また，それまで出ていた作業療法に「少しのんびりしたいから出たくない」と以前の退院時に見受けられた「頑張らなくては」という肩に力の入った焦りは全く消失していた。退院後も夫婦同時面接の機会を持つことを提案し，二人とも快諾。
　4月10日に退院し，その後4月末の第3回の合同面接では，B氏自身は「今，好きな時間に起きているせいかうっとうしい感じがしない」と語り，車の中で「体がしっかりしていればそんな仕事させない」っていってた，と妻がいうと，「自分が現場の監督なら女房は使いやすいですからね」と軽く返している。治療者の「じゃ，元気になったら奥さんは今の仕事を辞めますか」という質問には，二人とも口を揃えて「辞めないでしょうね」と語る。
　「じゃ，いい面もあるんだ」という問いには，二人で妻の時間が自由になって学校の関係とかが楽になったことを挙げる。また姑との折り合いの悪い時もあったけど勤めるようになってからその点はいい，とB氏。「だから，そこがひがみですよ，自分ばかり好きなことやってて，嫌なこと他の人にやらせるとか思ってしまう」と語っている。お互いの感情表現がスムーズになっているところを強調して評価。
　6月の退院後2回目の夫婦合同面接では，朝自分のペースで起きるために会社に交渉して人送バスの運転は免除してもらい，自分の車で通っていることが報告される。そのことにより，子どもたちの通学時間とちょうど一緒になり，高校に入ったばかりの息子と娘を送りながら通勤することになった。
　「病気のおかげでいいこともありますね」と，病気の肯定的な面をB氏は初めて口にした。
　その面接の直前の日曜日の夜に，「こんなのいやだ」「じっとしてたって楽じゃないし，恨みながら仕事してて，これじゃおかしくなる」と妻に怒ったことが話題になる。「何年ぶりかですよ，こんなふうにいったのは」というが，次の日はすっきり起きられた，ともいい，妻も「内心は心配してたけど，次の日すかっとしてて，これはいいことだなと思った」と。口に出せた本人と受け止めた妻はもちろんだが，それをいえるような関係性を作り上げた二人の努力を評価する。そしてそれで朝が起きられるなら毎日でも時間を決めて文句をいったらどうかと提案。B氏は「いやあ，毎日そう思うわけじゃないから。日曜日だけだから，とくに他の家の人が一

緒に出かけるのを見るとどうしても一人でポケッとしていられないだけだから」と，むしろ抑制的であった。

　退院直後は合同面接の間の通常の外来の時に「朝起きられない。遅番の時は一緒に山に行けるのに少しもそういう気が起きない。反発，こだわりがまだ消えない」と語っていたB氏だったが，その感情を伝えられるようになってからは次第に「今は稼ぐという気持ちというより，いかにして生活のリズムをとることだなと思っている。金銭を第二に考えなくちゃと思っている」『稼がなくちゃ』というのが強すぎたんだと思う」とか，「自分はリーダーじゃないと満足しない。それが抜けきれない。だからいま現場へフルに出てしまうと，期待されるとやってしまうので，もう少し加工の方でと思っている」など，それまでとは明らかに変化した構えを言葉と行動の両方で示していた。

　次の合同面接は少し間があって2カ月後になった。その間に結婚記念日に妻が休みをとり二人で旅行に行く計画がたてられた。実際は種々の事情から子どもを連れて食事にいくという形になったが，結婚当初以来のことであった。

　合同面接時，「気分転換に」ときどきは妻に文句をつけている話を二人でする。B氏は「現実に変えろというわけではない。変えてもらっても自分がかえって負担になるだけだから……感情の問題なんですよ」と述懐する。一緒に農作業をやったら子どもたちの方が力のあった話から「今日初めて朝たいそう（註：「しんどい」の意味）じゃない感じがした。会社の50くらいの人の話を聞いて，その人もそうだっていうんですよね。俺も病気だけじゃないな，年もあるなと」「それはそう。あれだけ子どもも大きくなったんだから年もとるわね……」「自分とすれば5年前に戻りたいと思うけど，今の年齢ならしかたないと思う」など穏やかな会話が続いた。久しぶりの旅行を計画したことについては，「私たちの周りは働きすぎなんだから……」と二人声を合わせた。子どもたちが成長した後の二人の生活について歩調が合ってきたことが感じられた。

　その後B氏は現在も外来で薬物療法は継続中であるが，何年も再発はなく，薬物も減量されている。

　症例のB氏は中年になってうつ病を発症，反復再発し，その際，妻への感情的な葛藤が大きな影響を持っているのではないかと推測されている。B氏の性格は典

型的なメランコリー親和型で，入院後すぐジョギングを始めたりすることに見られるように，「休む」ことが苦手で，責任を果たすことと周囲の評価に価値観をおき，期待を引き受けていくことに全力をつくすという行動規範がうかがえる。兄の代わりに家を継ぎ，配偶者の選択も家の維持を基準に考えている。長男は中学では生徒会長で，その地域では一番の進学校への入学を果たした。つまり発病まではその行動規範は効果的で，妻との仲のいい共稼ぎでの高収入，評価される子どもたちと地域での信頼というある意味ではうらやましがられる生活を達成していた。

　そういう状況の中でB氏は，父の死以後，身体症状を経てうつ状態を呈してきているのであるが，ここではB氏の個人病理的な側面には深く立ち入らない。しかし経過としては合同面接を通じて夫婦の感情交流が活発になるにつれて社会的場面におけるこのような特徴的な行動パターンが修正され，同時に病状の安定がもたらされているといえよう。

　家族療法，とくに夫婦合同面接の場合には必然的に夫婦の関係性をあつかわなければならない。すなわち相互関係的な見方が必要とされる。しかしこの見方は「病気」とは個人に属するという患者や家族の多くが抱いている見方と対立する。とくにB氏の場合にはその責任感の強さから，3回目の入院までかたくなに「病気は自分の問題」と主張し家族療法（夫婦合同面接）に同意しなかった。そのため家族へのかかわりは「家族指導」の枠を越えられていない。そこから夫婦の相互関係性へ移行するプロセスが合同面接の経過によく現れていると思われる。

　つまり，合同面接の最初は夫婦二人が交互に「病気（朝起きられないこと）を治してほしい」と治療者に要求しているが，面接の最後には「夫の意地が立つように夫婦の間のやり方を変えることが課題」と相互関係的方向への変化が見てとれる。

　しかし，ここで変化しているのは夫婦の関係性だけではない。図2のように治療者と患者（家族）で作る治療システムという側面から考えてみた場合，その中での治療者－患者－家族の関係性が変化しているのである。最初は図2aの〈治す人－治してもらう人〉という「疾病モデル」で，しかも夫対治療者，妻対治療者という個人的な枠組みであるが，最後は図2cのようなひとつのまとまりとしての夫婦対治療者の関係，すなわちシステム論的家族療法の「相互関係モデル」へ移行しているということができる。そうなって初めて夫婦共通の課題の設定が可能となるのである。

34　第Ⅰ部　家族療法

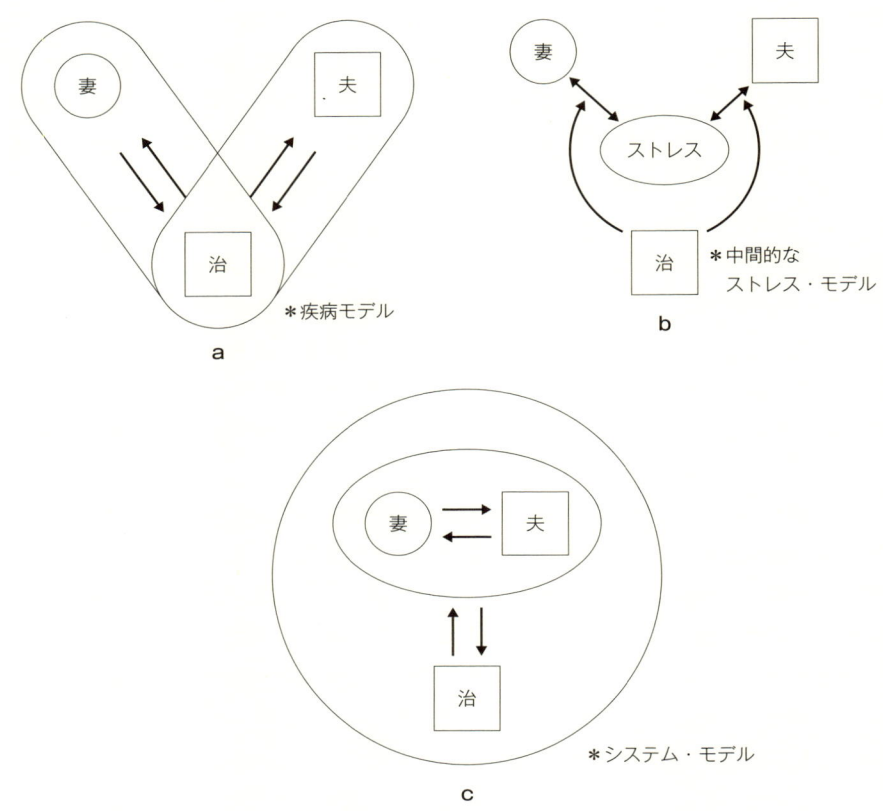

図2　治療システムの変化の模式図

　B氏はこの面接のあと「治らないといわれたような気がした」と不安を訴えてきている。治療関係の確認をすることで「もう治らないからあとは家での対応しかないといわれたように誤解していました」と納得し，不安はすぐに解消されたが，このようなB氏の反応は治療者との関係が図2cのように変化したことを認識した証拠と考えられ，また十分予測されたことでもあった。最初の「疾病モデル」から夫婦間の課題を設定するような「相互関係モデル」，いうなればシステミックな家族療法の見方に直接枠組みを変更するのは強引で唐突であり，上記のような反応以上の拒否反応を引き起こす可能性もある。とくに病院を訪れる患者・家族は大概，疾

病モデルを期待するし，薬物療法はその考えを強化する。

　B氏の場合，3回目の入院まで家族指導として「病気をよくするための家族調整」というアプローチが行われていたといえる。しかし3回目の入院に至って，それまでの枠組みでは困難になった。なぜなら，その枠組みでいくと，妻に仕事の変更を要求し，今までの行動を非難することになり，その結果これから必要とする協力が望めなくなることが目に見えていたからである。いわば治療者が姑の位置に立ってしまうことになるわけである。

　そのためどうしても夫婦の相互関係を扱わねばならなくなった。しかしいきなり「具合いが悪くなることに奥さんがどういう影響を持っていますか」と聞いたところで，同様に協力を期待できない。そのため治療者はストレスを話題にする。現在，ストレスが身体的にも精神的にもさまざまな障害の基になっているという概念は広く流布しているので，中間的に共通の悪役としてはストレスは便利であり，誰も傷つかない。その中間的な段階の治療者と夫婦の関係性を図2bに示した。

　いったんストレスが病気に影響を与えるという枠組みが受け入れられれば，その中のひとつとしての夫婦関係を取り上げていくことは自然になるであろう。妻は「残業」をストレスとして挙げるが，B氏は否定。この時点ではストレスを話題にしていても表向きはまだ「家族調整：夫のために妻を変える」という枠組みである。けれども夫の気持ちが語られるにつれ，妻の勤めそれ自体がストレスなのではなく，そのことにより「自分がリーダーシップをとれない」「妻のパターンでまわる」ことによる感情の変化が問題であることが明らかになる。ここで初めて妻の「行動」ではなくして夫婦の「関係性」が，そしてその関係性の変化が話題にのぼったということができる。

　そのなかで「さみしい」という言葉を取り上げた治療者は，妻も逃げたいと思うほどのB氏の依存性を「愛情」といいかえて，夫婦の関係に現れている「闘い」のパターンを，本来存在している「共存」のパターンへの変更を図っている。つまり夫は妻を「非難」しているのではなく「愛情表現」をしているのだ，と。

　次に治療者はそれを「理想の夫婦像」からの乖離として，すなわち夫の側の「ありうべき関係性」と「変化した関係性」のギャップの問題として再定義している。幸い二人ともその観点に乗ってくれたので，現在のB氏夫妻の関係のあり方を「先端的」「先取り」として広い社会的な文脈の中で肯定的に再定義することができ

た。地域の中で「他にない」関係はその地域の中だけではマイナスイメージであるが，広く現代社会を考えるときには「地域の中でのパイオニア」としても考えられる，その結果，今までそんなことを口にもしていなかった夫が，実はひそかに「台所にも立つ」ことまで考えていたことが明らかになった。これは「共存」「助け合い」パターンの存在の萌芽ともいえる。

　単純にこの面接で夫婦関係が決定的に変化したとは考えられない。終わってからの感想でＢ氏が，「向こうも」というような，まだ「闘い」パターンを示す言葉を使っていることからもそれは明らかである。しかし現状を肯定的にとらえ，変化していこうとする端緒にはなったと思われる。

　その後の経過を見ると，図２に示した治療関係における相互関係性への変化と類似のことが夫婦関係における「闘い」（競争）パターンから「共存」パターンへの変化として現れているのがわかるであろう。

　夫婦関係の推移だけを見れば，結婚当初は「従属」パターンであったのが病気を通して「闘い」パターンに変わり，より対等に近い関係で「共存」「助け合い」パターンに移行したということができる。

　またＢ氏自身の個人的認知としては，たとえば妻の仕事については，仕方なく我慢する（従属）段階から「変えろ」という闘争の段階を経て積極的な肯定（共存）へと変化している。病気についての構えも「完璧に治そう」という「闘争」パターンから病気の肯定的側面を見る「病気と折り合う」共存の構えへと変化している。

　行動の側面でも同様の変化が現れている。責任を果たし，他と同じようにやろうとする行動パターンは，いわれたとおりに引き受けるという「従属」パターンであるとともに「遅れまい」「非難されまい」という「競争」「闘い」パターンの側面を持っている。それがリーダーを降りたり，無理して「稼がない」ように考え，会社と交渉して楽な方法をとったりして折り合っていこうとする「共存」パターンに変化している。最終的には他を「働きすぎ」というほどに。そして重要なことは，本人だけでなくそれを夫婦が共同して行っていることである。

　治療関係は相互関係である。ゆえに治療関係の変化は，当然治療者自身の変化をも含む。少なくとも最初は治療者の中に「頭の固い夫」と「身勝手な妻」というイメージがなかったとはいえない。Ｂ氏の妻は，最初の主治医によると，「活発だがややこまかな気配りに欠ける印象を受ける」と記載されている。筆者も最初はそう

いう印象を受けた。その意味では従来からいわれているうつ病者の配偶者像に合致する［海老原，1985；市川，1985］。

しかし第1回の合同面接の後では明らかに印象はポジティヴなものに変わった。面接記録でもわかるように，むしろ夫の気持ちに関してはわかりすぎるくらいわかっているところがあるし，治療後半になっての印象としては，気配りのできない人ではなくむしろ周囲や姑，夫に気配りをし過ぎるくらいと感じられる。これは治療の結果性格が変化したものなのだろうか。そうは思えない。初めて夫のうつ病に接し，頑張らなくてはいけない立場の妻としてはいささか自分の情感を抑えなければいけなくなるのではないだろうか，そのため最初は前述のような印象を与えやすいと思われる。

治療者患者関係で，もしかして，より重要なのはこういう治療者側の認識の変化かもしれない。単純にいえば，「治す」（批判的に見る）といういわば一段上の立場から「協同して」（肯定的に見る）という変化であり，治療者における従属，闘争から共存への変化である。

たとえば退院後に嫁姑間の葛藤が言及されたとき，治療者はもう解決されたものとして深入りしなかった。これは妻が外へ勤めに出るという夫や家を見捨てるような行動も，家族全体が葛藤解決のためにぎりぎりのところで生み出した方法であり，それは妻一人でなしたことではなく夫の協力があって初めて可能であったという認識と，家族自体が選択しやってきた方法を尊重し肯定的に評価することを重要と考えたからである。

合同面接を設定した時点では夫の立場に立てば妻の仕事を変えねばならない。妻の立場に立てば妻の大変さを本人に納得させねばならない。どちらの立場にも立たず，つらいけれども妻にそうさせている夫の強さを評価し，その形態を現代的な夫婦形態の先取りという形で肯定的に考えられるようにきっかけを与えることで感情交流がスムースになり，最終的には年の離れた少しくたびれかけた夫を，からかい気味ではあるがやさしく見守る妻という関係性に落ちついていった。結果的にこの従属，闘争，共存という変化はいわば夫婦関係の自然的なプロセスに重なっていったといえよう。

このように，家族全体の決定や行動についての認識が治療者の中で肯定的に変化することは，家族療法のプロセスにとって極めて重要である。そしてとくに否定的

思考の強いうつ病，うつ状態の患者にとっては，治療者，患者，家族相互の肯定的な良循環とでもいうものを形成するために欠かすことができない。

おわりに

うつ病者の夫婦合同面接の報告を通して家族療法における疾病モデル，心理教育モデルから相互関係モデル（システム・モデル）への変化について述べ，あわせて治療者の変化の重要性についても述べた。

ただいつも治療関係はこういう段階を経ると主張するものではない。むしろ相互関係モデルにまで進む必要があるのは特殊なケースであろう。内科医がうつ病を治療する場合のように，薬物療法とちょっとした注意だけの疾病モデルで十分な場合があるし，はじめに述べたように，通常行われる家族指導の心理教育モデルで経験的にいってほとんどの場合十分である。また軽症の場合，最初から直接夫婦関係を扱う，逆説的な症状処方の家族療法が効果があるかもしれない。

ただ本症例に見られるように，個人的な認知のレベルにしても，夫婦関係にしても，治療関係においても，また他の社会システムの中での行動にしても，一部の変化は他と無縁ではありえないということは明らかであり，そしてそのことが家族療法を含めた精神療法の有効性の基盤になっているのは確かなことのように思える。

文献

Anderson CM, Hogarty GE & Reiss D : Schizophrenia and the Family. Guilford Press,1986.（鈴木浩二・鈴木和子監訳：分裂病と家族：心理教育とその実践の手引き［上］／［下］. 金剛出版, 1988／1990.）

海老原英彦：そううつ病親子への家族療法：単相性うつ病と両相性うつ病. 臨床精神医学, 14 (11) ; 1637-1642, 1985.

市川潤：うつ病者の家族と家族療法. 医薬と薬学, 14 (5) ; 1539-1543, 1985.

笠原嘉：うつ病（病相期）の小精神療法. 精神療法, 4 (2) ; 118-124, 1978.

西園昌久：最近のうつ病とその治療 II：うつ病の治療. 臨床と研究, 59 (12) ; 4029-4034, 1982.

Weeks GR & L'Abate L : Paradoxical Psychotherapy : Theory and Practice with Individuals, Couples and Families. Psychology Press, 1982.（篠木満・内田江里訳：逆説心理療法. 星和書店, 1986.）

システム，ストレス，コーピング

―― 家族療法　私の見立て

見立てを構成するもの

　孫子の兵法として有名な言葉に「敵を知り己を知らば百戦危うからず」（実際は「彼を知り己を知らば，百戦して殆からず」だそうである）がある。必ずしも戦だけではなく，成果が期待されるような多くの活動に当てはめて語られることが多い。たとえば家族療法の場合はどうだろうか。「敵（あるいは彼）」は家族ではない。ましてや，問題とされている本人（家族療法の文脈でいえば IP（Identified Patient）であるが），症状を呈している患者自身でもない。「敵」とは，そこで語られている問題や症状のことである。また「己」は「自己を知る」のような抽象的なことではなく，自分が利用できる，あるいは使える技術（およびその水準），社会資源（人的資源も含めた）のことになろう。「敵を知る」ということは，問題や症状の性質やそれが生じ維持される状況や取り巻く関係性を知るということであり，これまでの経過とコンテキストやシステムの理解ということになる。本人や家族は「敵」ではなく，実は最も身近な私たちの人的資源，味方なので，「己（の力）」を知るということは，家族（本人も含めた）の力も知るということになる。いわば，①問題（症状，問題行動）の性質（この中にはいわゆる「医学的診断」も入る）とそれを巡る状況，②家族や本人（IP）のできていることや能力，③自分の使える技術，社会資源，が「見立て」を構成しているといえる。さらに大事なこととしては，①の状況には「クライエントのニーズ」が入ることである。

日本家族研究・家族療法学会で作成した DVD『実録・家族療法』[日本家族研究・家族療法学会第 21 回大会運営委員会, 2004] の中で, 恥ずかしながら自分の面接を解説しているが, そこで面接の進め方として,

　①受診もしくは来院したことの労をねぎらう
　②身体レベルの状況, 日常生活行動（ADL）のレベルで何ができているか
　③それまで対処してきたことを聞き労をねぎらう
　④ニーズ（もう少しよくなればいいなと思うこと）の確認
　⑤利用できる社会資源（人的資源）をリストアップする
　⑥それまでの中で関係性やシステムについての仮説を立てる
　⑦どうやったら家族と協働作業にできるか考えて, 次回までの何らかの課題設定をする

ということを面接の流れとして述べた。この面接過程の②〜⑤がいわば見立ての部分であろうが, もちろん①のジョイニングも含めて, 面接開始から, またそれ以前の紹介状や予約電話から, すでに見立ては始まっていることは, 改めて強調する必要もないであろう。

1. 問題の性質とそれを巡る状況

　これは改めて述べることもないかと思われる。ごく普通のプロセスで, 家族療法を行っている人であれば,「問題」がどういうプロセスとして「問題」とされ, それがどういうシステムの中で「問題」として維持され続けているか, ということを考える, ということは当然実行しているであろう。それを聞きつつ身体状況や ADL を確認するのである。身体状況をチェックするのは緊急性の判断のためで, これは医療枠の中で治療している場合が多いので必要なことである。ADL のアセスメントも同じことであるが, この二つとも「すべてだめになっているわけではない」「ここはできていますね」ということの確認にも使える。
　問題を巡るアウトラインをつかんで, それをクライエントと共有した上で「ニーズ」（どうなればいいか, どうしたいか）を聞く。「問題」と「ニーズ」が違うのは

よくご存じのことと思う。あくまでも、「問題」は「問題」として把握するのは必要だが、大事なのは「ニーズ」であり、ここを失敗すると後で後悔することになる。そしてできるだけ「ニーズ」は具体的、日常的、現実的な方がいいのはもちろんである。このプロセスの中で、逆に「現実検討」なども吟味できるので、「ニーズ」は重要な「見立て」の構成要素ともなるのである。もうひとつ、これも重要なことだが、家族面接のように家族が同席している場合は、家族それぞれの問題についての考え方があり、結局はニーズが違う場合があるのはよくご存じであろう。だからとりあえずみんなが一致できるニーズを見つける（もしくは作り上げる）作業が必要になり、それがとりもなおさず協働作業にするプロセスになる。

2. 家族や本人（IP）のできていることや能力

そして、このニーズに対応するためには、「すでにできていること」「クライエント（当事者・家族）が持っている利用できる資源（人も含めて）、能力」の確認が必要なのである。問題に関する状況と共に、そのときどうしていましたか、という「コーピング・クエスチョン（対処を聞く質問）」を行うことによりそれが可能となる。この場合、スムーズにコーピング・クエスチョンを発するためには、こちらの枠組みとして、「今、ここにこうしているということは、何か対処してきているから、こうしているのである」という見方を持っていることが必要となる。また、さらに面接のすすめ方の中で、「来院したことへのねぎらい」を強調しているが、これの中には、「来ているだけでも、対処である」という認識が反映している。最も身近で一番早く利用できる社会資源はクライエントが面接場面まで来ることができている、という能力なのであり、そのような対処法を取ることのできるクライエントの持っているよい関係性なのである。

3. 自分の能力（技術的なこと、時間的なこと、体力など）、自身の利用できる社会資源

見立ては治療者側のある枠組みによる見方であると考えれば、私たちが利用できる技術によって当然変わってくる。なぜなら、臨床の場合の見立ては「客観評価」

ではなく「どうやったらよくなるか」ということによるからである。そのため，当然筆者自身の能力（技術的なこと，時間的なこと，体力など），筆者自身の利用できる社会資源が見立てに影響を与えている。最初に枠組みがあって，それから見立てがある。理想的には見立てがあってそれから治療法が選択されるのだろうが，多くの場合そうではない。精神分析にオリエンテーションされている治療者は「自我水準」や「人格」を見立てるであろうし，認知療法ならその人の非適応的自動思考について見立てなければならない。家族療法を使える人であれば，当然家族システムやコミュニケーションパターンについて「見立てる」。また同じ家族療法とはいってもそれぞれの流派（ポイントの置き方）によっても当然「見立てる」部分は違ってくる。われわれはこれらの治療路線に従って，それに必要となる情報を得ようと質問をし，見立てを構成する。だから，われわれの見立てとは極端にいえば自分の使える治療技術に必要な情報をピックアップすることなのである。

　研修医の頃，他科で研修していた時，救急で喉にドライバーが刺さって運ばれてきた人がいた。担当の外科医が処置に当たったが，応援に整形外科医が来ていて，筆者も処置の助手を務めた。外科医は当然のことながら，救命を考え処置をする。整形外科医は手伝いながらも，ドライバーは喉の前面から入っているので，その後ろの頸骨に異常はないか，と（整形外科的な観点で）確認する。私はといえば，おそらく自殺企図なのだろうが，どうしたのだろうと思いつつ処置をしていた。次の日（基本的に自分で気管切開したような状態だったので，命に別状はなかったのだが），まだ入院中なので主治医の外科医に「どうしてこんなことになったんでしょうね」と聞いてみると，「さあ」という答えだった。つまり，全く関心がないのである。手伝いの整形外科医も同じで，数日後には退院していたが，なぜそういう事態になったか謎のままであった。専門職が集まるチーム医療とはそういうものかもしれないが，結局自分の使える技術，どう治療できるかによって診る場所（考える場所）が違うのである。

臨床場面の違いと見立て

　以上の見立てを構成する3点に加えて，そこに深く影響しあっているのが，臨床

を行っている場面というか場所である。たとえば，現在筆者の臨床場面はおおむね四つに分けられる。一つは学生時代の友人が開設している精神科クリニックでの外来診療で，これは月2回土曜日である。2番目は週1回の精神科病院での外来診療である。3番目は産業精神科医として新潟県庁で月2回職員のメンタルヘルス相談にあたっている。4番目は家族心理教育あるいはSSTのセッションおよびそれらのグループのスーパービジョンである。これらの場面によって，考え方は同じでも，見立ても当然変わってくる。

1. 精神科クリニック外来

　このクリニックでは2診制を取っているので，筆者は主として新患担当であるが，どちらの医師でもよいという再来患者および筆者を主治医として認識してくれて継続して通って来られる方を診ることになる。おおむね30～40名であるが，そこに新患が入るので結構忙しい。以前は新患の方も予約制ではなかったので日に4，5人の場合もあった。現在は状況を見て午前午後2名くらいになっているので少し余裕がある。

　基本的には医師としての診療なので，医学的診断が第一となる点では家族療法での見立てとは違うことになるが，〈来院に至る状況−ねぎらい−問題を巡る状況−ニーズ確定〉というプロセスの中で見立てを行う点では基本はそう変わらない。家族あるいは付添いがいる場合は，たいがい診察場面では同席してもらうし，必ず家族関係についての情報は得る。そこである種の評価を行う。診療を継続するときには，最初のうちに，可能である限り家族には来院してもらっている。この辺が，家族療法にオリエンテーションのない医師の診療とは違うかもしれない。

　ただ基本的に薬物療法がファーストチョイスになるので，「自分の利用できる技術」という面からいえば，どの薬が効きそうか，という点がまず見立ての最初の部分を構成するのは確かである。それと同時に緊急性の判断として，入院の必要性や再来の間隔についてが重要なポイントとなる。

　たとえば，こんな例がある。

C氏。50歳代後半の男性，会社の上司と一緒に来院した。話を聞くと，1週間前に出社せず行方がわからなかった。県境近くの駅で2日後に泥酔して衰弱しているところを発見され内科に入院，家族に連絡が行き，自宅で2日ほど休んで出社してきたが，このままでいいかどうか，というのが来院理由であった。
　半年ほど前の新年度頃から，あきらかに，不眠，抑うつ気分，意欲減退などが生じており，うつ病と診断した。そこに至るまでの経過を聞くと，技術職で長年やってきたが会社の組織変更で2年前から営業に回り，昨年には同じように苦労をしていた同僚が二人亡くなっていた。アルコールはもともとそれほど多くは飲んでおらず，不眠の解消のために量が増え，最近はかなり多くなってきていたとのことであった。この点は会社上司も肯定していた。けれども今回の家出という事態について聞くと，家で全く女房とコミュニケーションが取れないから，と語った。よく聞いてみると10年以上前の交通事故の後しばらくしてから妻は人が変わったようになり，家事も気の向くときしかせず，ときどきどこかへいなくなったりするのだという。会社の上司は，そのことは知らなかったが，同居している長男が身体障害者で現在無職，障害者枠で仕事を探している最中であるということを教えてくれた。
　うつ病に対して薬物療法を提案し説明，休養の必要を説明し診断書を書くこと，さらに家での様子が知りたいので，次回は息子さんと来てもらうこと，さらに奥さんに対して何らかの支援が必要なのでクリニックのPSWを通して，地元の保健師と連絡が取れないかどうか，あるいはどこに相談すればよいかを探してみるよう依頼した。これは長男が障害者であるとすれば，何らかの形で地域の福祉的サービスとつながりがあることが予想され，そこから妻への支援ができるのではないかと考えたからである。また次回の私の診療日は2週間後であるが，薬の効き具合や副作用，家で改善がなければ入院も考慮されるので1週間後に来院するようにした。これについては緊急性の判断として，家出と泥酔状態での発見というかなり大きな出来事ではあったが，その結果，身体的に休養が取れ，アルコールの問題は依存の域までは達しておらず，最も注意を払うべき自殺については，そういう考えが浮かばないこともなくはないが今回の行為は明確に自殺を意識したものではなかったこと，などを確認して外来継続という選択をしたのである。1週間後に他の医師の外来で改善が確認され，さらにその1週間後私の外来に長男とともに再来し，今後の方針について協議した。

この例でおわかりのように，見立てとしては個人の身体レベル（薬が効くかどうかという細胞レベル）から，地域の福祉システムまで評価する場合もある。さらにこのクリニックは地域の学校との連携もあるので臨床心理士，PSWが複数おり，クリニック付属のデイケアとともに思春期のグループもある。そのため，学童期から，思春期，青年期のケースが新患の半数くらいを占める。その多くは必ずしも薬物療法が必要とは限らない。そのため，家族との連携が必要である。
　一方，月2回という構造による限界がある。次の来院日をいつにするかなどに気を配らなくてはならない。比較的時間を取って話せるので，自然，精神療法的あるいは家族療法的なアプローチを必要とするクライアントは私の外来に集まる傾向がある。特に境界例など人格障害圏のクライアントが多くなる。月2回の外来で境界例を診るのは一見至難の業のようであるが，しばらくして意外とやりやすいことに気がついた。というのは，このクリニックはかなり遠方にあるので，外来日以外に私と接触することは不可能に近い。そのためこれら人格障害圏の方々にとって非常に大事な，治療構造の維持と家族の協力が得やすく，余計な行動化が防げる。このように治療構造の持つ長所・短所をきちんと考えておくことは見立てにとって大変重要である。

2. 精神科病院の外来

　ここでは病院の外来担当医として名札は出されていない。私個人に紹介された断りきれないクライアントを診るという形態を，病院の好意で許してもらっている。来院するのは手づるをたどってたどりついた医療関係者や，保健福祉関係者，家族会関係者，開業の心理カウンセラーからの紹介が多い。主として家族療法や家族心理教育あるいはセカンドオピニオンを求めてくる場合が多く，年齢は中学生から中高年まで幅広く，診断名も強迫性障害，摂食障害，人格障害，うつ病，妄想性障害，統合失調症と多岐にわたる。治療継続例が多いのだが，見立てとは最初の診断のときだけではないのは当然で，どんなに短い面接であっても，先の面接のプロセスを踏むように意識している。なので，②～⑤の見立てのプロセスは毎回繰り返し，修正していくものなのである。

3. メンタルヘルス相談

新潟県庁で職員のメンタルヘルス相談とメンタルヘルスケアシステムの構築の依頼を受けて，5 年ほど前から，月 2 回半日（3 時間）非常勤で勤務している。精神科産業医という位置づけではあるが，産業医ではなく相談医という立場である。医務室のスタッフのうち，保健師一人が専任，兼任の非常勤看護師（うち一人は産業カウンセラーの資格を持つ）がスタッフである。他に月に 1 回もう一人精神科医が相談業務に当たっている。薬物処方はできないし，主治医になるわけでもないので職員，職場の上司や同僚，関係スタッフ，システム自体へのカウンセラー役である。

ここでの私の主たる業務は，①メンタルヘルス不調者の相談（基本的には医療の必要性の判断と必要な場合の紹介），②職場内での種々の調整へのアドバイス（対応，人間関係，業務量など），③職場復帰サポート，④継続相談，⑤職場だけの相談（受療相談に近い），⑥県庁内のシステムづくりへのアドバイス，などである。

ここ何年かで，スタッフと共に③を円滑に行うために「職場復帰サポートチーム」というものを作り，手順などをシステム化してきた。以前は精神的問題で，長期に休業していた職員の職場復帰は，突然主治医からの職場復帰可能の診断書で始まり，職場は職場でどうしてよいかわからず，医務室の産業保健スタッフもうまくいかない問題が出てから知らされるということが多く，極めて非効率的でそれぞれにストレスが多いという状態であった。それを，休業中から休んでいる職員に接触し，極力主治医の診察に産業保健スタッフと職場上司が同行し，私の所では本人，家族，職場，産業保健スタッフが一緒に顔を合わせて，復帰プランについての共通理解を持つ，という「職場復帰サポートシステム」を作ってきた。関係するシステムのシステム診断と関係者の協働作業を目標にしているので，これはまさに家族療法の考え方と技法の応用編である。

4. 家族心理教育，SST などのグループにおける見立て

家族心理教育グループに関してはいろんなところでそのポイントや重要と思われることを書いているのでここでは詳しくは述べない。社会生活技能訓練（Social

Skills Training : SST）の場合も同じだが，一番注意を払うのは，参加の仕方である。積極的なのかそうでないか，楽しそうかそうでないか，発言が多いか少ないか，などである。発言内容については，自責感の表現と病因帰属（今起きている困っていること：症状や問題行動の原因をどんなことだと想定しているか）に注意を払う。もちろん，肯定的側面，できていること，対処法に焦点を当てていくのは通常の面接と同じであるが，見立てに関していえば，グループ全体の見立てが必要である。それには事前ミーティングでの見立てから，実際の場面でそれを修正するという作業が要求され，結局は不断に流れの中で見立てを続ける。そのセッションに平均に参加しているかどうか，座席のポジション，発言数などいろんなチェックポイントがあるが，集団の力（参加しているメンバーの関係性が持つ社会的な力）を損なわないようにすることは家族面接の場合と同じである。

見立ての理論的基礎

1. 国際障害分類 ICF（International Classification of Functioning, Disability and Health）

　図1は国際障害分類といわれるものである。これはもともとはICIDH（International Classification of Impairment, Disability, Handicap）といって，1980年にWHOが策定した分類を，2000年に改正したものである。ICIDHは「障害」（精神とは限らず身体障害も知的障害も）は，疾病に基づく機能障害（impairment），能力障害（disability），社会的不利（handicap）という三つの構成要素からなるものとして捉える画期的なものであった。しかし，もとのICIDHは疾病→機能障害→能力障害→社会的不利と矢印が1方向であったこと，使用される言葉の持つ否定的意味が強く偏見を助長するということ，個人的体験や環境も考慮すべきであるということなどにより，2000年にICFに変更された。ICFでは全ての矢印は双方向であり，それぞれの項目はできていることも含めて評価するようになっている。もともとは障害の程度を評価するツールとして開発されており，評価マニュアルもあるのだが膨大なために一般的にはなっていない。それよりもむしろ考え方として特にリハビリテーション

図1に示す構造図：

Health Condition 健康条件（変調・疾病）

Body Functions & Structure 心身機能＆構造 ↔ 活動 ↔ 参加 Participation
Activity

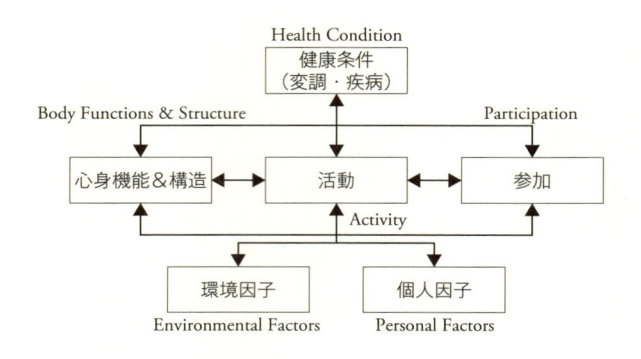

環境因子 Environmental Factors　個人因子 Personal Factors

図1　障害の構造　ICF

の世界では基本的理念として受け入れられている。

　いわばこれは「障害」についての見立ての構成を示しているといってよい。この場合少なくとも「健康状態」「身体の機能・構造」「活動」「社会参加」「個人因子」「背景因子」6項目のチェックが必要ということになる。これは「障害」についてではあるが，考え方として「障害」を「問題」に置き換えても同じように有効であると思う。たとえば，不登校を「社会参加」の項目として考える，などの応用である。

2．ストレス－脆弱性－対処モデル

　一方図2は〈ストレス－脆弱性モデル〉に基づく再発についての考え方である。ダムの水が溢れると症状が現れる，あるいは再発と捉える。堤防にあたる部分が脆弱性でそれを補強するのが薬である。一方上流から流れ込む川の水が内的・外的ストレッサーということになる。大概の場合，私たちの元を訪れるクライアントが抱えているのは，継続する問題である。それが自然に改善の方へ行っていれば来院したり相談したりはしないであろう。繰り返される問題や，問題の再悪化が来院の動機となることが多いのである。ここでは3点の評価項目，薬が効くかどうか，外的環境のストレスマネージメントが可能かどうか，本人の対処が可能かどうか，がある。再発というのはこの中のどれかが悪化したせいであるという考え方が〈ストレス－脆弱性モデル〉による再発の理解である。

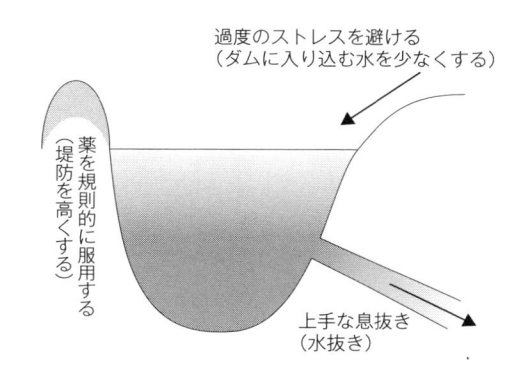

図2 〈ストレス−脆弱性モデル〉に基づく再発のメカニズム

　図3は同じことであるが別な表現である。これは表題にあるように，何か「病気」（あるいは障害，もしくは問題）を持ってはいるが，日常は比較的安定して経過しているときの状態を表している。つまり，左側と右側が釣り合っている状態ではあるが，問題が全て解決しているわけではないので，常に左側に傾こうとしている状態を右側が釣り合わせている，という理解である。この場合，評価項目は5項目になる。

　これらは，本人が「障害」や「問題」を持っているという観点からの本人中心の評価で家族療法としての見立てではないではないかといわれるかもしれない。しかし，実はこれらの図は家族をも対象として考えることができる。たとえば図2で溢れる水は本人の場合は再発や再悪化だが，家族の場合も同様に「つい怒ってしまう」「きつい言葉をいってしまう」などの「こうしようと思っているけれどもつい別のことをしてしまう」ことなどに当たる（もちろん本人も）。だから，家族自身へかかっているストレス（必ずしも本人に関することだけではない。むしろ他のことの方が扱いやすい）と家族自身のストレスへの対処法（水抜きの部分）を必ず確認する必要があるのである。

　また図3については，一見問題を抱えていても，通常生活をしている時間はあり，そのときには，このようなバランスが取れているわけなので，「なんか何もしないでぶらぶらしているだけのように見えても，実際は悪くならないように，右側の部分が働いている」と説明する。よく川面に浮かぶ水鳥のたとえを付け加える。「一

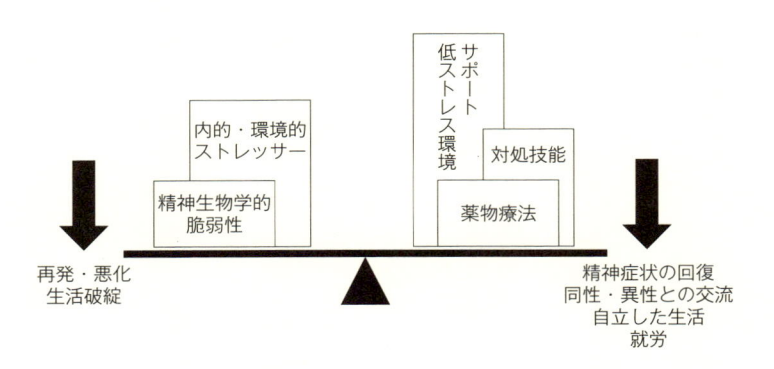

図3 慢性精神障害を有する人における適応状態のバランス

見のんびり川面に浮かんでいるようだけど，水面下では必至に足を動かしているんですよね」などというわけである。これも本人にも家族にも当てはまる。

　こういったことを家族・当事者に理解してもらうこと，いわば私自身の見立てを共有してもらうことであるが，こういう考え方でものごとを見られるようになると少し楽になって肯定的になれますよ，ということが私の行っている「心理教育的」方法の中心部分である。

　こう考えてくると，私の構成する見立ての中心はどうもストレス評価のようである。システム診断も大事だが，それよりも目の前にいる人へかかっている種々のストレスを評価し，それに対処することへの支援法，それが私の見立てのようである。図3でわかるように，左側のストレスを評価することは結局右側の釣り合っているコーピングを評価することになるのである。

見立ての能力を上げるには

　見立てはあたかもCTやMRIのように，ずーっとスキャニングしていく感じが強い。画像として切り取るときには1点で静止するわけだが，基本的には頭の先からつま先までずーっと動いているわけで，常に走査している感じである。そういうイメージで見立てを行うとよい。もちろん，個人のことだけではなく関係性につい

ても，そういうふうに常に走査する感じで行うのである。そして，静止画像として切り取るのが，システム診断のような気がする。もちろん，このシステム診断は治療者との関係も含めてのものである。システム診断の中に常に自分（治療者）も含めることはとても重要である。またスキャニングとして常に動いているということは，不断に修正しているということである。見立てとは一つの形態を取り出すことではない。仮説を作り，作っては修正していく作業で，その仮説に基づいて働きかけをして，その結果によりまた修正していく作業なのである。

またときどき忘れがちになることだが，あらゆる治療の目標は，「症状を改善する（なくする）」ことではない。ICFでいえば，「参加」の部分，社会の中で生きる，ということである。たとえば薬物療法は症状を落ち着かせることによって社会的な行動ができるようになることが目標であり，SSTは「社会生活技能訓練」であるので，ダイレクトに「社会生活」を送るためのトレーニングである。家族心理教育も「家族が（たとえ障害を持つ人が身内にいても）普通の生活を取り戻す」ことが大きな目標なのである。心理療法も家族療法も結局はクライアントが，より広い豊かな社会生活を送るための援助法である。だから治療関係だけの世界に終わらないことが大事で，社会性が増大する方向の行動は支持するべきである。たとえば〈援助－被援助〉〈教える－教えられる〉〈指導する－指導される〉という関係は，もちろん社会の中にもある社会的関係であるが，多くの場合，それら非平衡的関係は一時的なものである。そういう一時的な関係よりも協働関係はより社会性が強いと考えられるので，「治療に関する質問」「不平」「疑義」などは「協働作業への志向」の表れとして，積極的に支持し，評価すべきなのである。いわば治療関係は，そのあらゆる場面で社会関係のモデルとなるべきであって，その時の私の自分へのイメージは，前面はクライアントの方に向いているが，背中（後ろ）は社会へオープンに開いているイメージである。ある意味，クライアントにとって私が社会へのドアになっているようなイメージである。かれらは私というドアを通ってより広い社会へ出て行く。

また自分の見立ての限界（特長）を知ることも重要である。いままで述べてきた中でのメタファーなどでわかるように，私自身の見方は視覚優位であって，それは利点でもあり，また欠点でもある。そのほか，どこをどう押せば協力関係，協働作業に持ち込めるか，という見立てにも注意を払っている。そのためには，「今，こ

う思いましたが（あるいは，今，いったことについて），どう思いますか」という，常にフィードバックを相手から求めることが効果的であると思っている。

　以上，「見立て」ということについて，とりとめもなく述べてきたが，見立てだけではなく治療論になってしまった部分もある。けれども，それも当然で見立てと治療を区別することは，特に家族療法的アプローチを行う時にはそう簡単ではない。

家族面接のポイント

家族療法とは

　家族療法とは，狭義には家族の面接を通して，従来個人の問題とされてきた症状や問題行動を家族という文脈（コンテキスト）の中で捉え直そうとする精神療法の一つとされている。よく知られているように，家族療法は統合失調症の家族研究から始まっているが，その黎明期から多くの理論背景を持つ諸流派があった。代表例は1970年代からの構造的家族療法や戦略的家族療法，システミックアプローチ（ミラノ派）などであるが，それ以前からも多くの技法が工夫されている。

　また1990年代以降，欧米ではポストモダンの思想的変化に伴い，社会構成主義に基づくナラティブ・セラピーが精神療法，心理療法の世界に大きな影響を与え，戦略や構造的な介入よりも家族の語る言葉をより重要視する傾向となった［日本家族研究・家族療法学会, 2003］。そのため，面接の形態だけ見れば，殆ど個人精神療法と変わらない場合もある。けれども家族療法の基礎となる理論的枠組みの一つはシステム理論であり，家族を一つのまとまりを持ったシステムとみなして，そのシステムとしての家族全体を援助と治療の対象とし，治療関係そのものもまたシステムとして捉えようとすることに変わりはない。

　さらに病気は病気として考え，そこから派生するさまざまな困難への対処を工夫する教育的方法を基礎とした家族心理教育や，メディカル・ファミリー・セラピーなどの方法もある。

現在，治療者の多くはこれら諸流派の技法を取り入れながら，また自分の対象とする問題の性質や身を置く場所によって，統合あるいは折衷を図っているといってもよい。そのため幅の広い「家族臨床」という言葉で語られる場合もある。またインフォームド・コンセントや，説明責任・情報公開が重要視される時代背景とともに「家族は治療対象ではない」と主張する家族会などユーザー活動の影響もあって，家族療法にあっても家族との協働（collaboration）が強調されている。現在家族療法家の殆どは，「家族を治療する」のではなく「家族と治療する（ある場合には家族が治療する）」という立場に立っており，大きくは家族「支援」であると考えているといってもよい。そういう点を踏まえて，ここでは，広く家族面接に必要なエッセンスについて述べていきたい。

家族は治療対象ではないこと

家族は治療者や援助者から見ると，患者あるいは疾病，障害，問題を抱える当事者にとっての支援者や介護者，保護者として機能することが期待される存在である。しかし同時に，疾病や障害によって生ずるさまざまな日常的な困難や問題の当事者でもある。通常「当事者」というときわれわれは「疾病，障害，問題を持つ本人（多くは患者といわれる）」を想定し，そのときの「関係」は多くの場合「治療関係」になる。けれども家族の場合，当事者であっても「治療対象」ではないので，家族との関係は「治療関係」とは別の側面を持つ。

家族は当事者であるが治療対象ではないとすると，われわれの取りうる態度は理論的には二つしかない。一つは本人には治療，家族には別に家族のニーズに合わせた援助（家族には家族が抱える問題がある）として分けてしまうこと，もう一つは，本人と家族はシステム論的には一つの家族を形成しているので，まるごと支援することである。治療者，援助者（いわば専門家とされる人）はどうしても本人を中心にして，家族に何かを期待し，要請し，指導する関係になる。それはそれで必要な時期もあるのだが，その関係を維持することのみを目標とし，家族の当時者性を忘れると〈スタッフ－家族〉関係はうまくいかなくなる。まるごと援助するという視点が必要なゆえんである。

ジョイニングの重要性

　個人を対象とした場合の信頼関係を「ラポール」というが，家族と信頼関係を築こうとするときには，何人かの人で構成される家族というシステムとの関係なので「ジョイニング」（joining）という言葉が使われる。ジョイニングとは家族というシステムに参加する，加えてもらう，入れてもらう，という姿勢を表している。家族療法は本来治療対象ではない家族への関わりを通して何らかの変化を期待するという矛盾を持っているので，家族療法家は家族との関係を維持すること（単純にいえば次の面接に来てもらうこと）に大きな努力を払い，ジョイニングにさまざまな工夫がなされてきた。いわばジョイニングの技術が家族面接の成否を決めるといっても過言ではない。私にとってそれらを学んだことは，個人の面接でも通常の診察場面でも治療関係の維持に大変役に立っている。

1．家族療法でのジョイニング

　構造的家族療法で有名な Minuchin, S. は，それまであまり言及されなかったジョイニングの重要性を明確にした1人である［Minuchin, 1974］。彼は「参加」（joining）と「適応」（accommodation）を区別して，ジョイニング（joining）は，治療者が家族システムと直接に関係を持とうとする行為を強調する場合に用い，アコモデーション（accomodation）は，治療者がうまくジョイニングしようとして，自らを調整する場合を指すとしている。つまりアコモデーションは，治療者側が家族に合わせて態度を変えるジョイニングの方法なのである。

　彼はアコモデーションの技法として，①現状維持（maintenance），②追跡（tracking），③模倣（mimesis）の三つをあげている。「現状維持」は家族の有り様を批判しないで受け入れることで，「追跡」は家族のコミュニケーションと行動の内容を「レコードの溝をたどる針のように」たどることで，明確化するための質問をしたり，積極的に賛成コメントをしたり，要点を敷衍したりして，話していることを否定しないで進めることを意味する。いわばこの二つは「積極的傾聴」（active listening）

とほぼ同義であるといってもよい。「模倣」は治療者が家族のコミュニケーションのテンポに自分の会話のペースを合わせたり、ある場合には姿勢や癖などをも模倣することを指している。これは実は人間が普遍的に用いる作戦で、たとえば乳児に離乳食を試みる母親が、「アーン」といって自分の口も開けるようなものとして説明されている。面接が何となくスムーズでないと感じるとき、相手と同じ姿勢、同じ表情、同じトーン、同じテンポで話そうと努力してみると、不思議なことに流れがよくなる。お勧めしたい技術だが、この技術の習熟には当然のことだがロールプレイが役に立つ。

また表1に家族療法から発展したソリューション・フォーカスト・アプローチ（Solution Focused Approach：SFA）の大家である Berg, I.K. が列挙しているジョイニングの方法を示した［Berg, 1994］。Minuchin との共通点も多いが、これらを実際に行ってみると臨床的にはきわめて有効であることが実感される。

この家族療法における巨星2人のジョイニングは、技術的には、家族の有り様をそのまま受け入れ、家族の枠組みやルールを尊重し、安心できる関係を築くために、家族の使う言葉を使い、家族のできていることを探すことである。しかし、それ以上に強調されているのは治療者自身の態度や枠組みを柔軟に変えることである。

2. 家族心理教育におけるジョイニング

心理教育は主として精神疾患において発展してきた、病気についての症状・経過・治療・社会資源・日常的対応などを集中的かつ系統的に伝える教育的部分を含む援助プログラムで、ある意味、精神科治療の基礎である。心理教育を家族に対して行うのが家族心理教育（Family Psychoeducation：FPE）であり、①疾病や障害についての正確な知識・情報を共有すること、②疾病や障害から来る日常的な困難さやストレスに対する対処能力を向上させること、を目的としたセッションをプログラム化して行う。単独家族でも家族グループでも実施でき、統合失調症や気分障害では EBP（科学的根拠に基づいた実践）として確立されている方法である［SAMHSA, 2008］。プログラムを通して家族の困難を軽減し、治療の同伴者、協力者としての家族の力を発揮するよう支援すること（エンパワメント：empowerment）がその効果の大きな部分を占めると考えられている。家族心理教育を実施あるいはトレー

表1　ソリューション・フォーカスト・アプローチにおけるジョイニング［Berg, 1997］

- 初めてクライアントと会う前に，そのクライアントの立場に立って，自分だったらセラピストに何をして欲しいか想像してみること。クライアントに対する個人的感情を取り払い，クライアントと距離を保ちながらも，関心を持った姿勢をとるように心がけること。
- 専門用語を使わずに，わかりやすい日常語を使うこと。
- 初回面接は，その後の肯定的なかかわりを方向づける。セラピストは親しみのあるポジティブな言葉を使わなければならない。クライアントがどんなことに防衛的になるのか考え，それについては必ず注意深く扱うこと。そして次のようにいう。「私の仕事は，ご家族に平和を保たせることです。あなたのご家族が今とても辛い時期にあることはよくわかります。私に，どのようをお手伝いができるでしょうか」
- クライアントが使う特定の言葉の特有の使い方や，キーワードを探し，彼らの使い方を真似てみること。
- たとえ論理的，現実的ではないように思えても，クライアントのやり方，ものの見方，説明の仕方を認めているかのように振る舞うこと。クライアントにとっては，それは論理的で現実的なことなのである。
- すぐにクライアントを直面化させたり，クライアントが防衛的になるようなことをしてはならない。クライアントと論争や口論になることは，常に避けるべきである。「ワンダウン」の態度を取った方が治療はうまくいく。「混乱しています」とか，「よくわからないんですが」といって，もっと説明を求めるとよい。
- クライアントを，自分の問題や周囲の事情についての「専門家」にすること。
- セラピストの考え方や，やり方に合わせるようにクライアントに期待するよりも，セラピストがクライアントの考え方や，やり方に合わせていくように心がけること。
- 治療の初期においては特に，クライアントがしているすべてのポジティブなことに対して，頻繁に賞賛すること。
- クライアントが，なじんだやり方で話すこと。もしその人が非常に現実的な人で，抽象的な言葉を理解しにくいならば，セラピストも非常に現実的な方法や，その人にとって何が大切かを話す必要がある。

ニングするときに，私たちは以下に示す三つの基本的態度を推奨している［後藤，1998，2008］。これは，いわば家族と協働するための専門家側の心構えであるが，同時にセッション中にポスターで示したり，テキスト中に記載したりして私たちの基本的考えとして示し，積極的に自己開示を行うことで相互関係を構築するジョイニングの方法でもある［Berg, 1994；後藤，2008b］。

①家族のせいや育て方で病気になったわけではありません。ましてや，自分で病気になったわけではありませんし，心構えで予防できたわけでもありません。
②障害を持って，あるいは障害を持つ人を身内に持って生活していくことは，どんな人にとっても簡単なことではありません。サポートが必要です。
③適切な知識と情報があれば，ご本人，家族ともに病気の経過に大きな影響を与えることができます。

　①は自責とスティグマの解消を目的とした項目であるが，そう簡単に自責感がなくなることはない。「心の病は育て方に原因がある」的な考え方は広く一般的に浸透しており，家族は一見そうでなく見えても自責感を抱いている場合がほとんどである。別に問題を抱えなくても通常家族内に何か（悪いことが）起これば，家族，特に親の立場にあると，「自分の（育て方の）せい」と考えるのは当然である。特に日本の文化では配慮する必要があり，とにかく「あなたのせいではない」という態度を示し続ける必要がある。また，家族が何らかの「自責的」な言動をしたときには，ためらわずすぐに修正する必要がある。
　②は「世間体」をはばかるような病気であったり，スティグマが強い場合，家族が長い間に陥りがちな社会的孤立の防止と，すすんで援助を受けることをためらう点へのアプローチである。ノーマライゼーションやアドボカシーの立場といってもよい。一方スタッフ側にありがちな「障害の受容」や「病識」が足りないと考えたり，あるいは逆に不満やないものねだりの要望，治療への批判，権利ばかりを主張する，というように，何かあると家族を批判的に考えてしまいがちな意識に対しての自戒でもある。
　しかし，この二つの項目だけでは，家族，当事者を「援助される人」と規定することになる。③があってはじめて，「これから協働作業をしていきましょう」という申し出につながる。家族は（そして当事者も）必ず何か対処しているし，できていることがあり，これからもその能力は発揮しうる。それに気づき，許し，確認する作業，これがエンパワメントということであろう。

リフレクティング・プロセス

　2004年日本家族研究・家族療法学会第21回大会では，特別企画として3人の治療者が同じ設定のクライアントと面接するDVDを作成し，私はその中の1人として「心理教育的アプローチ」としての面接を行っている［日本家族研究・家族療法学会第21回大会運営委員会, 2005］。このDVDはIPR（Interpersonal Process Recall：対人関係プロセス想起）［Kagan et al, 2001］という方法で作成されている。IPRは面接のビデオを撮り，それを見ながらどのような経験だったかをファシリテーターとともに振り返る方法であるが，このDVDではクライアント役のロールプレイを行った人も同じ場面をどう体験したかも振り返っている。治療者の思惑や考えとは別に，クライアントが治療者の言葉や態度をどう経験するかがわかる貴重な経験であって，家族療法の教材としてのDVDではあるが，出演した私にとっても大変勉強になった。
　このように，クライアントが面接をどう感じたかのフィードバックをもらいながら協議して面接を進めていく方法はAndersenによる「リフレクティング・チーム」という方法であり，1990年代の社会構成主義の波の中で非常に注目された［Andersen, 1991］。Andersenは治療チームが議論するところもクライアントである家族に公開するという手法を取っており，これにより「客観的観察者としてのセラピスト」が放棄された，ともいわれている［日本家族研究・家族療法学会, 2003］。治療者－患者関係もお互いが協働して作っているシステムであることを，単に理論としてだけではなく実践する方法であり，ある意味，究極のジョイニングであるともいえる。日常臨床的には，常に面接場面で相手からフィードバックをもらい謙虚に耳を傾ける，という当たり前ともいえることの実践につながっている。

家族面接にとって有用なこと：まとめ

　上記のような家族療法・家族心理教育の経験により，最近私自身はおおむね家族（本人がいる場合も含めて）とケースカンファレンスをするという意識で面接を行

うことが多い。そのためには以下のようなことを意識している。

　①治療対象として考えないように，常に意識し，情報とサポートがあれば家族は最良のパートナーになることを確認する
　②自己開示：今考えている意図とともに「家族が最良のパートナーになれること」を確信しているということを，言葉に出し言明する
　③同意とねぎらい：現状をまず「最大限の努力の結果」として認め，自責感の軽減を図るとともに病気や障害，問題を抱える人を身内に持つことの大変さとこれまでの努力をねぎらう
　④できていることを見つけ，賞賛し，次の変化に必要な日常的で具体的な小さな行動に焦点を当てる
　⑤コ・メディカルやほかのスタッフや社会資源との役割分担を考える。
　⑥適切な情報伝達を行う

　①～⑤のプロセスを踏めば，結果として⑥の情報伝達（心理教育）の場合も，自然に相手の立場，経験に配慮して，たとえば「～という風に多くの精神科医は診断します」「多くの場合は～といわれています」のような語りかけになり，その後「それについて，どう思いますか」と続けやすくなり，家族との協働作業に持ち込みやすくなる。
　相手がどう感じ，どう体験しているかはやはり聞かなければわからないので，そのためには，「今，こう感じましたが（あるいは，今，いったことについて），どう思いますか」という，リフレクティング・プロセスを意識して相手からのフィードバックを積極的に求める。この結果，「今後どうしていきましょうか」ということを私と家族（当事者が参加していれば当事者も）の「間」に等距離に置き，それに対して協働作業をする感覚である。時に個別面接の場合も，白板やノートを使って問題が客観的に扱えるよう工夫する。
　当事者も含めた家族合同面接を行うと，意見がまとまらなかったり，対立したりして困る，といわれることが多いが，上記を丁寧に行うことで，たとえば家族員のそれぞれ意見が違う場合にも十分対応ができるし，むしろ意見が違っていることを歓迎できる。つまりいろいろな意見が出た方がケースカンファレンスとしては豊か

なものになるのである。このことは1人の面接の場合も同じで，常に「今話していること」を家族がどう思うだろう，また家族にどう伝えるだろう，ということを想像し確かめることで同様の効果が得られる。

　また「治療に関する質問」「不平」「疑義」などは「協働作業への志向」の表れとして，積極的に支持し，評価することも重要である。その場合には「そういう情報をもらってありがたい。そうでないとこちらも一方的に考えて間違ってしまうので，また教えてください」というふうにきちんと言語化することが大事である。

　この「教えて下さい」は今の私の面接ではキーワードになっている。たとえば「具合はどうですか」という質問はある意味「情報を奪う」質問であるが，「具合について教えてください」は相手を「教える」立場に置くことになり，位置が逆転し，より対等な関係に近づく質問法であるといえよう。

　〈援助－被援助〉〈指導する－指導される〉という関係は，もちろん通常の社会的関係ではあるが，多くの場合，それら非平衡的関係は一時的なものである。こういった一時的な関係よりも対等な協働関係は，より社会性が高いと考えられるので，そういう対等な関係を促進することをいつも意識することも重要なポイントになる。なぜなら，薬物療法も心理社会的治療も支援も，最終的には，その人が社会の中でより楽に生きられることを目標としているからである［後藤，2008a］。

文献

Andersen T : The Reflecting Team: Dialogues and Dialogues About the Dialogues. W.W.Norton, 1991.（鈴木浩二監訳：リフレクティング・プロセス：会話における会話と会話. 金剛出版, 2001.）

Berg IK : Family Based Services : A solution-Focused Approach. W.W. Norton, 1994.（磯貝喜久子監訳：家族支援ハンドブック. 金剛出版, 1997.）

後藤雅博：家族教室のすすめ方：心理教育的アプローチによる家族援助の実際. 金剛出版, 1998.

後藤雅博：システム・ストレス・コーピング. 家族療法研究, 25(3)；273-279, 2008a.

後藤雅博：家族心理教育で必要とされる臨床家の姿勢.（伊藤順一郎・後藤雅博 編）統合失調症の家族心理教育. 現代のエスプリ489, 至文堂, 2008b.

Kagan N & Bums R : Interpersonal process recall. In Corsini R（ed.）Handbook of Innovative Therapy（2nd ed.）Wiley, 2001.

Minuchin S : Families and Family therapy. Harvard University Press, 1974.（山根常男訳：家族と家族療法. 誠信書房, 1984.）

日本家族研究・家族療法学会 編 ：臨床家のための家族療法リソースブック：総説と文献105. 金

剛出版, 2003.
日本家族研究・家族療法学会第21回大会運営委員会：実録・家族療法：3人のセラピストによる家族面接ドキュメント，第1巻心理教育的アプローチ（DVD）．中島映像製作所, 2004.
SAMHSA（アメリカ連邦保健省薬物依存精神保健サービス部）：Family Psychoeducation Evidence-Based Practices（EBP）Kit. SAMHSA, 2008.（日本精神障害者リハビリテーション学会監訳：アメリカ連邦政府EBP実施・普及ツールキットシリーズ3 FPE・家族心理教育プログラム．日本精神障害者リハビリテーション学会, 2009.）

家族療法のヒント

――希望に焦点を合わせて　hope oriented

情報とは差異である

　いうまでもなく，Bateson G. の有名な言葉である[注1)]。コミュニケーションはメッセージを伝え，メッセージは情報を伝える。「情報とは何か」。「差異」であると Bateson はいう。白い背景に白で文字を書いたとすると，何が書いてあるかわからない。背景との差違によってわれわれは何が書いてあるかを知るのである。昔から「闇夜にカラス」などというが，そういうことである。

　話し言葉にしても，一つひとつの音が違う音で，しかも時間的順序が違って（つまり順番に）発音されるがゆえに，意味のある文章を構成するのである。同時に発音されたらわからない。脳の中でも神経細胞の情報伝達はコンピュータと同様，電流の on，off によって伝えられるとされている。情報を構成している基本はこの「差違」なのである。

　ものが見える，わかる，感じる，行動する，話す，これら全ては情報に基づいている。つまり「差違」に基づいているのだ，ということは，「差違」があるということは情報が豊かであるということである。「違い」があるということは情報が豊かであるということだ。

　「違っている」ことは好ましい。家族療法では参加している家族それぞれの意見を聞く，「差違」を明確にする質問をよくするが，それは情報を豊かにする。たとえば「○○についてお父さんはどう思いますか」「お母さんはどう思いますか」と

いう質問である。このとき、母親が「お父さんと同じです」といったとする。それは「母親は父親と同じ意見である」という「情報」でもあるが、そうとしても、それは「あり得ない」。同じものを見ても「違う」人が見るのだから、絶対にどこか違うはずである。当然「でも少しは違うところは？」というツッコミを入れる必要がある。その方が情報が豊かになる。

この場合、「○○についてお父さんはこういっていますが、それについてお母さんはどう思いますか」と聞く方が情報量が多くなる。「いったことについて」と加えるだけで、お母さんが○○についてどう思っているかだけでなく、お父さんの意見についての意見もわかる。「関係」についての情報が増えるのである。

なぜこのようなかたちで「情報」が増えることがいいのだろうか。それは情報が多い方が「生きている」からである。「差違」がない、つまり変化がない、これはより「生きていない」。だから1週間後に来たときに「変わりませんね」「同じですね」という答えだったとしても、「でも1週間経っているわけだから、なんか違いはあるはずだ」という考えで進めるべきである。「ああそうですか」と受け止めていても、基本的にはいつも「1週間生きてたんだから、なんかしてただろう」とツッコミを考えている。

これは、「生きている」ということは、一瞬一瞬に情報処理を行っていることであり、つまり不断に経験を積み重ねているということなのだ、という考え方に基づいている。たとえ1時間でも1分でも、本当はあまりにも情報量が多くて伝えきれないほど豊かなのである。

一方、情報が多いと混乱するのではないかという反論もある。「べらべらとしゃべり続けているだけで、何をいわんとするかわからないではないか」などと。これはその通りである。つまり「べらべらと同じこと」をしゃべるのは「情報」が少なくなる、あるいはわれわれの脳はそれを「差違」として認識しないというべきか。「しゃべる」「休む」「しゃべる」「休む」あるいは「私がしゃべる」「あなたがしゃべる」「私がしゃべる」「あなたがしゃべる」ということがあって初めて有効な情報となりうる。つまり「差違」を認識できるようにしゃべる必要があるのだろう。ゆえに、話に口を挟んで、整理したり、解説したり、ちょっといい換えたりすることは、情報を制限することではなく、実は豊かにすることなのである。

情報が多すぎて混乱することを恐れる必要はない。整理して情報を豊かにできる

「差違」がたくさん集まっている歓迎すべき事態なのである。そして「混乱」とは生きている証拠でもある。ある意味大混乱の中で，共通部分や差違を見つけ，整理し，ひとつあるいはいくつかのストーリーを組み立てて，参加者と共有することは家族療法の醍醐味でもある。

家族とケース・カンファレンスをする――面接のプロセス[註2)]

　ワークショップや研修会で「自分の」面接（家族でも個人でも）の進め方として以下のように説明することが多い。

- ■ジョイニングの重視：家族との協同作業に
- ■今までの対処を聞き肯定的に評価する（労をねぎらう）
  - ・よい対処法の継続
  - ・例外を探す
  - ・心理教育：情報・社会資源の提示
- ■とりあえずの行動指針

　順番に少し説明してみよう。

1．ジョイニング

　ジョイニングについては，家族療法ではなじみのあることなので特に詳しくは述べないが，どうやって，これから知らないもの同士が協同作業を進めていけばよいか，そのための模索であるといってもよい。だから，どこまでがジョイニングで，どこからが「本当の」面接なのか，ということは，実は区別できない。上記の「とりあえず行動指針」まで，初回面接なら全部ジョイニングかもしれないのである。だから，ジョイニングとは面接の間中ずっと続くものである。なぜなら面接の間でも，相手も自分も変化しているからである。だから，この場合の「ジョイニングの重視」とは，導入としてのジョイニングとして理解して欲しい（方法は他書に譲る）[註3)]。

2. 対処を聞く

「対処」を聞く質問，コーピング・クエスチョン（coping question）は，今一番重要に思っていることである。この対処は必ずしも「問題」についてのことだけとは限らない。他のこと，たとえば一番簡単で直接的なのは，今目の前に面接に来ているのだから，そこに来るためにどういう対処をしてきたかを聞くことがよい。そうすると必然的に労をねぎらうことになる。これは，既往歴を聞いたり，どこで紹介を受けたか，あるいは今までの治療歴を聞くことで行うことができる。たとえば，以前の治療歴がある場合，もしうまくいっていれば他の専門機関（ここ）に来ないはずだから，そのときそのときの思いを聞けば，「苦労」を語ってくれる。そこで「労をねぎらう」ことができる。根拠がないのに「大変でしたね」といっても，なかなか届かない。逆にいえば，対処を聞いて労をねぎらうのではなく，労をねぎらうために対処を聞くのである。だから，労がねぎらえるのなら，ただ単に家からどうやってきたかを聞くだけでも同じことである（遠方であったり，乗り継ぎがたくさんあったりすれば。あるいは高齢の場合など）。

これは初回面接でなくても同じである。たとえ次の日に来たとしても，1日の経過があるはずだから，その間，「何もしていない」ということはない。もし「そのことについては何もしませんでした」といったとしても，それは「何もしない」という対処である，という観点に立つ。何とかして「労をねぎらいたい」のである。

このことの重要性はアルコール依存の治療から学んだ。退院して1週間で再飲酒して病院に戻ってくる，あるいは外来を訪れる。昔の精神科病院では「また飲んだの，しょうがないわね」，あるいは「どうしてがんばれなかったの」という対応が通常だった。しかし今少なくともアルコール依存の病棟があり，専門的に研修を受けている場合，スタッフは「1週間がんばれたね。どうやって切り抜けたの」と聞くであろう。これは1週間でなくても3日でも1日でも同じである。

そして，このコーピング・クエスチョンは「労をねぎらう」だけでなく，次の「どうやったらうまくいくか」につながるのである。「どうやって切り抜けたか」というのは，その人の能力，持っている有効な人間関係，知識・情報についての手がかりを与えてくれる。うまくいっている方法があれば続ければよいし，後で「とり

あえずやってみる」ことを決める場合にも役に立つ。何よりも、「問題に圧倒されて何もできない私（あるいは家族）」という自己規定から「今まで何とかやってきたし、これからも何かできることはありそうな私（家族）」というイメージを共有するために重要なやり方であると思う。

次に「例外を聞くこと」についてであるが、うまくいっている「例外」は必ず聞いたり、一緒に探してみたりする。もちろん「例外」はソリューション・フォーカスト・アプローチ（SFA）の重要な技法のひとつだが、社会生活技能訓練（SST）において、「よいこと探し」をしたり、認知療法で非適応的自動思考の修正のために「できていたこと、できていること」に焦点を当てるやり方を行ったりしているように、通常の面接や治療の中に組み込みやすい方法である。ただ前述したように「対処」を聞くことは必然的に「うまくいっていること」も聞くことになる。コーピング・クエスチョンの中で意識して聞くとよい[註4]。

三つ目に「心理教育：情報・社会資源の提示」を上げた。これには少し説明がいる。心理教育的アプローチは、①問題（病気、障害、問題行動など）についての知識・情報を共有し、②対処能力を向上、③その結果主体的に問題解決に当たれるようにする、ということを目標に組み立てられたプログラムで、集団で行われる場合が多いが、そのときにはお互い同士のサポートが重要になる。こういうと何か医学的な明確な病気や障害、問題行動が対象となるような印象であり、事実そんな風に受け取られているのだが、必ずしもそうではない。実はどういう対象にも通用するような便利な方法なのである。

たとえば不登校にしても何にしても「名前がついている」ということは「一般化」されているということである。そこには一般社会で通用することが期待されている共通の概念が想定されている。「いわゆる〇〇とされているものは」として「人口の何％くらい」「経過としては一般的にこんな感じ」「こういうことがいいという人もいる」などなど「必ずしも全面的に同意はしないが、専門家として持っている知識、あるいは知り得る情報はこういうものがあります」と提示することは、私はフェアなやり方であると考えている。わからないこと、知らないことも含めてであるが。

こうするとどんなことが次に起こるだろうか。ひとつには、ノーマライゼーション（Normalization：障害者のリハビリテーションにおけるバリアフリーとほぼ同義

に受け取られているノーマライゼーションとは違って「一般化」などと訳される）の効果である。つまり，自分の問題は割とよくある問題なんだな，とか，それほどひどい問題ではないんだ，などという感覚のことである。2番目には「一般論ではそうでも，自分の問題は違う」という気持ちが起きるだろう。これは，より問題を具体的に個別に考えられるということであり，ある場合には変化への動機づけが高まる。さらに，「専門家として」知識・情報を伝えるので，明確に「専門家・非専門家」の区別を，いわば線引きをすることになる。ここでも個別化，差異が生ずることになる。だから，このように「専門家として」知識・情報の提示をした場合，そのままだと単なる専門家のご託宣になってしまう。これは「心理」教育ではない。心理教育の場合，これにプラスして，「でも，これは一般論です。問題の具体的な点については当事者のあなたの方が専門家ですから」ということで，改めて「専門家としての当事者」の意見を聞くのである。

　一般的な情報を持っていない場合や，そういうことに該当しない問題の場合はどうかと聞かれることが多いが，情報はたくさんある。その問題についての経過や対処の経過を聞いていれば，「客観情報」は多い。その際，お勧めしたいのは，生物－心理－社会的（bio-psycho-social）観点からの情報収集である。身体的なことは重要である。少なくとも睡眠，食事，生活リズムなど通常の生活を維持するための身体的な条件がどんなふうか，あるいはどんなふうに変化してきているかは聞いておく必要がある。身体症状も多くはストレス関連として生ずることが多いので，出現から消失までの経過を含めて聞いておく（ありました，だけでなく）。心理的なことはおそらく専門家である読者はよく知っておられるだろうから特に述べないが，私のやり方は「気持ちに同意して行動に焦点を当てる」というかたちで聞くことが多い。「そのときどうしていましたか」を「どんな気持ちでしたか」の次に聞いておくと対処行動につながるので楽である。社会的な側面は主として人間関係だが，それも「支援者（サポーター）」について話してもらうのがよい。「誰が助けてくれたか，助けてくれるか」「話できる人は誰か」などである。このとき重要なのは「助けてもらえた」というのは逆にいえば「助けがなくてはだめな人間である」という意味も入ってしまうので，必ず「助けてもらえる能力を持っている（適切なときにSOSが出せる，意志が伝えられる）」「援助者を周りにおける能力（いい人間関係をつくる能力）がある」「人徳」など，その人の能力として還元しておくこ

とが大切である。

　これらのことを整理して伝え，少し専門家としての知っている情報を加えれば，立派に心理教育に利用できる知識・情報になる。紙に書きとめたり，黒板に書いたりしてもよい。

3．とりあえずの行動指針

　以上を総合して行動指針を作るのだが，おそらくここに来るまでの前段階で，かなり具体的な行動指針は思い浮かべるか，話として出ているのではないかと推測される。基本的には「うまくいっていることは続ける」として，それにアレンジしたり，回数を決めたり，決まった時間にしたり，ということになるだろう。

　表題に「家族とケース・カンファレンスをする」としたように，前段での情報を元にして，家族（個人でも同じだが）とともに「次回来るときまで，どうしましょうか」ということを相談する。このときのイメージはカンファレンスである。材料はそろっている。

　行動指針は具体的の方がいいのはもちろんであるが，「○○をしない」という行動制限，否定的なものでないほうがいい。「刺激しないために話しかけない」という風にしたい，といったら，「距離を取って見守る」という風にいい換えて，どの程度が見守る距離か，など具体的な話をする。家族であれば，少なくともそこに参加している人には何か役割があった方がよい。

　もうひとつ工夫としては，「やるべきこと」を決めるにしても，「これしかない」という形にしないことである。いくつかの案を出しておいて，今回はじゃあこれにしておきましょう（とりあえず），というかたちが望ましい。「いくつかの中から選択した」という自主的な自己決定のプロセスが組み込まれていることが重要である。

外在化

　家族（本人も含めて）ケース・カンファレンスをする感覚は，「問題」をテーブルの上に置いて，みんなでああでもないこうでもないというイメージに似ている

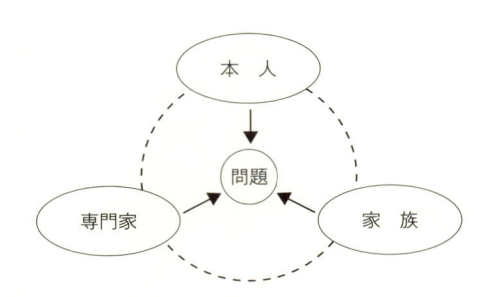

図1 問題の外在化（ケースカンファレンスのイメージ）

（図1）。
　これは問題を外在化しているともいえる。通常外在化とは，ある困難な問題をコントロールしやすいように，名前をつけたり，具体的に絵に描いたり，像を造ったりする技法を指すが，あたかもケース・カンファレンスのように客観的に検討する対象にするやり方も外在化といってもよいのではないだろうか。Tomm, K. は，このような外在化に代表されるアプローチをスペイシング（spacing：問題と自分の間にスペースを置くやりかた）と称しているが，感じをうまくいい表している。「間」に置く話し方，このように「人と人の間」に置くとすれば，これはつまり「人間」の話し方ということになるのではないか。

星に願いを^{註5)}

　昔から，流れ星が消えないうちに3回願いごとをすると必ず叶う，といういい伝えがある。これには根拠があるということをどこかで読んだおぼえがある。流れ星に願いを叶える力があるのではなく，流れ星が消えるまでのような短い時間にすぐ思いつくくらいだから，常にそのことを考えているに違いない。それくらいいつも思っていることは，実現する可能性が高いということらしい。
　だからそこで大事なのは，変わりたいという気持ちを持ち続けていること，そのものだろう。いつも「こうなりたい」という「希望に焦点を合わせる（hope-

oriented)」ようなアプローチを目指しているが，そのために，しょっちゅう「どうなりたいのか」「君の希望は」ということについて話し合うことが多い。それは相手に任せることではなく一緒に検討する，「希望」に餌や水をやって，育てることに協力する，そういうアプローチにしたいと思っているのである。

註釈

1： Bateson, G.『精神と自然』（佐藤良明訳，思索社，2001）では「差異を生む差異（Any difference that makes a difference）はすべて情報である」とある。
2： DVD『実録・家族療法：3人のセラピストによる家族面接ドキュメント　第1巻：心理教育的アプローチに基づく家族面接の実際』（企画・制作：日本家族研究・家族療法学会第21回大会運営委員会・中島映像製作所，責任監修：伊藤順一郎・遊佐安一郎・高橋規子，2004）。
3： 東豊『セラピスト入門』（日本評論社，1993）など。
4： 後藤雅博編著『家族教室のすすめ方：心理教育的アプローチによる家族援助の実際』（金剛出版，1998），鈴木丈・伊藤順一郎編著『SSTと心理教育』（中央法規出版，1997）など。
5： ウォルト・ディズニー作長編アニメ映画『ピノキオ』（1940）主題歌。アカデミー主題歌賞受賞しスタンダード・ナンバーになっている。

映画にみる家族（1）

『マイ・ガール』

　図1に主人公（いわばIP）ベーダ・サルテンファスの家族関係を示した。ベーダは11歳と6カ月の少女（日本でいえば小学校6年生）。年代の設定は1972年、場所はアメリカペンシルベニア州の小さな町、独立記念日を含んだ夏休みの出来事である。

　サルテンファス家は葬儀屋である。小さな町だから自宅開業の小さな葬儀屋で、父親と黒人従業員一人と父親の兄がときどき手伝っている。母親はベーダの出生時に亡くなっている。祖母が主として彼女を養育してきたが、現在は認知症で家の中でもある程度の監視が必要である。祖父がいつ死亡したのか、父の同胞が他にいるかどうかは不明。父の兄に関しては「朝鮮戦争で負傷して砲弾の破片が頭の中に残っていて、それがときどきラジオを受信して変だった」と語られているので、推定40歳代前半で独身、ということなどから、器質性精神障害か統合失調症が疑われる。父親は妻の死後人生に喜びを失い、ただ毎日仕事とテレビだけで、週末も老人たちの集まるビンゴ・ゲームへ行くのが唯一の楽しみという生活で、兄が「若い時は快活だった」と述べていることから、軽い抑うつ状態が継続している生真面目な人物として描かれている。

　主人公のベーダは、金髪をポニーテールでまとめ、いつもジーンズ姿で、同級生だが持病にアレルギーのある気の弱い優等生を子分のようにして遊んでいる活発な女の子として登場する。映画の最初の部分ではこれらベーダを取り巻く状況とともに、彼女の抱える心理的問題や問題行動がテンポよく、ときにはユーモラスな描写の中で的確に描かれる。

　たとえば冒頭では、葬儀屋であるという家業を利用して近所の小さい子どもたちに「遺体を見せるから」とお金を集め、空のお棺を見せ、「詐欺だ」といわれると、「生き返って逃げ出した」とロッキングチェアに身動きせずに座っている祖母のところに子どもたちを連れて行く。祖母がちょっと身じろぎをすると子どもたちは逃げ出す、という場面がある。

　一方、しょっちゅう医者を訪れ、診察を要求する。「のどに骨が刺さっている」あるいは葬儀屋である自宅に運び込まれた遺体の病名と同じ病気になった、と主張する。医者は一応診察するが、本気にしない。受付の看護師も「またベーダが元気そうなの

映画にみる家族（1）『マイ・ガール』　73

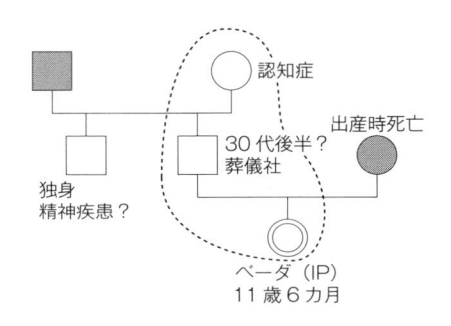

図1　サルテンファス家

に病気だって」と医師に取り次ぐ。父親は全くそういった訴えは無視、夕食時に倒れて「病気」といっていても誰も気にもとめない。またかなり背伸びして大人びているところもあり、クラス担任の先生に淡い恋心を抱いていること、クラスの同性の友人たちからは、いじめに近い仲間はずれにあっていて、先に述べた同じく仲間はずれになっていると思われるアレルギー持ちのトマス・Jしか友達がいない様子がさりげなく描かれる。そして、偶然地階の遺体処理室に閉じこめられた時のパニック発作はそれまで描かれていたような快活な少女の中に、父親には決して見せない深刻な恐怖と不安があることを示す。そして担任の先生の市民向けの詩についての夏期講座に出席したいために、参加費の35ドルを新しく葬儀社の美容師として雇われたシェリーのへそくりからくすねるのである。

　上記に基づいて問題行動や症状行動としてベーダの行動を記述すれば、心気症、転換ヒステリー症状などの身体表現性障害、死に関連することへの極端な恐怖とパニック発作、同世代同性の友人との対人関係の障害、家内盗などのぐ犯行為、というものになろう。しかし映画ではすべて深刻なものとしては描かれず、どこにもありそうな少年少女の行動として描かれる。

　くすねたお金で参加した詩の市民講座では、ベーダの詩に対して講師である担任は「ベーダ、気持ちが表現されていない。大切なのはこころだ。恐怖感、欲望、秘密を言葉にするんだ」といわれて、ベーダの内心の声がナレーションで語る「私の恐怖はママを殺してしまったことだ」。妻の死に直面できないまま、おそらく娘に母親の話

もせずに 12 年近く仕事に没頭してきた父親と，思春期にさしかかってさまざまな問題を抱えている娘，という構図が明確にされる。

ここに新しく雇った美容師シェリーと父親の恋愛，婚約というドラマが重なる。当然のごとくベーダはシェリーと父親に反発するのだが，それについては時にはユーモラスに，子どもらしい健全な反発として描かれている。その気持ちを抑え込んでいい子を演ずるような子としては描かれていない。

ときにはコメディータッチで進んできたドラマは後半，ベーダの親友トマス・Jの突然の死により，講義で使用するとクラスのほとんどが泣いてしまうという感動のクライマックスへとつながっていく。親友の死へ直面し，混乱から回復したベーダは父に「私がママを殺したの？」と尋ねる。父はそれを否定し，妻の思い出を語り，共有する。

ずっとジーンズだったベーダがラストシーンではスカートで仲良しの女友達と一緒に登場し，発達心理学的には少しゆがんだものに見えていたベーダが「普通の」女の子になった様子が示されている。この映画の中間あたりでベーダは初潮を迎えており，このエピソードは発達の観点からも，また物語の構成上も重要なファクターとなっている。このように細部までリアリティーがあり教材として推薦する所以である。

私はこの映画を看護学生向けの授業に使う場合がある。まず「家族看護学総論」でのレポートとして，図1の家族図を示し前述のような説明を加え，①この家族のシステム論的理解，②考えられる家族援助，を課題とする。この時点ではまだ映画を見せてはいないので，特に時代設定も場所の設定もせず，家業も自営業とのみにする。学生たちは地域保健で具体的な家族援助について学んでいたせいもあるが，②については，多くのレポートが，祖母にヘルパー，父親にカウンセリング，叔父を医療になど，家族全体の負担を減らすような援助法の答がほとんどだった。現代の日本と思うので無理もないことである。

次に，「精神看護病態論」の時間に映画を見せ，直後に①父親の使っている防衛機制は何か，②父親のベーダに対する態度はなぜかを推論せよ，という課題でレポートを書かせた。それから解説に入り，まず家族図を書いて，これが家族看護学で課題にした家族と同じであることを明らかにした。ほぼ全員が同じ家族であるとは気づいていなかった。

父の使っている防衛機制は抑圧と否認（のように設定されている）だが，どんな感情を抑圧しているかが問題で，それは②の課題とつながる。多くの学生は（その前

の時間に自我と防衛機制については学んでいるので），①についてはだいたい正解し，②については「妻の死を思い出すから」「哀しみのために」と回答しているものが多かった。

「妻の死に直面したくないために娘を無視する父親」のように単純には映画は描いていない，というより父親役のダン・エイクロイド（名優）はそういうふうには演じていない。私の解説は，父が抑圧しているのは，表面的には「妻の死／悲しみ」で否認しているのは「娘の成長／娘の感情」だが，実は「娘を憎んでしまう（妻の死を娘のせいだと思ってしまう）かもしれないという恐怖」「娘がいなければ，と思ってしまうかもしれないおそろしい自分」への防衛がある，と説明する。ある意味，防衛機制の考え方を借りて「身勝手な父親」から「娘思いの父親」へのリフレイムを企てるわけであるが，それはうまく伝わるようだ。これは「傷つけまいとするがゆえに距離を取る」という世の父親のよく取る戦略について，少し理解を深めてもらえることも意図している。学生たちに解説を聞いた後の感想を付け加えてレポートを提出させるが，感想には「納得した」「父親を誤解していた」が多い。

そして多くの学生たちの感想では「家族図で説明を受けただけでは，なんて大変な家族としか思えなかったが，実際には（実際ではないのだが）普通に生活しているよくある家族だった」「援助法というと専門家の介入のことばかり考えてしまったが，シェリーのような普通の人の助けでいいんだ」「認知症の祖母にしても叔父にしても障害があるということで負担の面ばかり目がいっていたが，家族の中で癒す役目やこころのよりどころになって役割を果たしていることもあることがわかった」という感想が多い。実はこの「頭で考えるのとは違う」「家族の中では障害者，病人も家族の一員として役割を果たしている」ということに気づく，これがもう一つの授業の目的でもある。

前述したように最初は概して寂しがっている娘を放っておいて再婚しようとしている父親には厳しい評価が多いが，それは思春期を終わって間もない20歳前後の女性たちの感性が反映している部分もあるようだ。感想の中に「自分の家にも認知症の祖母がいるが，少し一緒にいてみようと思った」などの感想の他に「父のことをいろいろ考えました」というのもたまにある。少し疎遠になっているお父さんたちと話すきっかけにもなればいいな，という思いも私にはある。

■**作品情報**

原題：My Girl［1991年，アメリカ，102分］

監督：ハワード・ジーフ（Howard Zieff）

出演：アンナ・クラムスキー（Anna Chlumsky），マコーレー・カルキン（Mackaulay Culkin），ダン・エイクロイド（Dan Ackroyd），ジェイミー・リー・カーティス（Jamie Lee Curtis），グリフィン・ダン（Griffin Dunne）

第Ⅱ部

家族心理教育

1988年日本家族研究・家族療法学会が招聘したAnderson, C. の講演と星和書店主催のMcFarlane, W. のワークショップで家族心理教育が日本に初めて正式に紹介されたといってよい。当時勤務していた国立療養所犀潟病院（現・国立病院機構さいがた病院）のスタッフと一緒に両方に参加し，病院に戻ってからMcFarlaneのやり方を参考にして家族心理教育をスタートさせた。おそらく日本での統合失調症への集団的家族心理教育の最初の試みだったと思う。第Ⅱ部最初の「慢性統合失調症（初出は「精神分裂病」）の家族への集団心理教育」はその経過報告と考察であり『精神分裂病の心理社会的治療』に収められているが，この本は1992年スイスのベルン大学精神科のWolfgang Böker教授の来日にあわせた飛騨高山でのクローズドのシンポジウムにおける報告と同教授の講演内容をまとめ，加筆訂正した論文集である。高山祭りをBöker教授ご夫妻と楽しんだ記憶がある。現在は「家族心理教育」という用語が一般的であるが，当時は「心理教育的家族療法」として紹介されていた。用語はそのままにしてある。

　2編目の「効果的な家族教室のために」はAnderson, McFarlaneの来日から10年後，日本でも家族心理教育がいろんなところで実施され，また以前からの家族教室という実践もあり，1997年には私が呼びかけ人となって「日本心理教育・家族教室ネットワーク」が発足している。そういうなかで日本的な家族支援のあり方を考えて多くの実践者に原稿をお願いして私が編集をした『家族教室のすすめ方：心理教育的アプローチによる家族援助の実際』の総論部分をほぼそのまま再録した。現在原本は在庫切れとなっているが，最も愛着のあるもののひとつである。

　伊藤順一郎氏との対談は楽しく，また新たな発見のある対談であった。当時編集委員長をしていた『家族療法研究』誌の特集であったが，そのときもほとんど加筆や訂正をしておらず，現在読んでも「ひとまとまり」という印象が強いので，かなりの分量であるがほぼそのまま掲載した。『家族療法研究』誌では，この対談を読んでもらって何人かの臨床家にコメントを貰い，それに対して伊藤氏と私でリコメントをするという体裁を取っていた。これも大変よい経験であった。後の2編は最近の家族心理教育についてであるが（「家族心理教育で必要とされる臨床家の姿勢」初出誌である『現代のエスプリ』は伊藤氏と共同編集），これらの知見も私ひとりのものというより，心理教育・家族教室ネットワークに参集している会員や運営委員，一緒に勉強している家族心理教育インストラクターの人たちやツールキットプロジェクトの研究班のひとたちのおかげが大きい。

慢性統合失調症の家族への集団的心理教育

はじめに

近年欧米では生物-心理-社会的（bio-psycho-social）な考え方を基盤にした，心理教育的家族療法といわれる統合失調症の家族への介入法が再発防止に効果があると報告されている［Anderson et al, 1980, 1986；Faloon et al, 1982, 1983；Goldstein, 1984；Hogerty et al, 1986；Leff et al, 1983；McFarlane, 1983］。心理教育とは疾病についての知識を，患者，家族と治療者が共有することと，支持的援助および対処技能の増大をはかることで，患者本人の不適切な行動や家族の対応のうちストレッサーとなるものを減少させることにより再発を予防しようとするアプローチであるといってよい。

しかし，これら欧米のアプローチは平均在院期間の短さから，主として急性期や初発の患者を対象とすることが多く，長期慢性患者を対象とした研究は少ない。それに対し筆者らは1988年より，国立療養所犀潟病院（現・国立病院機構さいがた病院）において慢性患者を主とする入院患者，デイケア通所者，地域の在宅患者の家族を対象にして心理教育的なアプローチの適用を試みてきた。本報告は入院中の慢性統合失調症圏の患者の家族に対しての心理教育的アプローチの2年半にわたる経過と結果を検討し，心理教育を行わなかった通常治療群と比較したものである。

方法と対象

1. 心理教育的家族療法の方法

　統合失調症の家族への心理教育といわれるものでも諸家により運営方法や対象が異なるが，知識伝達を主とする教育的なプログラムの部分と，支持的な，あるいは対処技能の増大を目指す家族療法的色彩の強いセッションが組み合わされている点は共通している。

　筆者らの方法は，知識伝達の教育的部分はワークショップの形で1年に1回行い（1年目は2回行った），その後月1回の患者を含めない家族のみのグループ・セッションを，1年ワン・クールとして行うものである［後藤，1991］。表1にそのワークショップのプログラム，表2にその後の継続的セッションの構造を示したが，このセッションは構造的には問題解決志向的集団療法（problem solving oriented group therapy）であり，McFarlane, W.［1983］の心理教育的複合家族療法でのやりかたを踏襲している［遊佐，1988］。

2. 対象

　当時の犀潟病院には精神科病棟は五つあり，精神科の定床は250床で，二つの閉鎖病棟と三つの開放病棟からなっていた。三つの開放病棟はすべて男女混合病棟であるが，そのうち二つのA，B病棟は定床53名と50名で患者の大部分が長期入院者で，両方とも当時は一人夜勤の全開放病棟であり，患者主治医制をとっていたため基本的に両病棟の運営には差がない。また，入院患者の性別，年齢，罹病期間，今回入院期間において両病棟間に有意差はなかった。この二つのうちA病棟の統合失調症圏の患者の家族に対して心理教育的アプローチを病棟家族会の新しい企画として開始した。

　まず1989年6月1日時点でのA病棟の53名の入院者のうち中毒性と器質性，明白な感情病を除いた統合失調症圏（統合失調感情障害，統合失調症性反応，妄想性障害，統合失調症型人格障害を含む：診断基準はICD-10）の37名の入院者の家

表1　ワークショップ・プログラム

	ジョイニング（世間話，お茶など）
10：00	
	参加者自己紹介とワークショップの説明
	講義「統合失調症について」
	①歴史，疫学　②生物学的基礎
	③注意覚醒モデル　④ストレス－脆弱性モデル
10：50	
	コーヒーブレイク・自由討議・質疑応答
11：00	
	講義
	⑤薬物療法　⑥EEについて　⑦遺伝
12：00	
	昼食・歓談
13：00	
	「家族へのガイドライン」の説明
	（再発に結びつくストレスを避けるために家族にできることは何か）
14：00	
	質疑応答。自由討議。

表2　通常のセッションの基本構造

プレ・ミーティング（スタッフ）
↓
ジョイニング（世間話，お茶など）
↓
前回の課題とその間の出来事の報告
↓
必要な生物－社会的情報の提供
「患者さんの回復のために」を参照する
↓
休憩
インター・セッション（検討すべき問題の決定）
↓
みんなで問題を検討
↓
必要とされる対応法の決定か問題の解決策を見つける
↓
それぞれの課題設定
↓
フリータイム
アフター・ミーティング（スタッフのみ）

族に向けて，心理教育的ワークショップの案内を送った。

　ワークショップに参加した14家族のうち11家族が継続的なセッションへの参加を希望した。その11家族のうち，親が介護の主たる責任を持っている8例を今回のフォローアップの対象とした。対象をこのように限定したのは，心理教育参加家族は病棟全体に比して有意に保護者が親である率が高かったからである。また患者は全員男性であった。

　対照群として，もうひとつの開放病棟であるB病棟に同じく1989年6月1日入院中であり，かつ保護者が親である男性の統合失調症圏の12例を選び，通常治療群とした。そのうち診断が疑わしいものと実際は親が保護者の役割を果たしていない2名を除いたため結果的には10名となった。表3にその両群のプロフィールを示した。両者で，年齢，罹病期間，今回入院期間では有意差は認められなかった。病状の評価は慢性統合失調症の長期入院者の陰性症状の評価に適しているといわれるWing, L. のSymptom Rating Scale（SRS）［北村，1982］を使用したが，病状でも両群に差はない。

　表4と表5に外泊と面会の回数を指標とした両群の家族関係の比較を示した。プログラム開始以前1年間の面会，外泊の回数はそれぞれにばらつぎはあるものの全体としては両群に極端な差はなく（外泊の1年間の平均は7.4回と7.6回，面会は6.5回と7.3回），家族構成から見ても差はない。一方，A病棟心理教育対象群の

表3 A病棟心理教育対象群とB病棟通常治療群のプロフィール

		病型	年齢	罹病期間	今回入院期間	主たる保護者	SRS得点	SRS下位分類
心理教育対象群	No.1	妄想型	36	19	24	母	8	II
	2	妄想型	44	15	37	母	8	I b
	3	破瓜型	32	13	3	父	6	I a
	4	妄想型	39	22	70	父	9	I b
	5	妄想型	35	15	92	母	14	II
	6	単純型	27	2	14	母	6	I b
	7	妄想型	25	6	21	父	10	I b
	8	破瓜型	38	22	155	父	8	I b
	平均		34.5	14.3	52.0		8.6	
	± S.D.		± 6.30	± 7.2	± 51.2		± 2.5	
B病棟通常治療群	No.1	緊張型	26	4	7	父	11	I b
	2	妄想型	41	22	46	父	12	I b
	3	破瓜型	36	18	122	父	6	I a
	4	妄想型	37	16	57	父	6	I b
	5	破瓜型	45	28	129	母	14	II
	6	妄想型	29	4	6	父	10	I b
	7	妄想型	50	29	187	母	12	II
	8	妄想型	56	38	128	父	10	I c
	9	妄想型	48	22	124	父	13	I c
	10	単純型	54	36	48	義母	8	I b
	平均		42.2	21.7	85.4		10.2	
	± S.D.		± 10.2	± 11.7	± 60.6		± 7.2	
	単位		歳	年	月			

No.2, 3, 4, 6に心理教育参加の主たる保護者以外の家族に明確に拒否的な家族員の存在が指摘されており，またB病棟ではNo.3, 4, 10に同様の家族員の存在が指摘されていた。

　通常治療群には一切治療上の制限はなく，必要があれば主治医や他のスタッフの家族との面接も行われている。その点はA病棟の心理教育参加者，非参加者も同様である。

表4　A病棟心理教育対象群の家族関係と外泊，面会の回数

	家族構成	開始前1年間の外泊	開始前1年間の面会	他の家族員の障害・病気	明確に拒否的な家族員の存在
No.1	母	6回	母　12回	精神障害のイトコの世話	
No.2	母，兄夫婦と子ども	0回	母　2回 弟　1回	弟　統合失調症 兄　人格障害	兄
No.3	両親	2回／3M	父1回／3M 母1回／3M	弟・精神障害で入院中	兄嫁
No.4	両親・兄	11回	父　2回	母ほぼ全盲	兄
No.5	両親・近所に兄夫婦	17回	父　2回 母　1回		
No.6	両親・祖父母・妹2人	10回／6M	母7，父2 祖父2／6M	妹若年性糖尿病	妹2人
No.7	両親	3回	父1回		
No.8	両親	4回	父1回		

結果

1．出席状況

　表6に出席状況を示した。1989年6月〜1992年3月まで35回のセッションが開催されたが，ケースのNo.1〜14が1年目の参加者であり，そのうちNo.1〜8までが継続参加でなおかつ保護者が親である本報告の心理教育対象群である。No.15〜17は2年目からの参加者である。

　1年間のクールが終了した3回目のワークショップ（第14回）の後も，対象群8家族中7家族が2年目も継続を希望した。毎回セッションの開始前に案内が送られ，

表5　B病棟通常治療群の家族関係と外泊, 面会の回数

	家族構成	開始前1年間の外泊	開始前1年間の面会	他の家族員の障害・病気	明確に拒否的な家族員の存在
No.1	父・継母 異母弟	5回／6M	父5回・母5回・弟1回		
No.2	両親, 兄夫婦	28回	母　2回		
No.3	両親, 兄夫婦	6回	父　33回 母　3回		兄夫婦
No.4	両親・兄夫婦・子ども	2回	兄　12回	母親の病気	兄夫婦
No.5	母	14回	母　1回		
No.6	父	5回	父　1回	父, アルコール中毒	
No.7	母	5回	0回		
No.8	父・兄夫婦	2回	父　2回		
No.9	父・弟夫婦 子ども2人	3回	父　1回		
No.10	義母・弟	1回	母　3回 弟　4回	弟, 精神障害	弟

事前に参加, 不参加は確認されているが, 継続参加を希望した家族はやむを得ない事情があるほかは欠席は少なかった。

2. 参加家族の変化

1) 発言の変化

　図1, 2は開催された25回までのうちワークショップを除いた22回のセッションの参加者の最初の発言を分析したものである。毎月のセッションでは, ジョイニ

表6 出席状況（セッション1，5，14はワークショップ）

	セッションの年月日	ケースNo.																	人数
		1	2	3	4	5	6	7	8	9	10	11	12	13	14	15	16	17	
1	1989.6.29	○	○	○	○		○	○			○	○	○	○	○				11
2	7.29	○	○	○	○		○	○			○								7
3	8.26	○	○	○	○		○	○			○		○						8
4	9.20	○	○	○							○								4
5	9.30					○			○	○									3
6	10.28	○	○	○	○		○		○		○		○						9
7	11.25	○	○		○	○	○	○	○		○		○						9
8	12.09	○	○		○	○	○		○		○	○							8
9	1990.1.27	○	○			○													3
10	2.24	○	○	○	○	○	○		○		○	○							9
11	3.24	○	○		○	○	○				○	○							7
12	4.28	○		○	○						○								5
13	5.26	○	○		○						○		○						6
14	6.23	○	○	○	○	○	○	○					○			○	○	○	11
15	7.28	○		○	○	○	○				○		○			○	○	○	10
16	9.01	○	○		○				○		○					○	○	○	8
17	9.29	○	○			○		○	○		○					○	○	○	9
18	10.20	○	○	○	○						○					○	○	○	10
19	11.16	○		○	○						○					○		○	8
20	12.22	○	○		○	○		○			○		○			○	○		10
21	1991.1.26	○	○		○	○					○		○			○			9
22	2.23	○	○		○	○							○			○			7
23	3.23	○	○		○	○					○					○	○	○	9
24	4.20	○	○		○	○										○	○		7
25	5.18	○	○		○	○						○				○	○		7
26	6.22	○	○	○	○	○										○	○		8
27	7.27	○	○		○	○	○						○			○	○		8
28	8.24	○	○			○	○									○	○	○	7
29	9.28	○			○		○		○							○			5
30	10.26				○	○						○	○			○	○	○	7
31	11.30	○		○	○	○										○	○		7
32	12.21	○				○	○		○								○	○	6
33	1992.1.25	○	○		○	○										○	○	○	7
34	2.28				○	○										○		○	4
35	3.27	○		○		○	○												4
	出席回数	32	23	17	28	28	28	5	10	1	19	7	11	1	1	20	16	10	

ングの世間話の後，まず最初に現在家族が困っていること，一番問題であると思っていることを述べるように設定されている。セラピストが介入する前なので，この発言は家族のそのときの考えや感情を反映している，いわば家族の主訴と考えられる。25回までの分析にしたのは，25回以降はセッションの終わりに参加家族それぞれが次回までに患者との間にあるいは家庭で試して来る行動を課題として設定し，次の回の最初にその報告を聞く形にしたため，それまでとは最初の発言の内容が変わってきたからである。

　発言の内容を，陽性症状に対してのものと陰性症状に対してのもの（図1），患者の示す行動（たとえば，お金の使い方，とか）に対してのものと家族が自分の感情や対応など，家族自身のことについてのもの（図2）に分けた。もちろん発言内容はこれだけではなく，経済的なことに関するものや，将来への不安，あるいは単なる経過報告や，過去の病状についての報告，特に困ったことはないなどのニュートラルな発言もかなり認められていることはもちろんである。

　図1からは傾向として陰性症状についての「困る」という発言は徐々に減少傾向にあるが陽性症状については変化がないことがわかる。また図2からは，初期には患者の示す行動についての，直接的に「困る」という発言が多いが，次第に「それについてどう対応すれば，どう考えればいいか」という，自分たちの対応や考え方，問題解決に関連した発言が多くなってきていることがわかる。

2）家族の変化と患者との関係

　表7に心理教育対象群，表8に通常治療群のプログラム開始前後3年間の外泊回数と面会回数，家族関係の変化を示した。心理教育群ではプログラムの前後で著明な変化を示している。まず目につくのは面会の回数の増大でほとんど全ての例で認められる。毎月定期的に参加するわけだから当然といえば当然のことであるが，それ以上に開始後2年目では主たる保護者，いわゆるキーパーソン以外の家族員の面会がNo.7以外の全例に認められるのが顕著な変化である。

　たとえば，No.1は全入院経過中初めて兄が面会に来た。No.3は父の死後，兄のセッションの参加を経て，母親と兄嫁との対立関係が変化している。No.4は第8回「妻にもいろいろ勉強会のことを話している」から始まり，「電話は母親，家に帰ったときは私」，第25回，外泊中「私が話をすれば長くなり，具合いも悪くなる

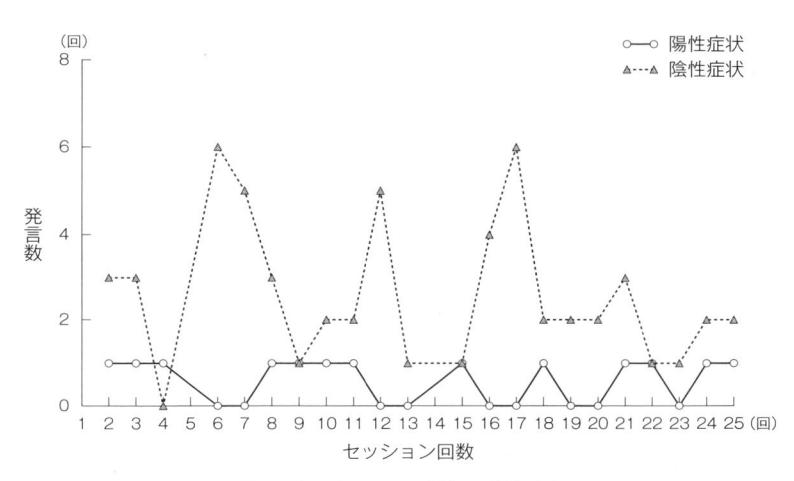

図1 セッションでの最初の発言（1）

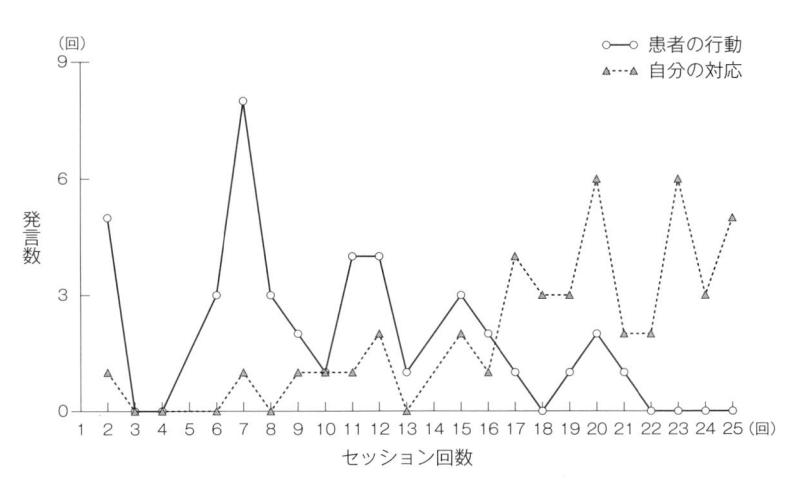

図2 セッションでの最初の発言（2）

と思ったので母親に任せた」と役割の分担が明確になり，退院前に長男との調整をすることを第30回には課題にし，長男がこれも今回の入院では初めて来院し主治医と面接した。No.5は第20回目に至り，家族全員が突然来院しスタッフに面接を求めた。No.6は再入院後に妹たちが来院して，母親と同様の説明を希望した。こ

表7 心理教育対象群の変化

	外泊回数			面会回数			転帰	拒否的な家族関係の改善
	プログラム開始前	プログラム開始後		プログラム開始前	プログラム開始後			
	1年間	1年目	2年目	1年間	1年目	2年目		
No.1	6	6	6	母12	母12	母18 兄1	入院中	
No.2	0	0	6	母2, 弟1	母12	母8 義姉5 甥1	入院中	あり
No.3	2/3M	5/4M	7/5M	父1, 母1/3M	父2 母1/4M	母2 兄3/5M	自宅退院	あり
No.4	11	10	12	父2	父10	父10 兄1	自宅退院	あり
No.5	17	15	10 母1	父2 父1	母12 両親4 母3	両親+兄3	入院中	
No.6	10/6M	6/8M	5/4M	母7, 父2 祖父1/6M	母7 父1 /8M	両親2 父2 母3 妹2	自宅退院	あり
No.7	3	4	/	父1	父6	/	施設退院	
No.8	4	8	4	父1	父7	父5 母2	入院中	

れも初めてのことである。No.8は父親だけだった参加が後半には「代わりに」と母親が参加して来るようになった。No.2については母親の行動は変化しなかったが拒否的だった患者の兄である長男の死による家族構造の変化が良好に作用した。

結果として，明確に拒否的な家族員の存在が指摘されていた4例全てに家族関係の改善が認められそのうちの3例に自宅退院が維持されている。

一方，通常治療群においては表8に見られるように，3年間，外泊，面会には変化がない。キーパーソン以外の家族員の面会も，この群では治療参加やキーパーソ

表8　B病棟通常治療群の変化

	外泊回数			面会回数			転帰	拒否的な家族関係の改善
	プログラム開始前	プログラム開始後		プログラム開始前	プログラム開始後			
	1年間	1年目	2年目	1年間	1年目	2年目		
No.1	5/4M	17	10/6M	父5, 母5 弟1	父5 母5	父4 母4 弟2	自宅退院	
No.2	28	28	26	母2	母3	義姉1	入院中	あり
No.3	6	7	/	父33 母3	父26 母3 兄2	/	施設退院後自殺	改善せず
No.4	2	6	/	兄12	兄12		転院	改善せず
No.5	14	15	14	母1	母1	弟1	入院中	
No.6	5	3/6M	/	父1	/	姉1	施設退院	
No.7	5	2/6M	/	0	母1	/	自宅退院	
No.8	2	2	/	父2	父1 娘1	/	自殺	
No.9	3	0	/	父1	父1 弟1	/	施設退院	
No.10	1	1	/	母3, 弟4	母5 弟3	/	転院	改善せず

ンの負担軽減の意味合いを持っているのはNo.1だけである。No.2とNo.6の姉の面会は父の死による事務的なものであり，No.5の弟とNo.8の娘の面会は遠方の居住地から里帰りしたときにたまたま立ち寄ったものである。No.4とNo.10は拒否的な家族関係が指摘されているのに兄弟が定期的に面会にきている。これは，外泊されると困るからという防衛的な意味合いが強く，結局両者とも転院に至っている。またNo.3は退院可能と考えられていたが長男である兄夫婦の強い反対で自宅には退院できず，結局社会復帰施設に退院となり，ほぼ1年後自殺した。

表9 A病棟，B病棟の1991年12月末の転帰

	B病棟	A病棟	
	n = 34	全体　n = 37	参加群　n = 14
入院中（再入院）	17 (1)	22 (1)	8 (0)
退院中	17	15	6
退院者内訳			
死亡	3	0	0
転院	3	2	0
老人ホーム	0	1	0
リハセンターアパート	1	1	0
社会復帰施設	7	5	2
単身アパート	0	2	1
自宅	3	4	3

3. 2年半後の転帰

　表9にA，B病棟のプログラム開始時点での統合失調症圏の全入院者71名（A病棟37名，B病棟34名）の2年半後の入退院別の転帰と退院先の内訳を示した。ここでは他の精神病院への転院も退院に含めている。全退院者32名中14名が中間施設退院であり，その次に死亡，転院などの治療中断例が8名で続き，自宅退院の7名を上回っている。開放病棟での長期入院者の主たる退院先は中間施設であることがわかるが，さらに死亡例の全ては自殺（入院中2名，退院後1名）であり，転院は身体的原因での他科病院への転院ではなく他の精神病院への転院である。転院したものは調査時点では全員がまだ入院継続中であった。これら，自殺，転院などの治療中断例は，心理教育対象群8名を含むA病棟の心理教育参加群14名の中には1例もなかった。

　表10に心理教育群と通常治療群の2年半後の病状と転帰の比較を示した。病状についてはSRSでの評価では両群とも顕著な変化はない。転帰では心理教育群は50%の4名が継続入院，残り4名が退院しており，そのうち3名が自宅退院である

表10 2年半後の病状と転帰:心理教育対象群と通常治療群の比較

	ケース	SRS 1989年		SRS 1991年		転帰
心理教育対象群	No.1	8	II	9	II	継続入院中
	No.2	8	Ib	6	Ia	継続入院中
	No.3	6	Ia	6	Ia	再入院後退院(自宅)
	No.4	9	Ib	6	Ib	退院中(自宅)
	No.5	14	II	10	Ib	継続入院中
	No.6	6	Ib	7	Ib	再入院後退院(自宅)
	No.7	10	Ib	6	Ia	退院中(中間施設)
	No.8	8	Ib	8	Ib	継続入院中
B病棟通常治療群	No.1	11	Ib	10	Ia	退院中(自宅)
	No.2	10	Ib	10	Ib	継続入院中
	No.3	5	Ia	/	/	退院(中間施設)後自殺
	No.4	6	Ib	/	/	転院して入院中
	No.5	14	II	14	II	継続入院中
	No.6	10	Ib	8	Ia	退院中(中間施設)
	No.7	12	Ib	10	Ib	退院中(自宅)
	No.8	10	Ic	/	/	入院中自殺
	No.9	13	Ic	13	Ic	退院中(リハセンターアパート部)
	No.10	8	Ib	/	/	転院して入院中

のに対して通常治療群では退院者8名中自宅退院は2名で,自殺2名,転院2名の治療中断例があり,全体の傾向を反映している。この自殺,転院の治療中断例のうち3例に明確に拒否的な家族の存在が指摘されており,かつ2年半後もその関係は改善していなかった(表8)。他の治療中断例にも家族患者関係が要因として指摘され得るものが多い。それに対し心理教育対象群では前述したように拒否的な家族の変化が観察されている点が大きく違っている。

4. 結果のまとめ

以上,長期慢性の入院患者家族を対象とした心理教育的集団家族アプローチの2

年半の結果と，対照群の比較から以下のようにもとめられる。

- 心理教育対象群のセッションでの発言は参加家族の陰性症状への許容度の増大と自らの対応の問題として考える方向へと変化している
- 心理教育対象群においては面会，外泊の増加，キーパーソン以外の家族員の治療参加による拒否的な家族関係の改善が顕著である
- SRSによる病状評価では両群に差はないが，自殺，転院などの治療中断例はすべて通常治療群である

考察

1. 家族心理教育の方法についての検討

　統合失調症の家族心理教育でも諸家によりやりかたが異なる。なかでも一般的になっているAnderson, C. らの方法では，家族に対して集団を対象としてワークショップを行い（survival skills workshop：サバイバル・スキル・ワークショップといわれる）丸1日かけて統合失調症に関する知識や対処技能を伝える。その後隔週で単家族のミーティングを6カ月間継続し，さらに頻度を落としての継続か，あるいは必要な場合は戦略的あるいはシステミックな，よりインテンシヴな家族療法への移行がある [Anderson et al, 1980, 1989；Hogerty et al, 1986]。McFarlane, W. [1983] の方法はAndersonのやり方をすべて数家族合同の複合家族で行う心理教育的複合家族療法（psychoeducational multiple family therapy）である [遊佐，1988a，1988b]。

　筆者らは，教育的部分はAndersonのワークショップを踏襲し，その後のセッションは患者を含めない集団家族形態で1カ月1回のミーティングとした。個々のセッションの構造はMcFarlaneのやりかたを踏襲しており，いわば心理教育的複合家族療法の患者参加がない家族グループの形である。

　このような形態をとった理由は，われわれの場合，対象患者が同じ病棟に長期に入院しており，外来患者を対象とするセッションと違い，その場で語られる個人的なことを，病棟へ持ち帰り，次の1カ月後まで一緒に生活しなければならない点を

考慮したからである［後藤, 1991］。この点では直接的な, 患者・家族関係への介入という点では不十分であることは予測された。

しかし出席状況から見た欠席の少なさは, 家族グループへの心理教育的なアプローチが長期入院者で高齢の家族であっても十分参加継続可能であることを示している。従来から複合家族の形態は治療からの脱落が少なく, 家族療法に抵抗のある家族に有効であるといわれているが, われわれのような患者を含めない家族グループの形態でも, それを実証したことになろう。

2. 介入および援助法の検討

2年半後の心理教育対象群と対照の通常治療群の比較からは, SRS による病状尺度での変化の違いは認められないが, 転帰に影響を及ぼす家族との関係と治療の継続的安定性において, 心理教育対象群は臨床的に総合的な改善を示していることが強く示唆される。

これら心理教育群の家族関係の変化の最も顕著な点はキーパーソンとされるプログラムに参加している家族員とその配偶者や患者の同胞などに当たる他の家族員との関係の変化で, 他の家族員が治療に参加してきたり, 面会に来たりという形で表われており, 主たる保護者である参加家族の負荷の軽減と家族間のコミュニケーションの増大を示している。そして, そのことが介護や援助の主たる担い手である家族の世代交代の際に特に援助の鞘を広げ, 治療中断を防いでいると考えられる。

McFarlane によると心理教育的複合家族療法の介入メカニズムは, ①スティグマの解消（stigmatic reversal）, ②再社会化（resocializatlon）, ③ディスエンメッシュメント（modulated disenmeshment）, ④コミュニケーションの是正（communication normalization）, ⑤危機管理と薬物の維持（crisis & medication management）の五つである。複合家族の形態では患者と複数の家族が同時に家族集団に参加し, 家族の集団という社会的な関係の中に置かれることで, もつれあったエンメッシュ（enmesh）な関係そのものが解消され, 同時に家族内の特殊なコミュニケーションも是正されるといわれる［McFarlane, 1983］。

われわれのプログラムは対象の主体は長期入院者の家族であり, 患者を含めず, 月に1回という間隔の長い形態でかならずしもこのような複合家族療法とは一致し

ていない。しかし，継続的なセッションへの参加によってスティグマや負荷が軽減することは，セッション中の家族の発言の変化が陰性症状への許容度の増大や対応を考える方向を示していることによく現われている。

また，家族の再社会化の側面は，キーパーソン以外の家族の面会や治療参加に見られる。これは心理教育への参加により，まず第1段階としてキーパーソンが家庭内での他の家族員へのかかわりかたを変え，その結果，第2段階として他の家族員の治療参加が起こる。さらに第3段階として，キーパーソンの患者へのかかわりの集中が少なくなるのと平行して，それらキーパーソンの対社会的な行動が増大していく，というかたちをとっている。

このような社会化の増大としてはNo.4の父親のように病院の家族会の役員となったり，そのほか数人の母親たちは常に電話で出席などの連絡を取り合うなどの友人関係が作られることがあげられる。それら社会関係の変化が一番乏しかった家族がNo.2，No.5であり，この2名は入院が継続されている。

このように個々の家族の臨床的な観察からは，参加家族の社会参加の度合が多いほど患者の病状は安定の方に向かう傾向があり，この効果が，われわれのような患者参加のない家族グループという形態での心理教育的アプローチの際に，良好な変化をもたらす典型的な形であると考えられる。つまり，われわれのような家族グループでの心理教育で治療的に主たる役割を果たす機能は段階的な家族の再社会化である。

長期慢性患者の場合，キーパーソンは家族の中で固定化されている。そこにいたる理由はさまざまであるにしても，この役割の固定は「キーパーソンの患者」としての患者側の役割の固定でもある。この役割の固定は，家族のその時点での必要な対処方法でもあり，最初は患者を保護する機能も有している。しかし「キーパーソン－患者」関係が，あまりに固定して，家族の中でも他の家族員から孤立化（isolation）してしまう場合も起きてくる。孤立化した2者関係は，外からはもつれあった状態（エンメッシュ）に見え，キーパーソンは患者と他の家族への両方への配慮があるために，態度が両価的となり矛盾する印象を与え，ときには批判的となり，ときには過保護となりいわゆる高EE（Expressed Emotion：感情表出）の家族の特長を示して来るであろう。特に長期慢性の患者の場合はその傾向が強い。当初参加してきた家族の多くはこの状態にあった。それがワークショップとセッションの

参加により，まず第1段階の家族内での再社会化が起き，家族のなかでの患者とキーパーソンの特殊なisolationが解消される。このことは，1人で抱えていた，あるいは家族の代表を任じていたキーパーソンの分化，自立を意味するとともに，結果として家族自体の再構成と社会化（socialization）をもたらすものであり，キーパーソン1人の参加であっても長期的にみたときには十分家族構造が変化しうることを示している。

　このような家族全体の治療参加のような構造変化は主たる介護者の世代交代の時期に必要とされる。特に長期慢性患者の場合，保護者の世代交代は重要な問題であり，そのようなときに適切な介入がないと不幸な転帰をとる場合も少なくない。そのことは通常治療群の経過によく示されている。その点では，われわれのような形態でも世代交代時点での介入は可能であるが，保護者が高齢になればなるほど変化には時間がかかると考えられるので，保護者の役割を家庭内で固定しないための家族全体に対する心理教育的介入が発病の初期から必要であり，かつ再発予防や良好な転機のために有効となると考えられる。

おわりに

　以上，①長期慢性の入院患者の家族に対しても，形態や頻度を考慮すれば心理教育的アプローチは適応可能であり，長期にわたっても継続参加を期待できること，②われわれのようなキーパーソンである家族員だけが参加する形態でも，長期に継続すれば複合家族療法と同様の機能により，家族の対応の変容と家族構造の変化は十分に期待でき，患者の病状経過に良好な変化を与えることができること，③その際に，家族構造の変化は，まず参加している家族員が家族の中で自立，分化する，いわば家族の中での社会化という第1段階を経た後，他の家族の治療参加という形での家族全体の再社会化が起こるので，参加した家族の社会化の度合がその指標となること，を述べた。

　ただ，今回のわれわれの心理教育グループは希望者を募ったものであるため，熱心で問題意識の高い家族だけが集まったのではないかという疑義は残る。また対照群も厳密な意味での対照群ではない。そのため，今回の報告を通して最大限確実に

いえることは，長期慢性患者家族に対しても，保護者が親の世代であり，顕在化した問題を抱え，参加意欲がある場合は，長期にわたって関われば心理教育は家族関係の改善に効果があるということかもしれない。

文献

Anderson C, Hogerty GE & Reiss D : Family Treatment of Adult Schizophrenic Patients : A Psycho-educational Approach. Schzopr Bull, 6 ; 1490-505, 1980.

Anderson CM, Hogarty GE & Reiss D : Schizophrenia and the Family. Guilford Press,1986.（鈴木浩二・鈴木和子監訳：分裂病と家族：心理教育とその実践の手引き[上]. 金剛出版, 1988.）

Falloon IRH, Liberman RP : Behavioral Family Interventions in the Management of Chronic Schizophrenia. In McFarlane WR（ed.）Family Therapy in Schizophrenia, Guilford Press, 1983.

Falloon IRH, Boyd JL, McGill CW et al : Family Management in the prevention of Exacerbation of Schizophrenia : A Controlled study. N Engl J Med, 306 ; 1437-1440, 1982.

Goldstein MJ : Family Intervention Program. In Schizophrenia. Treatment Management and Rehabilitation, Grune & Stratton, 1984.

後藤雅博：長期入院患者を持つ家族への心理教育的複合家族療法. 家族療法研究, 12 ; 11-19, 1991.

Hogerty GE, Anderson CM, Reiss DJ, et al : Family Psychoeducation Social Skills Training and Maintenance Chemotherapy in the Aftercare Treatment of Schizophrenia Arch. Gen Psychiatry, 43 ; 633-642, 1986.

北村俊則, Kahn A., Kumar R : 慢性統合失調症の評価尺度1. WingのSymptom Rating ScaleとWard Behaviour Rating Scaleについて. 慶応医学, 59 ; 385-400, 1982.

Leff JP, Kuipers L, Berkowitz W : Intervention of Schizophrenics and its Effect on Relapse Rate. In McFarlane WR（ed.）Family Therapy in Schizophrenia, Guilford Press, 1983.

McFarlane W : Family Therapy in Schizophrenia. Guilford, 1983.

遊佐安一郎：病院内での複合家族療法の実践. 集団精神療法, 2 ; 75-81, 1986.

遊佐安一郎：ウイリアム・マクファーレンの慢性統合失調症の心理教育的複合家族療法プロジェクト1：心理教育的家族療法プロジェクトの内容. こころの臨床ア・ラ・カルト, 7 ; 387-396, 1988a.

遊佐安一郎：ウイリアム・マクファーレンの慢性統合失調症の心理教育的複合家族療法プロジェクト2：複合家族療法と心理教育的アプローチ. こころの臨床ア・ラ・カルト, 7 ; 513-521, 1988b.

遊佐安一郎：ウイリアム・マクファーレンの慢性統合失調症の心理教育的複合家族療法プロジェクト3：統合失調症患者と家族のためのサポート・プロジェクト. こころの臨床ア・ラ・カルト, 8 ; 107-115, 1988c.

効果的な家族教室のために

はじめに——ストレスマネジメントとしての心理教育・家族教室

　ある日若い母親からの電話で，自分たちの会で話をしてくれないかという依頼があった。双生児・多胎児を持つ親（主として母親）の会とのこと，筆者自身は児童精神科医でもなければ育児の専門家でもないので断ろうと思ったが，依頼の理由を聞くと，まず双生児・多胎児の特に母親は，大変な肉体的，時間的な負担があり，他の人にその話をしても実際にはわかってもらえないし，簡単に「2倍かわいい」などといわれるだけで実状は理解してもらえず，また最近は多胎児についての偏見もある。そのため，会を作って集まり，お互いが困ったときにどうしているか，などと日常の工夫と経験を分かち合っている。それでもストレスからさまざまな問題があり，家族援助の経験から育児ストレスにどう対処するか話してほしいということだった。日常的な負荷と偏見，経験上の工夫を共有すること，経験したものでないとわからない感情の分かち合いの必要性，それでもうまくいかない場合がある。これは私がかかわってきた精神障害者の家族援助と同じ構造があるので，少しは役に立てるかもしれないと思い，依頼を引き受けて心理教育的な家族援助について話してきた。

　また阪神淡路大震災のときに，災害の救助に当たる人たちのための燃えつきを防止するマニュアルを訳したことがある［American Red Cross, 1990］。そのなかではデブリーフィング（debriefing）といい，体験したことをグループで，そのときの感情と

ともに語り合い，他のメンバーと共有することがストレスによる障害を予防するやり方として推奨されている。その他，①燃えつきの徴候を理解すること，②困難な状況にあることを認め，柔軟に変化に対応すること，③運動と適切な栄養のバランスの食事，④できれば休みを取り現場から離れること，⑤同僚と会い，感情や問題を分かち合い，助けを受け入れる，⑥社会との交流を広げること，⑦リラクセーションの技術を練習する，などの項目があり，さらに出動前に，1）出来事についての十分な知識と予測，2）役割と期待されることの限界を明確にすることで自分自身への期待を高くしない，3）実情に即した情報と現場やその地域で入手できる資源の情報，4）体験するストレス反応は正常であることを知り，これらのストレスのサインを自分自身あるいは同僚が同じように気づくように話し合う，5）バディシステム（buddy system：相棒と組む）を設け，任務の間でミニ・デブリーフィングを行う，ことが勧められていた。

　これら援助する人たちが燃えつきないためのストレスマネジメントは，以下のようにまとめられる。

- ストレスとなる出来事について，およびそれによって自分たちにどんな反応があるかも含めた知識・情報を十分に知っておくこと
- 身体的健康をどう保つか，どう認知するか（期待を上げない），休養の仕方，デブリーフィングなどの対処技能の向上
- バディシステムによる支えあいと感情交流，および他の援助機関との連携など心理的・社会的サポート

　困難な問題を抱える家族は，慢性的に災害時の救急隊員のような状態であると考えてもよい。このような家族も，最初の混乱している状態から，知識を持ち，日々の問題に対処できる自信があればゆとりが生まれ，また適切に他の人や機関からの援助が受けられればストレスは下がり，本来の援助能力が発揮できるはずである。これが家族への心理教育的な援助の基本的な考え方である［Anderson et al, 1988］。いわば心理教育や家族教室は家族のストレスマネジメントであり，援助者への援助であるということができる。

心理教育的アプローチと家族教室

　統合失調症を代表とする精神障害者の家族心理教育では，前述のストレスマネジメントと共通する，①知識・情報，②対処技能，③心理的・社会的サポート，の3点を基本としてプログラムが組み立てられている。その結果として

- 正確な知識情報を得ることでスティグマや自責感を軽減
- 技能訓練や経験の分かち合いによる対処能力やコミュニケーション能力の増大
- グループ体験や新しい社会的交流による社会的孤立の防止
- 専門家との継続的接触による負荷の軽減。適切な危機介入
- 協同して治療を進めることや他の家族を援助することによる自信と自尊心の回復

を獲得することが目的である［McFarlane, 1983］。
　このような家族への心理教育的なアプローチは，統合失調症を代表とする精神障害においては，再発を遅らせる効果があることが確かめられている［Kavanagi, 1992］。表1に現在のさまざまな心理教育的アプローチの方法を示す。欧米では患者本人も参加する形態が大部分であるが，日本では家族教室形態が主である［大島ほか，1997］。この理由としては，歴史的に全家連（全国精神障害者家族会連合会）の成立が早く，家族会活動の一つとして家族教室があったこと，精神医療の情報公開が遅く，患者家族同時に情報を共有するという視点に乏しかったこと，文化的に患者の問題は家族に責務を負わせる傾向にあったこと，家族療法的な考え方の導入が遅れたこと，などが上げられる。どちらにしても患者本人が参加しないため，必然的に知識教育とサポートが主になる家族教室形態は，日本独特の心理教育的家族援助として存在していることは確かである。

表1　心理教育的アプローチの分類

集団での教育	対応の練習	参加家族	プログラム名
あり	含本人	単家族	家族心理教育（Anderson）ファミリーワーク
		グループ	心理教育的複合家族グループ
	家族のみ	単家族	講演と家族指導
		グループ	（心理教育的）家族教室
なし	含本人	単家族	BFM（行動療法的家族指導）
		グループ	
	家族のみ	単家族	相談，助言，指導
		グループ	家族会，サポートグループ

基礎となる概念

1. 生物－心理－社会モデル

　人間の存在は生物学的（つまり身体的）であると同時に精神的（心理的）存在でもある。しかし必ず個人における事態は社会的な関係に変化をもたらし，また逆に社会的関係から個人の身体・精神は規定を受けている。そのような考え方から，特に精神障害に限らず疾病を，身体的－心理的－社会的（bio-psycho-social）な側面から多角的に考え，トータルにアプローチしようというのが生物－心理－社会的な観点である。たとえばターミナルケアで緩和ケアの際に重要なのは痛みのコントロールだが，最近，痛みといっても，生物学的な痛み，心理的な痛み，社会的な痛み，実存的な痛みがあり，緩和ケアの際に単に身体的に痛みのコントロールを考えるのでなく，これら四つをトータルペイン（total pain）として考えて，それぞれの側面からのアプローチが必要であるということがいわれている［永島，1995］。このように末期ガンのような重大な局面や，あるいは長期にわたって障害を残すような慢性疾患，精神障害やエイズに代表されるような，社会的な偏見がまだ強い中でリハビリテーションや生活維持を図らなければならない疾患においては特に，このような

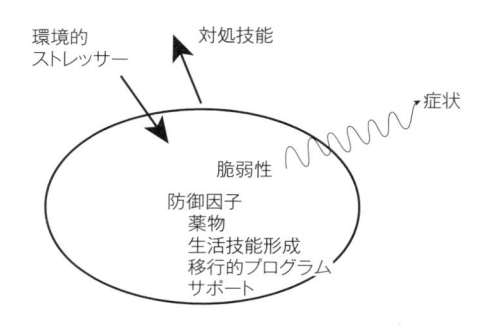

図1　ストレス－脆弱性－対処モデル［宮内, 1995］

トータルな観点が必要である。むしろ生物・心理・社会的観点のそれぞれで見えるものは，ひとつのものの別な現れ方として考えた方がよいだろう。

　特に bio-psycho-social の psycho とは単に精神的・心理的な表れを意味しているものではなく，「どう体験しているか」に配慮することを意味している。心理教育の「心理」も同じで，「心理的に教育する」という意味ではなく，常に「どう体験しているか」を基本に据えたアプローチであるといってよい。

　この考え方の代表に，〈ストレス－脆弱性－対処モデル〉といわれるものがある。Liberman, R.P. らに代表される包括的リハビリテーションの基礎的な概念であるが，心理教育にとっても基礎であり，必ずしもリハビリテーションに限らず有効な概念である。図1は宮内ら［1995］によるものだが，もし症状が出るとすれば防御因子が低下したか，環境的ストレッサーが大きくなったか，対処技能の低下があるかあるいは効果的でなくなったか，またはそれら全部が相互関係的に悪循環に陥っているか（大部分この方だが），であるとして，そのそれぞれの点から安定を考えるのがストレス－脆弱性モデルに基づいた包括的リハビリテーションである。たとえば家族心理教育が再発防止に有効なのは，このモデルからいえば，環境的ストレッサーを軽減し，防御因子のサポートを高めることによる。

　ところが，このことは家族に置き換えても同じく当てはまる。家族の「困ったこと」を図1の「症状」と考えれば，それはストレッサーが大きいか，対処の問題か，それまでなんとかうまくいっていた防御因子，たとえば肯定的な認知，身体的な健康，他の家族のサポート，専門家との関係，が変化したことを表している。こ

こで重要なのは「対処」の概念である。家族の行動や発言を，何とか物事を改善しようと努力している姿，対処行動としてみていく視点が肝心である。そうすることで初めて，家族も患者さんのいろいろな行動を対処行動として肯定的に考える見方，たとえば人と会いたがらないこともストレスを避ける一つのやり方である，また，引っ込み思案に思える性格も，ストレスに弱いところを守る対処法のひとつである，などを実感してくれるようになる。

2. 障害受容のプロセス

図2は障害を受容するプロセス，あるいは「喪の作業」(moaning work) のプロセスといわれるもので，よくご承知と思う。[伊藤ほか，1995；西園，1983.]。これは心理的なプロセスとして考えられているが，ストレス－脆弱性モデルからいえば，これは生物学的プロセスである。大切な人を亡くしたとき，あるいは重大な障害を受け入れなければならないとき，また障害のある子どもを持ったとき，誰でも体験する正常なストレス反応だからである。けれども，そのそれぞれの反応をどう感じるかは個別的で，そこが心理的な部分である。落ち込んでしまう自分をだめだと思うかもしれないし，最初のショック時には自分がおかしくなったと思うかもしれない。正常な反応であると保証されることが重要であるし，家族の方が，現在どの時期にいて，その状態をどのように体験しているか，どう感じているかを知ることが適切な援助のためには必要である。

大きなストレスの後，私たちは，このプロセスを経ながら生活していかなければならない。それには最大限の対処技能を駆使し，サポートネットワークを作っていく必要がある。このプロセスを通過するのに一人では非常に多くの困難がある。また，同じ家族でも，それぞれ時期が違うと，病気や患者さんへの対応が違ってきて当然で，それが意見の相違のように思える。そのことも知っておいた方がよいであろう。ご家族にこのプロセスを説明することは，家族の自責感が強かったり，家族が自分の行動に自信がない場合には大変役に立つ。

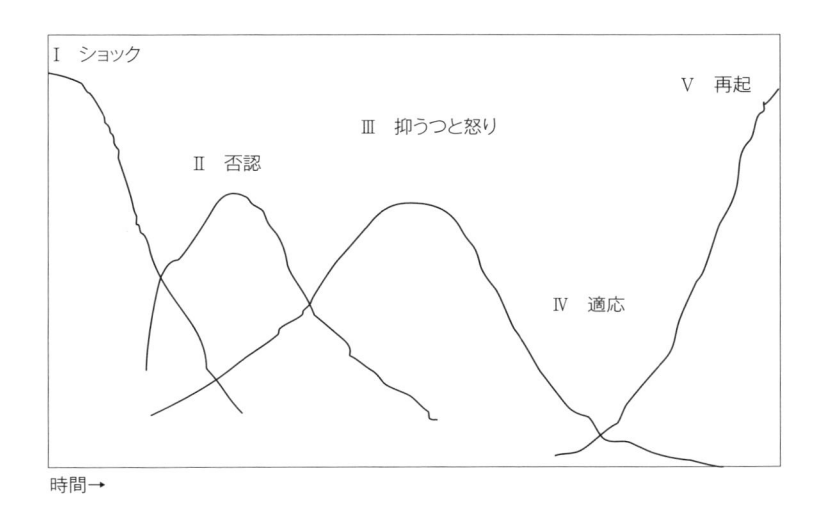

図2　障害の受容過程（喪のプロセス）

3. EE について

　EE（感情表出）は，認定された評価者により「批判」「敵意」「過度の感情的な巻き込まれ」と判断されるような言動が高度に認められる場合を「EE が高い」と評価し，再発に関連するとされている。統合失調症の再発に関連する因子としてはほぼ確実であるといってよい。このことは日本でも確認されており，最近は他の精神障害や，身体疾患においても確認されつつある［伊藤ほか，1994.；Leff et al, 1991］。

　EE が低いと思われる家族，あるいは心理教育や家族教室で家族の批判的な言動や巻き込まれすぎと思われる行動が割合と簡単に変わる場合には，経験的にではあるが，次のような条件があるように思える。

　①患者さんの病状がひどく悪くない
　②現在の病状を経過の中で考えられる
　③家族の中で助けてくれる人がいる
　④家族以外でもいろいろな話をできる人がいる

⑤経済的,肉体的負担が重くない(将来への心配も)
⑥専門家の助けが比較的速やかに得られる

　反対に高EE家族はこの逆の条件があるといえる。つまり,家族援助の目的は総合的にこの6項目が実現されるように考えることでもある。
　精神障害の場合はまず適切な治療が受けられていることが前提条件になる。困っている問題として明らかに治療中断による病状悪化があれば,第1番に家族教室の中で取り上げていく必要がある。「医療にかかるのに苦労する」問題は保健所の家族教室を行うと必ず出てくる問題であり,必ず他の家族でも同様の経験があるので,そういうときどうしたかを話してもらうのは大変力になる。
　病気の経過については,情報として当然教育的部分で伝えられるが,なかなか自分の場合にあてはめて考えるのは難しいときがある。こういうときいろいろな段階の家族がいるとそれぞれの時期の体験を語ってもらうことで,より理解が進むことが多い。結局①②の条件があると,期待度が下がって余裕が出てくる。

1) 批判の強い場合

　批判的な言動は知識教育で改善するという報告もあり,教室形態の一つの効果と思われる。しかし「わかってはいるが,つい強くいいたくなってしまう」という場合が大部分である。病状や経済的な問題がそれほど強くない場合には,まず,何とかしたいという気持ちがあるから批判的になってしまう,という「気持ち」の方を汲むこと,次に同じような気持ちの経験を他の家族と共有する。次にそういう焦りやいいたい気持ちを抑えられたときのことを聞く。そうすると,いわないで抑制できていることを評価することができる。「いいたいときどうやってがまんしてるんですか……そうですか,それは,すごいですね」のように。
　また,他の家族との関係や家族内に援助者がいるかどうかを聞くことも重要である。他の家族の手前や,親戚の目などを気にして,つい強く注意してしまう場合も多いからである。それからグループの運営上の方法でも,「何か困っていること」と聞くと,患者の行動に集中してしまうことになるので,「日常で対応をどうしたらいいか困っていることは?」のように聞くことで,グループ場面での批判的な言動は少なくすることができる。また,後で述べるが,困っていることの他に同時に

最近のよい点も発言してもらうことも批判的な発言にならないために有効である。

2) 巻き込まれ型

巻き込まれ型の行動は基本的には，愛情であり共感であるため，批判より自分でコントロールするのが難しい。よって，最初は気持ちよりも行動を聞いて「愛情表現」「何とかしたい努力の表れ」として評価する。それから，そんな大変な努力を続けていくために，日常的にストレス解消をどうしているかを聞く。意外と自己犠牲的でなくストレス解消している場合もあるため，そのあたりの大変さを語ってもらうと，たいがい他の家族の共感も得られる。それを評価することが肝心である。

また，孤立無援で援軍がないときには自己犠牲的になったり過保護になりがちである。これは家族でなくても熱心な治療者が「抱え込む」場合にも起こることだが，そういう社会的孤立があるかどうかは批判的な家族の場合と同様，重要である。もし家族の中でも責任が一人だけにかかっているとしたら，できるだけ他の家族や外の援助者との接触を促進するように働きかける。家族の中だけ，患者とのつき合いだけになると，いっそう過保護がこうじたり，ついいわなくてもいいことまでいってしまって，今度は批判的になったりすることがよくある。悪循環である。

3) 高EE家族への共通の関わり

共通していえることだが，他の家族の協力が得られるように，たとえば夫婦で参加できるように勧める，自助グループ化の芽があればそれを促進する，生活者としての家族の健康維持やストレス軽減の援助，が必要である。それと，病気というだけでなく，親の場合であれば「なぜその子にばかり気が行くのか」という自分を振り返ったちょっとした気づき（例：一番いい子だった，長男，末子，祖父母が養育していた，仕事が忙しくてかまえなかった，など）が有効な場合もある。

また年金を貰えるようにするだけで将来的な心配が少し軽減し，ゆとりができることもあるように，医療だけではない福祉の専門家のアドバイスや援助を適切に受けることも大事である。そういう情報といつでも相談できますよという体制を家族教室のスタッフが作っておくことが大きなサポートになる。よって，スタッフの職種はいろいろの方が有効である。

今EEに関心を持っている専門家の多くは，EEが高いということは再発に関連す

ると同時に，家族がより孤独でストレスが強くなっているサインであると受けとめている。そういう意味で EE 研究の大きな成果は家族病因説とは全く逆に，家族教室や心理教育を通して患者さんの再発防止のための家族の力を積極的に評価できるということを示した点にあると思われる［伊藤ほか，1994；Leff et al, 1985；上原ほか，1997］。

家族教室の運営方法

　回数やスタッフの数，プログラムの立て方などは別に譲るとして，ここでは家族教室を運営していくときの注意点あるいはコツのようなことを示したい。

1. 教育的部分の伝え方

　専門家といわれる人たちが持っている知識，情報，をどういう形で伝えるか，どんなふうにそれを使うのかが教育的部分の工夫になる。単純に知識だけ憶えてもらうのであればパンフレットを配ればよい。けれども，心理教育は必ずしも「病気」と認定することから始まるわけではない。たとえば不登校の家族教室を行うとして，最初は「不登校は病気ではありません」から始まるだろうし，災害時やターミナルケアの場合のように，「今の反応は正常反応です」から始まる場合もある。要は知識や情報が不安を下げ，過大で非現実的な期待を下げるように伝えられればよい。
　知識や情報を知ることで力を得られるのは，ある程度客観的な視点を持つことができるからである。つまり，それまでは「患者＝病気」と一体で考えていたのが「○○病にかかっている誰々」と少し分けて考えられるようになる。精神障害の場合，このことによって家族にとっては問題と思える行動を「病気が起こすものだから」という形で本人への非難を止めることが期待される。これは病気と認定することによる「外在化」であるともいえる［後藤，1991］。アルコール中毒の場合などがその好例である。
　ただ知識や情報を伝えることがかえって傷つけることにならないように，どのような場合でも，医学的な解説をするだけでなく，当然どうすればよくなるか，またわかっていることとわかっていないことの限界を明確にすることが必要である。そ

のためには，私たちは専門家として現在はこう考えて仕事をしているという，いわば率直な自己開示に近い伝え方がよい。ただ客観的な視点を獲得したりスティグマの感覚を低下させるためには，その病気や問題がどう受け取られ理解されてきたかの歴史と，現状ではどのくらいの人が同じ問題に悩んでいるかの疫学的な情報は伝えておいた方がよいであろう。

極力専門用語は避け，わかりやすく伝えることは必要だが，あまりに素人と考えて簡単にするのも考えものである。結局どんな説明でも受け取る人は自分の都合で情報を切り取るものだ，という謙虚さと，理解しないのはこちらの説明が悪いからである，という責任感は必要で，図表やスライド，わかりやすいテキストなど理解しやすい工夫は常に考える必要がある。

先に述べたように「どう体験しているか」ということに配慮することが「心理」教育のポイントであるため，常に「どう受け取られているだろう」と情報を伝える相手からのフィードバックが必要となる。そのために，花を飾ったり茶菓子を出したりしてリラックスした雰囲気を作り，いつでも気軽に質問ができるような形にすること，一方的講義でなく，合間合間に家族の体験を確認することが重要である。一つの方法として，聞きたいことのアンケートを先に書いてもらって，それに沿って情報を伝えるというのも有効である［木戸，1996］。

2. 対処技能を中心にした継続的グループ

1）グループプロセス

教育的な部分の次に，対処技能やサポートを目的にした継続的なグループが持たれる。図3にそのプロセスを模式的に示す［伊藤ほか，1995］。基本構造としては，

- 家族の今までの努力や現在の問題への対処法を聞いて，それを肯定的に評価する
- 解決すべき問題があれば具体的な問題，行動レベルの問題に絞る
- その問題について参加者全員と検討して当面の解決法を考える

という形で進められる。「ほめる」「しぼる」「ふる」というやり方で，この他の

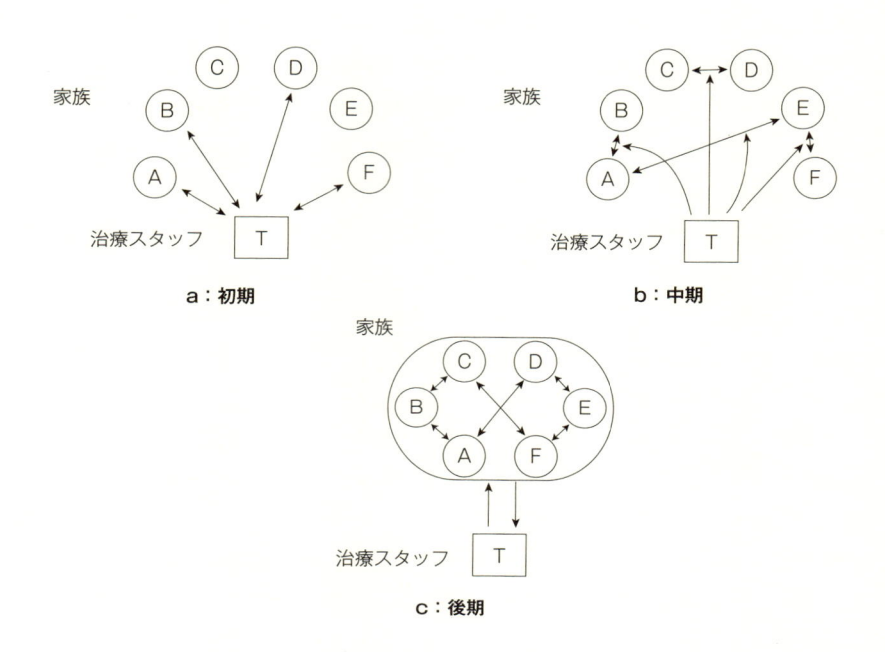

図3 継続的グループのプロセス

参加者に「ふる」ことで図3bのプロセスが促進される。最終的には図3cのように家族がお互いに助け合えるような形が目標となる。先に教育的なプログラムがあるとどうしても最初はaのパターンになりやすい。けれどもbのプロセスへスムーズに移行するコツとして以下のようなことに留意する。

・いきなり病気の話や本題に入らないで，緊張をほぐすような軽い日常会話をする（ジョイニング）。ここでお互いにちょっと会話ができるように配慮する
・オリエンテーションを毎回きちんと行う。「お互いが援助しあって問題解決を促進するやり方です」などと確認し，次に何をやるか参加者があらかじめ準備ができるようにする。これは一人が必要以上に長く話したりというようなことへの予防にもなる

- 初回であれば自己紹介をするが，そのときに二人で組になってもらって，相手の話を聞き，相手のことを紹介する「他己紹介」という方法をとると，一挙に参加者の親密さが増す
- 2回目からは前回にそれぞれの参加者がどんなことを話題にして検討したかを確認する。前回記録した白板や黒板がそのままであればそれを見てもよい。白板や黒板はみんなが同じものを見る体験になるので，うまく活用するとよい
- 1回のセッションの中でも，この図 3a，b，c のプロセスが進行するように意識する

2) 問題の解決や対応の練習

オリエンテーションの後で家族の問題の提出に入る。ここでは，

- 困った問題とよかったこと，うまく行っていることの両方を話してもらう
- 困った問題に対して現在どんな風に対処しているかを聞き肯定的に評価する
- 困っている問題について他の人たちが共通体験があるかどうか
- どうなりたいか，どんな風に対応したいか，に焦点を当てる

と進む。

前述したように，困っていること，というのをできるだけ「対応に困っている点」という枠組みで話してもらうことがコツ。次の問題解決をやりやすくすることと，患者本人の行動のみに集中することを避けるためである。

例として表2に4人の家族からの報告をどんな風にまとめるかを示す。参加者の発言をこんな風にまとめたら，みんなで眺めて，どの問題を取り上げるか検討し，問題解決に入る。

Fさんの問題をここで取り上げるとする。Fさんは母親で，20代前半の統合失調症の息子さんのことについて。高校3年時に発病して現在家にいるが，発言でもわかるように，ようやく近所への被害妄想に関して，自分でも病気として理解し始めたところ。家族は他に父親と年の近い兄がいる。年末に高校のときの友達が訪

表2 参加者の報告

名前	対応に困っていること	現在の対処法	よいこと	感想・質問
D	答えにくい質問をされる 振り回されているようだ 朝起きにくい	温泉へ一緒に行く	食器を洗う	反応を見ているのか
E	友人とどんな話題を話したらいいか聞かれる	家で他の人がどうしているか聞きたい	時間を気にするようになった	
F	イライラして物に当たるような時どうしたらいいか 病気以外の会話	そっとしておく	妄想的なことをいわない 外ではきちんとしている 友達が訪ねてきた	
G	すぐ疲れたという	寝たいときは寝かせる	幻聴がない 前ほど口論にならない	疲れるのは薬のせいか

ねてきて，夜遅くまで話し込んでいた。イライラして物に当たる状況は，正月休みに母親が「(他の家族もいるんだから) あんたばっかりチャンネルを独占しないで」といったら，2階へ上がって壁か何かにガンガンと当たった，というものである。1回だけだが，これが具合悪くなる徴候ではないかと心配していた。母親は夜勤のある仕事をしていて，この息子さんは帰ってくるのを待っていていろいろ話をしていたが，病気の話をしなくなるとどういう話題がいいか困るともいっていた。

進め方は簡単である。

①解決したい問題を定義する
②どうなりたいか，どう変化すればいいか明確にする。それを黒板に書く
③適切に意見がいえるようにみんなが質問する
④可能不可能は別にして思いついた解決のためのアイデアを出し合う
⑤それぞれのアイデアを書いたら，そのそれぞれのメリットとデメリットをみんなで検討する

表3　問題解決法

- ○名前　　　　　　　Fさん
- ○問題　　　　　　　イライラしている時どう声をかけるか
- ○どうなればよいか　イライラを抑えられるようにしたい

対処法のアイデア	メリット（長所）	デメリット（短所）	可能かどうか	順番
ほうっておく	とりあえずはよい	エスカレートするかもしれない	可	2
イライラの原因を聞く	理由がわかれば対処しやすい	かえって刺激するかもしれない	不可	
薬の調整（臨時薬）	効果があるかもしれない	薬が増えるのをいやがる	可	
主治医に症状が悪くなっているのか聞く	現在の病状がわかる	本人がいやがるかも	可	
父親から相手してもらう	他の家族からの助け	かえって刺激するかもしれない	可	1

⑥物理的，経済的その他の理由で実現不可能なものを除外する
⑦残ったアイデアに優先順位をつける
⑧ひとつあるいはふたつの案を選ぶ
⑨選んだ案に社会資源の知識が必要ならば補足する。また「こんな風に対応したい」というものであれば，必要あればロールプレイで練習する

　今度は表3が黒板か白板に作成できる。
　優先順位でわかるように，この母親は父親に相手をしてもらうという方法を一応一番にした。昔から父親との関係はそう悪くなかったからだ。次回にその結果どうなったか報告してもらうことになる。この方の場合は，しばらくしてから家族教室に父親が出てくるようになった。
　このプロセスを必要があればそれぞれの参加者に行う。慣れてくると1人10〜15分で可能である。うまく進行するコツとしては，④のアイデアを出すときには本人（ここではFさん）が今どうしているかもアイデアの一つであり，必ず書くことがある。これは前の表（表2）に対処法として書いてある。それから，このアイ

デアを出す時点で，できるできないを検討しないことが大切。どんな突拍子もないアイデアでも大切な提案として上げておくことが大事である。このプロセスの中で最初に問題としたことが変わってしまう場合がある。そうならないためには問題の定義のところが重要である。具体的な状況や場面をはっきりさせていくことで問題を絞ることができる。

　ある母親が「もう少しソフトないい方をしたい」と希望してきた。どんな場面ですかというと「食事を一緒に作る場面」といい「なぜか突っかかってくることが最近多いから」という。最近というのは何か思い当たることは，というと，「正月で人が来ていて疲れたからではないか」と思う，と。親戚づきあいでしょうか，と聞くと「人が悪く思っているのではないかと聞いてくるので，そんなことはないと答えると，言い争いになる」という。特定の親戚の誰かですかというと「弟の婚約者」だとのこと。病気については「不眠症くらい」としかいっていなくて「怠け者に思われているのでは，どう思われているのか。病気のことをいいたい」というのに対して母親は「いわなくていい」といい，それでけんかになるのだということがわかって，病気のことをどう伝えるか，という問題に変更したことがあった。

　なぜいくつかの選択肢から選ぶ方法がよいのだろうか。私たちの多くの場合の問題への対処法は，考えられる解決法のセットをいくつか思い浮かべ，そこから選んで決定している。大体日常的なことには私たちは解決法のセットをいくつか持っている。そういうセットがないときには，私たちは困難な問題と認識する。人の知恵を借りても，いくつかの中から選択するというのは自己決定になるので，解決法を「教えられる」よりは，より自由度と自発性が高くなり，自尊心が守られるわけである。

　それと他の家族からの意見をいってもらうことで，自分の問題について他の参加家族から援助されたという経験になる。他の家族にとっては援助した経験になるので，これも自尊心や自信を高める。また自分の対処を考えることで，つまり，問題の原因追究ではなく解決志向的に考えることで，問題と患者さん本人を別のものとして考えることが可能になる。そこまでいかなくても，問題と患者さん本人の間に少し隙間ができるような感じになる。

　この方法はSST（社会生活技能訓練）では問題解決技能訓練として知られているが，ビジネスの分野ではブレイン・ストーミングとして知られている。ロールプレイを使うとしたらSSTの技法を知っていることが助けになる［Liberman, 1987］。

サポートプログラムとしての家族教室
―― 家族教室自体がストレスにならないために

　今まで述べたようなやり方を意識していれば，そのグループは必ずサポーティブで参加家族にとって新しい好ましい社会関係となるはずである。これは単家族で援助やコミュニケーションの練習を行う BFM（behavioral family management：行動療法的家族指導）［Falloon et al, 1983；Liberman, 1986］や通常の家族療法にはない利点である。

　それでもグループの中で自分の問題を話すことは，やはり初めてであればかなりの負担になるので，常に負担を軽減することを考えている必要がある。そのためには，先に述べた家族の努力を評価することや気持ちを汲むことの他に以下のようなことに気を配る必要がある。

　①「……すべきである」に類する言葉を使わない，つまり，決めつけたり「指導」しない（行動の指針を求められたときには，先の問題解決のように他の参加者の意見を聞くように「ふる」か，いくつかのやり方を上げてそのなかから選択できるようにする）
　②行動の変化を急に求めない（対応をこんな風に変えましょう，ということを簡単に設定しないこと。できないときには次回出席しにくくなる。無理ならしなくてもいい，と保証するか十分にロールプレイで練習する）
　③まずグループをどういう風に進めるか理解してもらう（オリエンテーションをちゃんとやること。自分が何をやればよいかわかってくるとリラックスできる）
　④予定外のことや基本構造から逸脱しない（突然のことや勝手な変更は不安の基となる。変更するときはあらかじめ説明する）
　⑤社会的交流を促進するように関わる（家族会への参加や種々の相談機関を訪れること，あるいはボランティアなどの社会参加の肯定）

おわりに

　全体の組み立て方，つまり，セッションの回数とかそれぞれの回の間隔をどうするのかは重要な問題である［後藤, 1995］。病気や問題の性質，どういう機関や立場で開催するかによっても違ってくるのは当然だが，やはり，知識・情報，対処技能，サポートの基本構造のどの部分に焦点を当てるかによって違ってくる。知識・情報に力点を置くなら，比較的短期間で短い間にすませた方がよいであろうし，サポートに重点があるならば1年以上の比較的長期になるだろう。

　対処技能を主に考えると，たとえば1回2時間の6回シリーズの場合，知識教育の時間が6時間必要とすれば，どうしても一般的な，こういうときにはこうする，ということになりやすく，あまり有効ではない。10〜12回のコースなら3, 4回を知識教育の時間にしてその後も社会資源の説明をしたりしても，家族同士の継続グループは5, 6回は持てるが，この場合はたとえば1週間おきに12回という設定は家族，特に外来の家族には負担になる。継続的な参加は望めない。ところが1カ月間隔にすると，対処技能部分の重要な要点である，危機介入という部分が不十分になる。タイムリーに行動を練習することが難しくなるので，いきおい継続的な対応についての話題が多くなる。

　対策としてはいくつか考えられるが，

- 最初から対処技能に絞って頻回にセッションを持つ。これは大勢の家族が集まるのは難しいため，結局単家族で本人も参加するBFM（行動療法的家族指導）の形に近づくだろう
- 間隔が空く場合には継続期間も長くして，環境変化と共に自然に対応の変化が促進されることを期待する。これはW. McFarlaneの複合家族グループのやり方に近い［McFarlane, 1983］。結局自助グループの方向になる
- 知識教育と割り切る

などが考えられる。どれも一長一短であり，どの場合も他の家族援助や本人への

援助, あるいは本人の参加, 社会資源や他のプログラムによって補われなければならない. 当たり前のことだが, 心理教育や家族教室で全てが解決できるものではなく, あくまで全体のプログラムの一部であることは明確に意識しておいた方がよい.

文献

Anderson CM, Hogarty GE & Reiss D : Schizophrenia and the Family. Guilford Press,1986.（鈴木浩二・鈴木和子監訳：分裂病と家族：心理教育とその実践の手引き [上]. 金剛出版, 1988.）

American Red Cross : Crisis Intervention in Disaster : Module of Debriefing Instructor Packet. Orange County Chapter, American Red Cross, 1990.

Falloon IRH, Liberman RP : Behavioral Family Interventions in the Management of Chronic Schizophrenia. In McFarlane WR（ed.）Family Therapy in Schizophrenia, Guilford Press, pp. 117-141, 1983.

後藤雅博：長期入院患者を持つ家族への心理教育的複合家族療法. 家族療法研究, 12 ; 11-19, 1991.

後藤雅博：地域ぐるみの心理教育. 精神医学, 37 (1) ; 59-64, 1995.

伊藤順一郎・後藤雅博・遊佐安一郎 編：精神科リハビリテーション（1）援助技法の実際. 星和書店, 1995.

伊藤順一郎・大島巌・岡田純一 他：家族の感情表出（EE）と統合失調症患者の再発との関連：日本における追試研究の結果. 精神医学, 36（10）; 1023-1031, 1994.

Kavanagi DJ : Recent Developments in Expressed Emotion and Schizophrenia. Br J Psychiatry, 160 ; 601-620, 1992.

木戸幸聖監修, 埼玉県立精神保健総合センター心理教育グループ 編：心理教育実践マニュアル. 金剛出版, 1996.

Leff J, Vaughn C : Expressed Emotion in Families. Guilford ,1985.（三野善央・牛島定信訳：分裂病と家族の感情表出. 金剛出版, 1991.）

Liberman RP（Ed.）: Psychiatric Rehabilitation of Chronic Mental Patients. American Psychiatric Pub, 1987.（安西信雄・池淵恵美監訳：実践的精神科リハビリテーション. 創造出版, 1993.）

Liberman RP : The UCLA Social and Independant Living Skills Modules（SILS）: Basic Conversation Management Models. Psychiatric Rehavilitation Consultants, 1986.（安西信雄, 池淵恵美総監修：自立生活技能（SILS）プログラム. 丸善, 1994.）

McFarlane W : Family Therapy in Schizophrenia. Guilford, 1983.

宮内勝（代表）東大生活技能訓練研究会 編：わかりやすい生活技能訓練. 金剛出版, 1995.

永島正紀：シンポジウム『臨床死生学に望むもの』精神医学の立場から. 第1回臨床死生学会抄録集, p.28, 1995.

西園昌久 編：青年期の精神病理と治療. 金剛出版, 1983.

大島巖・後藤雅博・伊藤順一郎 他：地域における家族支援プログラム：保健所などの全国実態把握とモデル事業の試み.ぜんかれん保健福祉研究所モノグラフNo.17, 1997.

上原徹・横山知行・後藤雅博 他：Five Minute Speech Sample（FMSS）によって評価された家族の感情表出（EE）の特徴および再発との関連性：統合失調症についての検討.精神医学, 39（1）; 31-37, 1997.

対談

家族療法における心理教育を語る

伊藤順一郎*
×
後藤雅博

はじめに

後藤▶改まって対談するというのは,何か面映い気がしますが。「家族療法研究」の対談ですので,"家族"に焦点を当てた心理教育に限定したいと思います。「教育的な部分」と「さまざまな問題への対処」の二つを共通構造として,対象としては,個別家族,または(本人を含むあるいは含まない)家族グループで行う,これを家族心理教育という,それを前提として進めて行きたいと思います。

伊藤▶心理教育の「教育」というのは"教え知らしめる"ことではないであろう,という話から始めたいんですが。心理教育は,疾患とその治療方法や一般的な対処方法,あるいは資源についてなどの情報を提供する部分と,家族や本人が置かれている個々の状況の中で可能な対処を考えていく部分,に分けて理解されます。ですので,心理教育は"教え知らしめる"ものではない。この点を,まず押さえておきたいです。そして情報提供と対処を考えるというセットがなぜ必要なのか,どちらか一つだけでは不十分だと考えていて,セットで心理教育というものを捉えているわけですが,そのあたりのことを今日議論できるといいなと思います。

*国立精神・神経医療研究センター精神保健研究所

「教育」をめぐって

後藤▶心理教育のワークショップでは,僕は最初になぜ「心理教育」で,単に「教育」ではないかということから話すことが多いんだけど。別に心理的なことを教育するとか精神科的な問題についての教育という意味で「心理」がついているのではなくて,その知識をどう使うか,「対処」も含めてという意味なんですよ,というんだけど。でも,もしかすると教育畑の人は,もともと「教育」は単に教えるだけのものではないよ,というかもしれない。

伊藤▶足し算や引き算とかを教える場合に,「1+1=2」ということを学校の先生が語ってそれが生徒の理解にすぐつながるかというと,そういうものではないわけですよね。たとえば,黒板にリンゴの絵を書いたり,実際にリンゴをもってきて,リンゴ一つとリンゴ一つで「これが『2』か」と,いうことを体験する,こういう体験を通じて,「理解」ということが起きると思うんです。生徒が自分で体験してみるような過程が含まれている,それが教育であろうと思うんですけど。

後藤▶そう,そのなかで何か新しい発見があって,「ああ,こうだったのか」っていうふうに思えることが「育」の部分だよね。「教」と「育」がついているというのは,すでに教育の中で相互作用が考えられているからでしょう。でも,日本の特殊性かもしれないけど,「教育」という言葉のイメージは悪いよね。何か,いやな体験として思い浮かべるというか……学校の先生が読んでいると困るんだけど。

伊藤▶イメージが悪いのは,自分が学びたいという感覚をもつ以前に,「学ばねばならない」という枠組みで物事が進んでいるから,ということが大きいかもしれない……

後藤▶教育イコール押しつけみたいなイメージがどこかにあるのかな。

伊藤▶これを学んでおかないと後で大変なことになるかもしれないという強迫ですよね。テーマからいきなり外れるんですが,個人的な体験でね,僕が中学2年から3年にかけて,学園紛争があったんですね。中高一貫の私立校で,そのと

きに,「教育のあり方を考える」みたいなミーティングの機会があった。生徒と教員でね,一緒になってカリキュラムを考えて,作ってしまおうという機会。これは,未熟な僕にとっては目から鱗の体験でした。学ぶ内容はあらかじめ決められているものと,それまで単純に信じていたから,「自分が学びたいものを意見として出して,それを元にしてカリキュラムを組もうじゃないか」と教師にいわれたときに,これはすごいことが起きていると感じていました。なんかね,そういう体験が自分の中に残っていて,こういう話をすると思い出しますね。

後藤▶それはすごいね。僕は団塊の世代だから,ちょうどその頃学生運動があって,教育は体制そのものであり悪であるという風な考えが,当時の学生の常識としてあったという気がします。だからどうも教育というものを本来的に考える機会は少なかったかもしれない。

伊藤▶たとえば,当事者や家族の立場に立ってみれば,病気について圧倒的に情報が少ない世界に生きているわけですよね。前もって準備をして病気になったわけじゃないから,突然それが起きて,どうしたらいいだろうと当然情報を求めるわけです。だけどその情報はなかなか身近にはないから専門家に尋ねる。そういう時に専門家がどう対応するかというところに,心理教育の情報提供の基本があるんだと思います。だけどそのときに,教育ということについて僕らが刷り込まれてきたバイアスがあると,なにか上手に伝えられない,ということがあるかもしれない。

後藤▶「教える」立場にあまり立ちたくないというか,必要性があるときも,それにストップをかけちゃうとか。それと同時に医療の世界では,情報そのものが一部専門家に集中しがちで,それは上下関係ではないんだけど,構造として片寄りがちだということがある。そういう矛盾した構造に身を置かざるを得ないなかで,いつももうちょっとなんとかならないかと思って来たわけです。

心理教育と家族療法

伊藤▶そういう意味で,相手が知りたいと思っていることに焦点を絞って,伝わ

りやすいと思われる言葉を使って情報を差し出すことで，相手との共通基盤を作っていく，そういう作業なんですが，ここに心理教育のポイントの一つがある気がします。以前は，それこそ教育についてのバイアスかもしれないけれども，精神障害者の本人や家族に情報を伝えることに対する不安とか，情報を伝えることが彼らにとって本当にメリットになるんだろうかという，まあ，今から考えると，ちょっとおこがましかったな，って思うような。どうしてそう思うかというとね，話しているうちに「私の経験では，先生の話と違って……」なんていう声が聞こえてくるんですね。そうするとね，「私の情報の方が正しい」と構えちゃっていたの。何とか説得しようとかね。それが，いつからか，「ああ，そういう体験もあるんですね」と感心してしまう方にシフトできるようになった。本人やご家族からのフィードバックがあって，それを元に体験を聞いてコーピングについて話ができるようになったという感じですね。そうしたら，情報を伝える不安は，なんか極端に減ってきた。

後藤▶合わせて，心理教育という枠組みで情報提供するということで予後や症状が改善するというエビデンスが情報として伝わって来たことも，それまで躊躇していたところに踏み出しやすくした要因としてある気がする。統合失調症の家族や患者さんに，家族療法，システムズ・アプローチ的なもので対応してもあまり効果がでないということが文献的にもいわれるようになってきた。その後に，リハビリテーションの枠組みの中で心理教育というものが効果的であると言われ始めて，それを信ずるかどうかは別にしても，そのやり方が妥当なものだよ，と提出しやすかったという意味では，効果研究の集積が後押しする要因の一つになったということはあるね。

伊藤▶そうですね。特に医療機関や保健機関に現れる患者さんや家族というのは，生物学的な変化も含めて，恐らく児童相談所やカウンセリングルームに現れるときよりも，もっと強烈に一つのパターンにはまってると思うんです。家族療法では「IP」といって，あたかも役割を演じている人というふうにとらえることがあったけれど，精神障害の人とかかわっているときに，「あたかも」なんていっていられない。たとえば実際に薬を使う時には，薬は本人が飲むために処方するので，家族は飲まない。そこでは「患者さん」ということを前提にしていることになります。薬を飲んでもらうわけだから，もうこれは，生物学的

な変化も起こしてしまっている人なんだということを認めるところから物事を始める方がリアルなわけです。心理教育では「患者さん」とその家族という枠組みになる。患者さんには障害が存在してしまっていて，その障害への対処をどうするかを，本人も含め，みんなで考えましょうという枠組み。そういう枠組みの中で，人と人との関係性が変わっていく。心理教育で起きることは，そういう変化ですね。

後藤▶それはそう。「家族関係をよくするためにあなたは薬を飲みなさい」という枠組みでは説得力がない。ただ薬を飲むのは，当然自分が生活をうまくやっていけるように，その人のQOLを少しでも改善しようと飲むわけね。そのQOLの一つとしての家族関係が改善するということも，薬の効果としては結果としては出て来るわけだけれども。

伊藤▶全くそうですよね。

後藤▶最初はそういうふうにワンクッション置く形で翻訳するのが難しい作業だったように思う。今なら，家族の関係で悩んでいるとしても，「社会生活の一つとして，そこをうまくやっていくのに，薬も少し助けになるかもしれません」みたいな形で，伝えることができるけど。

伊藤▶それは大きいですよね。薬を飲むという行為自体は，家族の生活の中で起きる行為ですから，それは本人だけの行為ではないですよね。それを見ている母親や父親がいるわけで，家族にしてみれば，この薬合わないんじゃないかとか，飲むとかえっておかしいとか，かえって心配になるとかいうことが常にあるわけです。こういうやりとりは，本人の行動に影響を与えるわけですね。そういう当たり前の細かいことを丁寧に扱うことを通じて，家族の関係性も変えていくというのが，心理教育の方法だと思う。

後藤▶患者さんはご家族や周りから「薬を飲まなくちゃいけないのは，お前の病気を治すためなんだから」ということを，ずっといわれ続けているので，僕らがそれと同じことをいっても必ずしも効果的ではない。だから薬物療法にしろ何にしろ，関係性の中でその行動を考えるという視点が大事なんで，このことは心理教育でより強く意識したけど，家族療法の基本的なところとつながっていると思うんですよ。

教育的部分について──「教える-学ぶ」関係とは

伊藤▶僕は，さっきもいったように，統合失調症の患者さん，ご家族に，まず情報を伝えていいのかというようなハードルがとても高かった。それがAnderson, C. などを通して，生物学的なエビデンスに裏打ちされた，大方は客観的で妥当であるとされる情報を淡々と伝えて，こういう状況をわれわれは今生きているので，それに対してどうコミットするかを共に考えましょうというスタンスが心理教育である，と理解したので，これは非常に大事なことだと思えたわけです。で，最初は医学的な情報というものは，ある程度確実性のある情報で，しかも伝えることによって役に立つものであるべきだということがあったんです。
　ところが，たとえば「統合失調症のコース」というようなことを伝えるとしますね。統合失調症はこんな風な経過で回復に向かうというふうに。でも実は，一般的にそうだということは，一人ひとりの個別性に合わせた場合には，極端にいってしまえば嘘があるわけですよね。嘘というか……

後藤▶その通りに受け取られないかもしれないというか，その通りではないという，ある種抽象化されている部分が……

伊藤▶そう，抽象化されている部分があるし，逆にいうと，体験とずれる部分がどうしても出てきてしまう。この「ずれ」をどのように扱うかってことを考える必要があるってことなんです。たとえば，「1年でこうなるっていわれたのに，うちの子どもは3年たっても変わりません」なんて。だから，情報とはいっても，「1+1=2」であるというのと同じレベルで，額面通り受け取られていいのだろうか，という疑問も出て来たんですね。摂食障害の心理教育の場合ですと，かならずしも生物学的な情報だけが共通基盤とはならない。ものの見方に関する情報が結構あります。つまり，情報を選択して差し出そうとしているときのジレンマが，結構あるんですよね。そういう「教える-学ぶ」の関係のなかでは，少し先取りしていうと，こちらが伝えた通りに相手が受け取るものではない，伝わるものではないということをあらかじめ考えつつ差し出すという，そういうプロセスが結構大事かなと思います。そのあたり，どう考えてい

ますか？

後藤▶たとえば，家族に配布するためのテキストを作りますね。あれは，たくさんある情報の中から統合失調症に対するいくつかの考え方を僕らが選択して作ったものに過ぎないですよね。それに対して，あまり的を得ているとは思えない批判があって，統合失調症はなにも「ストレス－脆弱性モデル」だけでは語れないとか，電気ショックのことを伝えていないではないかとか，精神病理学について全くいってないのはどうしてか，とかね。要するに，伝えるなら全てを伝えなくてはならなくて，ここも足りない，ここはどうなってるんだとか，だからその情報は不備ではないかっていう，あるいは統合失調症の本体もわかっていないのにそういうふうにいうのは変ではないかとか。

伊藤▶そんなに単純化していいのか。

後藤▶それは多分，さっきの，一般性で提出していることをそのまま個別に当てはめて受け取られたら困るというのと似たところがあると思うんです。そのあたりを考えていくと，やっぱり伊藤さんが今いったように「教える－学ぶ」という関係の中での提出の仕方の問題に行きつくんじゃないかという気がします。けれども，もう一つは，教育的な情報伝達も結局はコミュニケーションだから，必ず双方向性があるということも考えます。少し細かくいうと，まず自分の立場を明確にして伝えること，たとえば「医者である私たち」とか，「医学では」とか，限定してその情報を伝えるということが必要とされて，その次に「それを聞いて，あなた方はどう思いますか？」っていうインタラクションが構成されて，そこで初めて教育的な情報伝達が完成される。そのためには情報提供とフィードバックという少なくとも一往復が必要で……

伊藤▶「これは真実だから，あなた方よく覚えておきなさい」というスタンスでは……

後藤▶それは宗教ですよね，質問なしで信じなさいっていうのは。教育的情報伝達も双方向性のコミュニケーションであると考えれば，少なくとも一往復ないと。ほら，どんな研修会でも，講師の話の後，質疑応答の時間があるじゃない。それで考えると，たとえば今僕と伊藤さんが話しているのも，「私はこう思いますが，あなたはどうですか？」という構造でしかないですよね。それで，心理教育の話をしましょうということでスタートしているんだけど，コミュニケー

ションが成立するには，何か共有しているという前提がない限り成立しないと思うんですね。たとえば，言語体系が全く違う場合には身振り手振りでやるしかないわけでしょう？ その場合には，今同じものを見ているとか，同じ所に座っているという前提がない限り，成立しないんじゃないかな。普通コミュニケーションを論ずるときには，コミュニケーションは成立するという前提で語られますよね。「コミュニケーションしないでいることは不可能である」みたいに。成立することを前提にして，その内容や形式について論ずるわけだけれども，Witgenstein, L. 以降の言語論では，コミュニケーションは本来成立し得ないということを前提にしていると思う。

伊藤▶コミュニケーションが成立しているはずだというのは幻想ではないか，ということですか？ ちょっと違う？ つまり，コミュニケーションといった場合には，いろいろなレベルがあるじゃないですか。コンテンツが伝わるかどうかとか，関係性がその間にあるかどうかとか。で，コミュニケーションが成立しているというのは，こちらで意図しているコンテンツが相手にそのまま伝わるという，そういうことを意味してますよね。

後藤▶たとえば，心理教育について語りましょうということで，今スムーズに対話が進んでいるのは，お互いにかなり経験があったり，これまでにもいろいろ語り合って来たという関係性のせいもあるけど，それ以前に，日本語という共通のものがある。

伊藤▶その共通のものがあるということを確認したところに，コミュニケーションが成立しているということ？

後藤▶確認してないんだよね，いちいち。その共通のものが，本当にあるのかどうかはわからない。でも，お互いがそこにあると思って信ずるがゆえに，コミュニケーションが成立するということなんだと思う。Kripke, S. だったかな，コミュニケーションとは暗闇の中で断崖に飛び込むようなものだと。本当に相手に届くかどうかというのは，発する前には確信がない，断崖の向こう側に着地してみて初めてわかる。

伊藤▶それは，非常に大事なことですよね。心理教育で情報伝達するときでも，この情報が相手にとって本当に役に立つかとか，自分が意図していることが相手に伝わるかどうかということは，発してみなければわからない。病気を患って

いる側の体験と，病気を治療している側の体験は，決して同じではないわけで，しかし伝達をする側の情報の差し出し方としては，ともかく援助という目的で言葉を発して，発する側の意図と同じように相手に伝わるかはわからない，分からないけれどもやってみるという，まさに命がけの跳躍なわけですが，その感覚を持ちつつ語るということが，「教える－学ぶ」の背景にはあるでしょうね。

後藤▶本来は，毎回毎回が命がけの跳躍で，向こう側に着地するのは奇跡みたいなものなんだけど，それがそうでないように見えるのは，ある共通した部分を想定しているからですよね。コミュニケーションが成立するためには，その共通部分を作る作業がどこかで必要になる。通常はもうできあがっているところでやっているんですけど。

　たとえば医者同士で話をするときにそれほど苦労しないとすれば，それは普段意識していないけれども，ある共通したベースに依拠しているわけです。伊藤さんが今いったように，病気を抱えて体験している世界と，治療に当っている側の世界は，本当にかけ離れているかもしれない。だとすると，そこを繋げるものをどうするか。そこに双方向性の教育的情報伝達の意味があると思う。

伊藤▶その場合の情報の「装い」には二つの面があって，一つは専門家側から見えている内容を相手にわかってもらおう，治そうという側の見ている世界を相手に伝えること。それと同時に，その言葉や中身に関しては，彼らがわれわれに伝えてくれている内容や表現が入っていること。変な言い方ですけど，われわれが「伝わろう」と思うときに，伝わるかもしれないという唯一の希望は，この言葉は相手にとっても非日常のものではない，つまり相手の体験から出ている言葉を使って中身を伝えるということで，そういう作業が必要なんだろうと思います。

後藤▶できるだけ命がけじゃないような形のコミュニケーションをするためにはどうすればいいかということね。でも，それは多分普通のコミュニケーションでもやっていることではないかと思う。

　今「対談」という形で話していますが，まず「じゃあ，私が先にスタートしますね」っていってしゃべり始めて，ある程度いったら今度は伊藤さんの方に，それでまた私っていう，一種の順番というか相互作用に関するルールがあるわけですね。それをもっと細かく見ると，私は私の考えをあなたに教えていること

とになりますよね。で，次は伊藤さんの考えを教えてもらう立場になるわけですね，私が。そういうことで，初めてコミュニケーションは成立するんだろうと。だから，コミュニケーションの基本は「教える－学ぶ」関係だ，ということになる。治療者－患者関係でも，家族と治療者の関係でも，教育的情報伝達でも，コミュニケーションが成立するためには，最初はこっちが教えるけど，次はあなたから教えてよっていう形があって初めて成立するものでしょう。つまり薬を出して，このお薬どうでしたかっていうことは，今度は向こうから教えてもらうということでしょう？

伊藤▶うん。

後藤▶だから常に「教える－学ぶ－教える－学ぶ」が繰り返されているわけで，それがなぜ心理教育では，ああいう大掛かりな形の「教える－学ぶ」形式にするかというと，精神障害や治療に関する情報が片寄っていたから。普段のコミュニケーションの中で意識しないで使っている「教える－学ぶ」を形づくるための共有基盤が非常に乏しかったせいではないかと思うのです。

伊藤▶病気という領域に関していえば，特にそうですね。

専門家の責任性

後藤▶コミュニケーションがうまくいかない場合に，それは患者さんの病状のせいだといったり，家族の無理解だというふうにいったりしていた部分が大きかったと思うんですよ。実際はこちらの「学ぶ」部分が乏しかった，ということもあるはずなのに。

　こんなことというと怒る人もいるかもしれないけど，精神分析や精神療法のプロセスも，やっぱり「教える－学ぶ」関係だと思うんです。あなたの今の行動については，多分このトラウマが……云々とか，そういう解釈を経て，それについてあなたはどう思いますかっていうプロセスのわけで。それは要するに，まず分析用語というもので共通のコミュニケーションの基盤を作って，そのなかで体験をお互いにやりとりしている……

伊藤▶うん，今聞いてて思ったんですけど，「家族教室」のような心理教育の場

だと，こちらがまず，「病気」に対する専門的な知としてはこういうことを考えているんですっていうのを教える，という始まり方をしますよね。それがちょっと大上段に構えている。けれど，その後に，「私はこういうふうな体験をしてきた」という家族の語りが始まる。普通の心理療法の場合，精神分析にしてもソリューション・フォーカスにしても，セラピストのスタンスは，どちらかというと「まず教えて下さい」から入りますね。それで「学ん」で，今度はこちらから差し出して，という感じですよね。ちょっといい過ぎかもしれないけど，心理教育の場合は，病気や障害があることを前提にしているので，こちらがまず，専門的な知としてはこう考えていますというのを「教え」て，それを相手が「学ん」で，それをどう考えてどう感じたか，その枠組みの中で私はこういう体験をしてきたということを相手が伝える。この順番が逆なのかもしれない。でも，うまくいっている治療とか援助では，この「教える－学ぶ」のサイクルが，ちゃんと回っているんだなあ，という気がしてきました。ただ，一ついえることは，病気として名前をつけているのは専門家の方ですから，名づけた者が，まずその名前についてどう考えているかということを伝えること，そこが違うのかな。

後藤▶そうだよね。今伊藤さんがいったように，もう病院へ来た時点で「治療する者－される者」っていう，自分たちには知識がないから教えて下さい，という環境の中に入って来ているわけですよね，患者さんも家族も。対等な立場といっても，病気や障害を持っちゃった場合には，そうはならないわけだから。

　そうした場合に，病気とか障害ということに関する「知識」を「では，あなたの方から教えて下さい」っていうのは，ジョイニングにはならないですよね。むしろその枠では「病気」ということへの責任性というか，きちんと診断し説明することが，ジョイニングの最初に必要なんじゃないかな，相手の枠組みに合わせるという意味では。だから僕が非常に意識してきたのは，メディカル・システムに，家族療法的というか，相互関係性に基づいたシステミック・アプローチを導入するのに，心理教育は一番受け入れられやすいのではないか，ということだった気がするなあ。

伊藤▶そうですよね。統合失調症にしても摂食障害にしても，ひきこもりもそうでしょうけど，われわれは医療機関にいて，診察をして，話を聞いて，そのよう

に名づけるわけです。薬を出すにしても，あなたの中にそういう病気の部分があるようだと名づけて薬を出すわけです。自分が自分でなくなっちゃったのかもしれない，今まではこんなことなかった，どうなっちゃったんだろうと，そういう患者さんに，僕らは，「こういう病気があなたにとりついちゃってるんだ」という枠を使わせてもらうわけですよね。で，使わせてもらった場合の責任性ってやっぱりありますよね。

　どうしてこれを病気というかは，私はこの状況について，かくかくしかじか考えるからだとか，体験的にこういう状況はこんなふうにするといいようであるとか，だから私はあなたの病気に関してはそういうふうに名づけるといいと思う，という形で差し出す。これは風邪ですねとか，軽い胃潰瘍になっていますねというときも，実は似たようなことをしています，短時間で。それをもっと丁寧に，その作りあげたストーリーというか，枠に関する医師の責任を果たして，それについて相手がどう考えるか，どう感じるかと尋ねる。枠自体は必ずしも完璧なものであるわけではなくて，とりあえず私はそういう枠で考えたということです。そこで，それに対する修正であるとか，その枠を相手から見るとどういうふうに見えるか，ということが，まさに相互作用の中で起きてきて，それで次第に共通の枠組みを作り上げていく。その最初の部分が，情報提供ということじゃないかな。テキストを作ったり，ビデオを使ったり，いろいろと相手に伝わりやすいような努力をしつつ，差し出す。こういう責任をちゃんと果たすというのは大事だと思うんですね。

後藤▶他の病気だったら診断とか治療の説明がもっと短時間でできているということについてだけど，それは，治療に来る側もその病気についての知識をかなり持っているからでしょう。それに，本やインターネットを見ても，似たような病気にかかった人の話を聞いても，どこの扉を開けても，わりと同じような回答がある。一般的な病気というと，そういうものだよね。逆にそうなれば一般的な病気といっていいということなんだろうけど。ところがわれわれの領域だと，そんな共有部分を同時に作っていかないとならない。それだけ共有化された部分の少ないものを扱っているせいかな，という気がする。伊藤さんが全家連（全国精神障害者家族会連合会）とやっていることは，「統合失調症はこうですよ」という一種の啓発普及活動みたいになっているけど，それは，どこへ

行ってもある程度の共通性があれば，今いった病気の説明なんかが早くできやすいという意味があると思う。まだはっきりわからないものを，「こうだ」といってしまっていいのかという批判の対象にもなりやすいけど。

なぜ「対処」についても必要か

伊藤▶だから，何が事実で何が真実か，というレベルの情報ではないと思うんですよね。たとえば雪山で遭難しかかっている人と交信している状況を考えると，すぐに必要なのは周囲の状況が明確にわかる完璧な情報ではないでしょう。必要なのは，とりあえず1日生き延びるために，確率的にはどうすることが一番いいかというレベルの情報ですよね。

後藤▶だから「その病気はこういうものとして考えられる」という情報プラス「とりあえずどうすればいいのか」という対処がセットになっていないと，本当に情報を伝えたということにはならない。

伊藤▶そうなんです。

後藤▶「胃潰瘍です」というときには，こういういい薬がありますよとか，こういうふうにすればいいですよとか，ここに気をつけて下さいっていうのがセットになっているから，素早く胃潰瘍っていえる。今まで，どうして教育という形のコミュニケーションが必要かという話をしてきたと思うんだけど，でもそれだけでは足りなくて，どうして対処までやるのかというところが，今の話になるのかな。「とりあえず寝つける方法」というのは，病気についての情報だけではカバーできない。今の遭難のたとえでもね，「これは多分遭難の初期だと思う」とか，「いや中期だ，これは中途遭難といった方がいいかもしれない」などという情報よりは，今どうすればいいかということを遭難している人は知りたいわけね。

伊藤▶その遭難のメタファーでいうと，遭難した人にとっては，「もう視界が見えなくなってしまっている，どうしたらいいんだろう」ということと同時に，「こんなふうになったのは，バカな自分のせいだ」とか，「こんなふうになってしまって，自分はもう終わりだな」とか，あるいは，「もう一か八か，賭けて

みるか」とか，そういう部分がいっぱい出てきますね。僕になぜそんなことが分かるのかというと，多分体験した人の話を聞いたりして，僕なりに構成しているわけです。だから，自分が構成したものを「こうかな？」といって差し出す。そうすると，まずは「遭難したことは，あなたの責任だとはいえない。天気というのは，いろいろ変わり得るものだ」とか，「今慌てて動くとドツボにはまることがあるから，まずはそこでビバークしよう」とか，そういうことを相手に伝えたくなる。それが情報の中身になってくるわけです。次には「そこはこんな地形のようだ。東の方に行くともうちょっと楽に過ごせそうなところがあるから，天気を見つつ，そっちへ動くといいぞ」なんてことをいいたくなる。するとそれがまた情報になる。

　だから，相手がそういう状況に置かれているときにはこうであろうというような，一種の発想というか，想像があってね。その想像の元は，相手からの情報を聞きながら構成したものということですよね。次にそれを聞いた側が，今度は実際に動き始める。で，そこから先は，動き始めた人間が，「松の木が見えるんだけど，どっちの方へ行ったらいいんだ」とか，「お前はそういうけど，今こんなに吹雪がひどくて，こんなとこでギブアップしていられる場合じゃないんだ」とかいってきたときに，自分が最初に出した情報にこだわるか，あるいは次に出てきた情報によってどうするか。そこが情報提供と対処を共に考えることの両方がセットになっていることの意味ですね。あくまで最初の情報伝達というのは，こちらの最初のアイデアを出すだけであって，そこから先はずれていくのが前提だから，ずれていったところで，個別に見えているその人の状況にどうコミットするかってのは，別の方法論が必要になってくる。

後藤▶そう。それがどのくらいの遭難の程度なのかという情報と，「今いるところの地形はこうですよ」という情報を送るわけだよね。でも今伊藤さんがいったことを少し僕なりに翻訳すると，「まだ2，3日耐えられる体力はあるんだけど，もうだめだと思っちゃってるんで動けない」という人も，「前進する気力はあるんだけど，もう食料も底をついていて，体力が続かないんだ」という人もいる。だからそれぞれの人に対しての方法論は，その人がどんな状態で，どの部分に援助が必要なのかを個別に聞かないとわからないということだよね。

　だけど，僕が思うには，そのときの前提としては，「そうはいっても，この

遭難情報をちゃんと聞くだけの力が，あなた，今あるじゃない」ということがあるでしょう？　つまり，情報も聞けない状態になっているわけではないということ。心理教育場面に置き換えると，「あなたはグループに来て，少なくとも今ここに座って話を1時間聞けてるよね」っていうところをまず確認していくか，それとも一方的に，「あなた方はこの病気だから，この情報を使って対処を考えましょう」というのでは，少し違うような気がする。

伊藤▶なるほど，それはそうですね。

後藤▶ここで最初のところに戻るわけだけど，家族療法の「IP」といういい方で，「病気が問題なのではなくて，周りが問題だと思ったことが問題なんだ」というふうに考えることが，そこに生きてくるような気がするんですよ。

伊藤▶うん。もう少し教えて。

後藤▶「この子が問題です」といって相談に来るとしますね。それをどうオセロゲームのようにひっくり返していくかというところで，一つのテクニックとしてリフレイミングがある。以前はそれを戦略的な「技法」として考えていたんだけど，心理教育をずっとやってきた立場から見ると，あれは「あなたの中にある能力の発見」というか，つまり，あなたは「この子は病気で困る，困る」といっているだけじゃなくて，他にもっといろいろな問題に対処してきたじゃないかということに気づいてもらうための方策なのではないかと思う。「この子が問題だから」って来るわけだけど，それを「皆さんの関係性の中では」と置き換えていくのは，それを家族への非難として使わなければ，あなた方にだってできること。やれてきたことがあるよ，というメッセージになる，ということ。

伊藤▶それはその通りですよ。「遭難しているあなたは，だめな人ではない」ということですね。ちゃんとトランシーバーで交信している。すでに対処をしてきている。こちらからのメッセージを喚起する力があなたにはある，ということが含まれるのですね。だから，私が全体状況全てを見て，ああだこうだといえるわけではない。そこでまずは，相手がトランシーバーで僕らと交信できる力があるという前提で，私が私のスタンスで語っていることに過ぎないわけですよね。私の方が俯瞰的に物事を見えている，なんてことはない。

後藤▶うん。

伊藤▶われわれはちょっとスタンスの違う位置から情報を発しているに過ぎないわけで，その情報を使ってどう動けるかっていうのは，それこそ相手の力量なんですね。その力量をまたこちらがどう見るか，どう信じるかによって，変わってくる部分があるでしょうね。もう一つには，トランシーバーの交信の中で，でもあなたには力量がある，きっとなんとかなると思う。お互いに信じようっていうスタンスで関わるのと……

後藤▶「いう通りにしなさい」というのとでは……

伊藤▶……大きな違いがある。

後藤▶ですね。まあ，こちら側が大部隊で食料，救援物資をあっという間に届けるだけの力があれば「いう通りにしてそこで待ってろ！」ともいえるだろうけど，そうはいかないわけだから，逆に「そちらに何か資源はないですか？」と聞いてみる方法をとるのは，やっぱり是非必要だと思うんですよね。

伊藤▶そうですよね。だから，相手が役に立つ資源を発見することを手伝うというスタンスに，次第に変わっていくんですよね。

後藤▶そうだね。この遭難の比喩はとてもいいと思うんだけど，その人がずっとトランシーバーでこっちと話していると，その人は自分のその状況を解決するための手段をとれないわけでしょう。

伊藤▶そうそう。自分で動いてみないとわからない。

後藤▶「リュックの中をもう1回見てみてくれませんか？」みたいなことって，やっぱりあると思うんですよ。それが多分，「対処」っていうところかな。

伊藤▶そうですね。対処ということを考えた場合に，大きく分けると二通りあると思います。一つは体験的に，何百人もの遭難者が，こういうときにはだいたいこういうふうにして助かっているといった，定石となっている対処，またそれについての情報ということ。もう一つは，その人が周りを見まわすことで，その場その場で自分で作り上げる対処。行動を起す時の大枠としての定石が片方にあり，もう片方には，その人の個別の生活の部分で起きてくる行動というのがある。この後者の方が，実際はその人を動かしていくわけです。それに関しては，僕らは予測ができない。なぜならば，その人の生活すべてを一緒に見ているわけではないし，僕らの観察領域から外れたところで，その人の状況との関係の中で起きてくるものだから。そんな予測せざる行為として彼らがやれて

いること，できてしまっていることって，とても大事になってきますよね。
　「情報提供と対処について考えること」のセットで考えた場合に，最初は専門家の知で始まっていますけど，後半になってくると，個別にとられている対処行動がそれぞれの視野で見えてきて，それが有効で，価値のあるものになる。まあ，ここはちょっと気をつけた方がいいというようなことはあるかもしれませんが，それも彼らが自分の体験の中で学んでいって，こちら側はそれを後押ししたり保証したりする，そういうふうになっていくと思います。

家族心理教育の技術——そのエッセンスとは

後藤▶ちょっと今まで，こちらの意図という側面から語り過ぎているような気がするんです。

伊藤▶ああ，なるほど。

後藤▶もう，話しているところもあるけど，少し具体的な技術論にしようかと思うんですが。これまでいってきたようなこと，自分の中の資源，できている部分の発見が，どうすればできるか，ということを考えるとソリューション・フォーカスと繋がっていくだろうし，SST（社会生活技能訓練）とも共通する部分が出てくるだろうし，そのあたりのことをちょっと話したいと思います。今，技術的な部分で一番意識しているのはどんなところ？

伊藤▶一番意識しているのは，今心理教育の場に来ている人が，ここで何をすることを望んでいるかにフォーカスを当てる，ということでしょうか。

後藤▶一番望んでいることにフォーカス当てたら，「病気が治ること」になるよね。

伊藤▶もちろんそうなんだけど，「もっともですね」と受けて，そして「お子さんの病気が治ったときには，あなたは，どういうことができるようになるといいのかしら？」っていうふうに進めることかな。「あなたにとって，お子さんの病気がよくなってきた時には，あなた自身にはどんな変化が起きていると思いますか？　生活がどんなふうに変わるとよいと思いますか？」ということを，聞いていくということかな。

後藤▶そうだね。僕も現実の生活の中でどういうところがよくなりたいのかという

ところに，なんとか持ち込みたいと考える。多分そこがよくなると，病気による苦労が少し軽くなるのではないか，というところかな。

伊藤▶そうです。ご家族の場合にも，楽になりたいという気持ちはもちろんありますよね。だけど，楽になるということにも，やはり個別性がありますよね。ソリューション・フォーカスが優れているのは，「あなたにとって楽になるとか，もうここに来なくてもいいと思えるのは，あなたのなかではどういうことなのか」ということを，丁寧に聞いていくところですね。それで，それが実現するためには何をしたらいいか，というところにもっていくことですね。つまり「治る」ことの定義は治療者の側が決めるのではないというスタンスになっている。このことは，心理教育の中に取り入れてやっています。

後藤▶たださっきの情報提供の部分を含めて考えると，「治る」というのは一般的にはこうで，予後はこうなんですよと伝えますよね。それから，次に「じゃあ，今の"生活"でどういうところがよくなりたいですか」と聞くっていうのは，なんかすりかえというか飛躍があるような気がしていて，つまり，最初は病気や治療について知識や情報を共有することを，できるだけわかりやすい形でやろうとしてきたのに，「病気の話はもう終わりました」って片付けちゃう。

伊藤▶片付けちゃうっていうか……どうなんでしょうね……

後藤▶つまり，病気が曖昧なものとしてある場合には，それが持っている意気阻喪させちゃうような力とか，スティグマというものをできるだけ軽くするために情報を伝えるんだけど……

伊藤▶意図としてはね。

後藤▶こちらのね。でも，それで本当に力が発揮できるかどうか，どんな対処ができるのかということに関しては，体験としてはわからないし，それを「教えて」もらうためには，日常行動に焦点を当てなくちゃならない，そんな感じかな。

伊藤▶そうですね。両方大事ですね。

後藤▶そこが「知識と対処」がセットになっている意味でしょうね。

スムーズに進む治療の定石

伊藤▶ソリューション・フォーカス的な発想からいうと,「あなたにとってどうなれたらいいの？」ということが明確になって,それが可能になれば,その人はもうここに来る必要はない。しかし,たとえばそれを阻んでいるものが,自分ではなくて,子どもが幻聴に振り回されて大声を出しているとか,そういう部分もあるわけですね。これはすりかえじゃなくて,あくまでその人として「生活」の中でどうできるかがリアルに大事だと思う。そのときに,幻聴に振り回されないための対処をどうしたらいいか,といったときに,病気についての情報が役に立つわけですよ。それは専門的な知であったり,あるいは他の体験者のコーピングの知であったり。それをリソースとして使って学ぶという部分があっていいと思うんです。自己言及の中で全てが解決に向かう,というところに全部収斂しなくてもいい。そこで病気の話と生活がつながるわけ。

後藤▶うん。

伊藤▶楽になるための情報を外からもらってもいいわけですよ。その外からの情報の中に専門家の知もあるわけです。専門家の知は外から観察したものによっています。たとえば薬も外から観察した結果,効いているかもしれないというふうに見えているもので,だから,その人の視野から見えてくるものと,外側から見てよかれと思う情報の両方があることで,次の可能性を選択する余地が広がっていくと思うんです。

後藤▶つまり専門的な知識も,家族や患者さんたちが他のところからいろいろ仕入れてくる情報のうちの一つという形になることが,目標かなとは思うんだ。ただ,現状はなかなかそうはならないので,医療が持っている専門的な知識がある程度共通なものとして広がることが,必要とされているのかもしれない。特殊なものとしてではなくて一般的知識としてある,という状態になれば,スティグマもなくなるし。たとえば,おなかが痛い時に薬屋さんに行く場合もあるし,これぐらいなら病院に行く,というような,意識しないでも誰でも常識として考えているレベルというか,そこのところに行ければいいかなと。これ

ちょっと，あまりにも理想的過ぎると思うけどね。

伊藤▶うん。

後藤▶そういった両方のアプローチの結果，必要な社会資源にアクセスできたことで，最初の問題はかなり問題でなくなる，ということはあり得るわけですね。でも，アクセスした社会資源がまずいところでないように……まずいところに行く確率はできるだけ減らしておく方がいい。それを考えると心理教育が社会運動的になってしまう可能性もあるかなと思うのね。社会改革，医療改革の一種の伝道師のようになってしまう可能性。

伊藤▶今の話で少し触発されたことがあるんですけど。これは，外来なんかの面接でときどきあるんですが，ソリューション・フォーカス的な会話を重ねる場合と，あともう一つのオプションとして，「あなたとこれから会話をするのに，あなたの過去を振り返るのではなくて，これから先のことについて考えていこうと思っていて，そうすることで，問題があってもあなたが生きていけるという選択肢を増やすことができると思うんだけど，そういうやり方でやってみない？」とかいって，始める場合がありますよね。これって，心理教育的な姿勢の影響をけっこう受けている。

後藤▶心理教育だよね。

伊藤▶そうですよね。それで，協働作業をやっていくわけですけど，そのときにこちら側が「こういうルールでやりたいんだけど」といって差し出す部分は，情報の中のもう一つの意味としてある気がするんですよ。さっき「伝道師」といわれたんだけど，こちら側はこういうルールであなたと関わりたいということを明らかにした上で関わるということが，伝道師ではなくて，より対等というか，権威とは違ったものとしての専門家の知を出す時に必要なのではないかと思うんです。

後藤▶僕が伝道師といったのは対社会的な意味でなんだけど，その前にいいたかったのはそういうことだと思う。僕も戦略派のように，パラドックスなどの技法を多用していた時代があったけど，当時は構造として治療者の側が全体をマネージしている上での技術で，だまし討ちに近い部分もあったわけですね。極端にいえば，相手は今どういうルールで物事が進んでいるかわからない状態で，治療者はパラドックスに「かける」「かからない」とかやっていたともいえる。

一方的な情報伝達で「こうしなさい」というのは，それと同じような感じだと思うんです。今は戦略派的にやるにしても，問題よりは未来を見るようなやり方にしましょう，とやりますね。つまりオリエンテーションをして，これから先のプランをしっかり示した上で，同意を求めて協働作業としてやるわけです。心理教育でもスムーズに進む時は，やっぱりオリエンテーションと今後のプランをしっかり示して，そこにある種の同意ができた場合で，それによって初めて対等というか，こちらも相手も情報を出しあって，お互いに作りましょうということが可能になる。これは構造の問題かなと思う。

伊藤▶そうですよね。

後藤▶ちょっと結論的になってしまうかもしれないけど，僕らは心理教育を通して，スムーズにいく治療の構造をどう作るかというところに，非常に心を砕いているのかもしれない。

伊藤▶うん，そうですね。スムーズにいくための，何か定石みたいなものを作りたいと。

後藤▶そう。それにはまず，何について語るかを確認して，それから進め方を決めて，私たちはそれについてこういう情報を持っていますよっていうふうに提示する。そのときに，最初は私たちがいいますから，その次はあなたがいいましょうといったコミュニケーションのルールをちゃんと示しておく。オリエンテーションとルールを示すということと，共通基盤になるある種の知識というものをスタートにするという，そんなところを結構意識しているのかな。

伊藤▶そうです。その提出された知識をも含んだ上で，自分の対処してきた経験から自分なりのリソースを作り上げ，広げていく，そういう流れを作るのを演出しているというか，お手伝いしているのでしょうね。

後藤▶今までの話を少しまとめてみると心理教育は，治療者側とクライエント側のお互いの体験をより出しやすくしていく構造を持っている，あるいはそういう意識のもとに治療構造を組み立てる。最初に知識と情報の提供が，次はあなた方の体験をお聞かせ下さいというのがあって，そのなかでお互いの対処をわかち合えるように設定されているものである，と。そうすると，問題に焦点を当てるよりは，できていること，やれているところを語りましょうというところにどうしても繋がっていくので，ソリューション・フォーカス，例外の利用，

実生活でできているところを伸ばすSSTなどを，技術的に生かしていけるベースが随分あるし，似たような感覚でやれる。と，そんなところまできたわけだ。
伊藤▶そうですね。

グループで行うことの意味

後藤▶それで，もう一つ，対象として，家族だけのグループ，本人のグループ，家族と本人が入っているマルチプル・ファミリー・グループ，それから単家族の場合などがあるわけで，その違いがあるかどうかについて。
伊藤▶まあ，グループはどういう参加者かによって全然違ってくるわけですけど……。でも患者さんだから家族だからというのは，ないといえば嘘になるけど，それほど大きな違いではない。なぜなら，結局グループに来ている人が，困難を抱えながらも自分なりの生活の仕方を，その場で作りあげていくというプロセスですので。それは患者さんであろうと家族であろうと同じですよね。あえていえば，家族の場合はついつい自分のことは差し置いて，子どもがどうなれたらいいかというところから最初は入りますから，「それをするためには，ここに来ているあなたが，どうできることが大事なんだろうか」というところに，焦点をもう1回当て直すっていう作業は必要だと思いますけど。それがしっかりできてれば，さほど変わらないと思っていますが。
後藤▶集団療法でも同じだと思うけど，患者さんでもご家族でも，そこで「自分の体験」を，要するに何かについての論評ではなくて，自分の感情とか行動とかの体験を語れるということが，ある種の力を発揮する点は変わりない。ええと，伊藤さんはさっき「自己言及」という言葉を使いましたか？　僕はセルフ・ディスクロージャー，自己開示ということを考えるんですけど。
伊藤▶う〜ん，どういうこと？
後藤▶ほら，「情報公開」というふうな意味の開示。正当な要求であれば誰でも公的な書類を参照できるという情報公開条例があるでしょう。あれは決定のプロセスをオープンにする意味があって，それに近い意味でのディスクロージャーかな。心理療法でいうような自己をさらけ出すという意味の開示ではなくて，

「私たちはこういう営為をやっています」ということをオープンにしておくということ，常に外部の他者を想定するといってもいいけど．

伊藤▶ああ，なるほどね．僕の力点はむしろ，聞き手がいる環境で自らを語る，という体験がもたらすことにあるんですが．聞き手が多いことで，初めて自己言及，自分を語ることの意味が出て来ますよね．語ることによって，実は自分を整理し，一つのストーリーとして収斂していくという状況がよくありますよね．自分と問題との関係とか，自分の今後についての自分なりの考えとか発想を構築していくわけです．だから，中にあるものを開示するというよりも，語ることによってそこに構築していくというニュアンスの方が強いんですが．

後藤▶ただ，その語りって構築したものが，そのまま消えていかないことが大事でしょう？　消えていかないで共有されるための何らかの装置が，どうしても必要になってきますよね．

伊藤▶そうですね．

後藤▶今やっている対談が消えていかないために，ちゃんと録音されていて，それが雑誌に載るというわけだけど，そういうふうな装置というものがやっぱり必要なんじゃないかな？

伊藤▶たとえばグループの経過を書くホワイトボードとか？

後藤▶うん，それだけではないんだけど．心理教育のグループと他のグループ療法と少しニュアンスが違うのは，それを目に見えるものにしておこうというような意識と構造があるところのような気がする．内的なものではなくて社会的なものとして．

伊藤▶確かに，そういう意識はありますね．

後藤▶たとえば情報伝達にしても，単にいいっ放しではなくてテキストにするとかね．

伊藤▶ええと，今の話に繋がるかどうかわからないですけど，心理教育ではグループで行っても，そのグループの中で起きる変化だけに注目しているのではないというのは一つのポイントですね．

後藤▶うん，繋がっていると思う．

伊藤▶グループの中で固有の文化を作るということは，結果としては起きるかもしれないけど，決してそれが目標ではなくて，グループの力を借りながら，個別の人々の，グループの外での生活に寄与する何かを，その場で考えて作り上げ

ていくという作業ですよね。行動とか対処ということに注目しているのも，そこで作り上げているものが，何らかの形で外の世界での生活を変えるであろうからなわけで。そこはSSTと共通していると僕は思います。もう一つポイントがあって，それは心理教育グループにおける他者との関係では，「あなたはこうすればいいのよ」とか「私はあなたのこと，こう思うわよ」っていうふうに，相互に相手のことについて言及する関係ではないんだと思うんですよ。あくまで「私の体験では」という枠組みで語ったことが，その場にいるメンバーに影響を与える構図があると思うんですね。僕が「自己言及」といっているのもそういう意味ですけど。

　このグループというのは結構アノニマスな関係で，隣に座ってはいるけれども，その場を離れてしまえば何をしているかわからないという人たち同士の関係で，だから，隣に座っている家族とどういう共通体験を持っているかということすらほとんどわからない。わからないんだけれど，自分たちに役に立つものを生み出そうとして，その場にいるわけね。そうすると，そこでの語りというのは二つの側面がある。一つは生活の場に役立つ行動であるとか，対処を語ろうということに絞ったもので，もう一つは，自分の体験を語ることによって，それを聞いている他者にとっても自分の体験との参照ができる，そういう形になるわけですよね。そういうリフレクティヴな語りが，その場で起きるような仕組みになっていると思うわけです。いいたかったことと違います？

後藤▶そういうことです。実際，だんだん他の参加者への「論評」は減ってきますよね。グループの中では，インターパーソナルな語りよりむしろ，逆説的だけど本人がセルフ・リフレクティヴに語ることの方が，かえって単に個人の中にあるものを語るだけということに終わらせない，というグループの構造がある，ということかな。

心理教育グループでのスタッフの役割

後藤▶ただ，そのときに心理教育のグループにスタッフや治療者として入るということはどういうことなのかということが出てくる。これは一つの誤解のもとに

なっているけれど、今、伊藤さんのいったようなけっこうアノニマスな関係で、しかもセルフ・リフレクティブに語るとすれば、セルフヘルプ・グループなんだから、スタッフはいらないのでは、ということがある。

伊藤▶うん。

後藤▶逆に、スタッフが入っていればスタッフはそのグループをマネージする役目があるし、グループ療法になる。そういう意味で、セルフヘルプ・グループでもないし治療でもないという、そういうものとして受け取られる。

伊藤▶どちらでもないというのは、その通りですよ。でも僕は、比較的安全なグループというものには、一定の構造が必要だろうと思っています。自然に5,6人が集って議論がスムーズにできるかというと、そうではないですね。病気を抱えながらの生活を豊かにするという目標のために心理教育のグループをやっているとすれば、そのグループの中でどういうコーピングやスキルが大事かということを構築していくためには、それなりの構造が必要だと思います。そうすると、構造を作るのは、その場に人々を招いた専門家の仕事だと思います。あるいはグループの進め方を提示するのは、グループをやろうと呼びかけた側の仕事なんだと思っています。呼びかけ人が専門家だとすれば、その専門家は、そういう構造を作るための技量を持っている必要があると思う。

　もう一方で、それじゃあセラピーなのかというと、語られる中身に関しては、専門家の知が当事者や第三者のローカルな体験より優れてるという根拠は全くないわけだから、内容に関して専門家が責任を持って何かをすることはできないですね。だから、内容自体はグループ全体で作り上げていくもので、専門家は内容について論じやすい構造を作るというところに、そこにいる意味や責任がある気がします。

後藤▶うん、まあその通りだろうと思う。それをもっと大きな枠で考えると、こんな風になるのかな？　知識を伝えて、お互いの体験を共有する、そこで専門家が一歩下がる、という形をとった時に、お互いが助け合う関係になる。つまり、セルフヘルプ・グループになる一歩手前、セルフヘルプ・グループをどういう風にやっていけばいいかということを、体験する場所としてある、そう考えておく、ということだね。

伊藤▶うん。そこは大事だと思いますね。

治療とエンパワメント

後藤▶では，それは精神科的な治療という大きな枠の中に入れられるものなのかどうかという点だけど。

伊藤▶専門家がその病理を変えていく，小さくしていくためにすることを「治療」と呼ぶとすれば，そうではないということになります。僕らはエンパワメントという言葉を使っているけれども，それは問題がありながらも，その問題領域がなるべく小さくなるようにというか，このいい方自体が，あたかも問題がそこにあるようないい方になってしまうけど，問題というのはそもそもその人と問題との関係で決まっていくと考えれば，その問題に対処する側の可能性を膨らませていくアプローチがエンパワメントですよね。だからこれは，専門家が病理を解消するということとは，違った雰囲気になる。その人が問題に対処する可能性や力量を増やしていく経緯なわけだから，そういう意味では「治療」とは違うかもしれない。でも，両方大事なんじゃないか思う。

後藤▶僕らの業界の中での戦略としていえば，メディカルな場面では「治療」「介入」といって，コ・メディカルや家族たちには，ちょっとその色を消して「援助」「エンパワメント」という。そういう使い分けというのが，今のところまだ必要なのかなっていう気がしなくもない。両方の意味があるとして。

伊藤▶どちらの方がよりよいかという，そういうレベルの違いではない。

後藤▶結局「治療」も，その人が生活していく上での不具合や苦痛というものを，少し軽くしようという作業の一つだから，概念規定にあまりこだわらない方がいいかもしれない。

伊藤▶こだわらない方がいいと思うよね。西洋医学と東洋医学も違うといえば違うし。何かの変化が起きて，起きたその変化が本人にとってより OK というレベルのものになればいいわけでしょう？　そこでは共有項があるんだけど，それを治療なのか何なのかということは議論してもしょうがない気がする。

後藤▶しょうがないよね。だからその人が身を置いている場所というか，アイデンティティをどこに求めているかによって，使う言葉も少し違って来るかもしれ

ないっていうくらいに考えておいて。

伊藤▶要は，どういう方法がより役に立つかということでしょう。グループの場にあっては，専門家の知識で「こうすることがいいんだよ」と伝えるよりも，彼らが自分たちの体験をお互いに出して，それを語ることによって自分たちが少し励起して，「自分はこういうことができているんだ」とか，「私のこんなところって，いいじゃない」という気持ちになれて，そういうふうにして選び取るというプロセスを経て身につけたスキルの方がより効率がいい，ということがわかっているので，そっちを採用しようということでしょう。

後藤▶そうね。そういう意味では，最初の教育的部分というのは専門家の側の立場表明ってことになるわけで，次は専門家でない側のところからっていうふうに組み合わされているという，そこのバランスがとても大切になる。

伊藤▶そうですね。

マルチプル・ファミリー・グループ（複合家族グループ）と社会

伊藤▶マルチプル・ファミリー・グループはとてもおもしろいと思います。グループでも面接でも，結局正直なところ，そこに来ている人の変化によって，家族のシステムに変化が起きるという部分が大きいと思うんです。来てない人にも影響は及ぼすけど，やっぱり来ている人の変化が決め手になっていくと思います。マルチプル・ファミリー・グループだと，ユニットとしての家族の構成員が複数来ている。で，その複数同士がインタラクションをして，何かを作り上げていく。そうした場合，そのグループとしての変化と同時に，グループを作っているサブユニット，たとえば母親と子どもの間の変化も，その場で非常に急激に起きてきますよね。これは外部からの見方ですけど，子ども同士のサブグループや親同士のサブグループができたり，ジェンダーの違いとか，そこにいろいろな差異が見出せると思う。それで変化の仕方が，より豊かになる気がするんですよね。なので本人のグループ，家族だけのグループでよくやってるけど，やっぱり両方合わせた方が，もっとおもしろいものができるんじゃな

いかと最近また思い始めているんです。

後藤▶マルチプル・ファミリー・グループの効果については Laqueur, H.P. がいくつか上げていて，やってみると実際本当に当てはまるんですよね。もう一つ大事だと思うのは，今いわれたマルチプルの場合の，差異がたくさんあることで，その差異がお互いに影響を及ぼしつつ，自分たちが持っている関係性を変えていくということは，結論みたいになっちゃうけど，本来社会がその多様性の中で持っている機能だと思うんですよ。家族に障害や病気を抱えると，多様な社会とのオープンなコミュニケーションがどこか阻害されざるを得なかったり，「専門家との」という限定されたコミュニケーションだけに片寄ったりということが，多分起きていると思う。そういうことが起きている時に，本来地域社会が持っているソーシャルな力，場の中にもう1回戻ってみると，自分たちがもともと持っている回復する機能に気がつくということがある。それがマルチプル・ファミリー・グループの場合，起きやすいと思うんですよ。つまり，より社会に近い形なわけでしょ？ お年寄りがいて，女の子がいて男の子がいて世代間があって，それでいてみんな少しまとまりがあるような。

伊藤▶それを維持するというか，よしとする専門家の力量が大事だと思う。よくある質問に「やっぱり均一な集団の方がやりやすいんじゃないか」というのがありますね。だけど，これは前に鈴木丈さんと話したことなんだけど，グループにはプロセスがあって，最初の情報提供の部分には，「ああ，みんな同じなんだ」と，非常に孤立していて，特殊な子，特殊な子と思っていたのを，そうじゃなくて一般化できるんだというところに，まずはもってくるというプロセスがある。でも，それでは終わりにならない。セルフ・ヘルプ・グループになってもいいんだけど，その時にはまた「一般の中だけど，でも私は私よね。この私がいる。このあなたがいる」っていう単独性になっていく。ここにやっぱり差異が存在していて，「病気を抱えた人」としては一般化されるのかもしれないけれども，その抱えながらの生活については，それぞれ違いがある，というところまでもっていくということ。その差異を意識することによって，自分自身のリソースがまた増えてくるという流れになると思うんだよね。

心理教育における専門家性

伊藤▶そのあたりが時間とともに変わっていくのを維持するというか，促進するというか，変わっていくことにこちらもついて行くというか，そういう専門家のスタンスが大切だと思う。

後藤▶僕が最近意識しているのは，それは別に専門家がずっとついていかなくてもいいんじゃないかということ。つまり世の中には専門家がいて専門家ではない人がいる。別に医療じゃなくても，たとえば修理の専門家とそうではない人がいるわけで。修理の専門家には，修理が必要な時だけ会えばいいでしょう？
　それが専門家と非専門家との違いで，それが普通。だからプロセスによって，そういう関係性にまで持っていくというか，要するに普通の関係性になろうとする努力……

伊藤▶うん。

後藤▶普通の「専門家と非専門家の関係性」になろうとする努力ということであって，「対等な関係で」といっている間は，まだ普通の関係ではないと思う。専門家が意識してグループの中で対等になろうとすることは，まだ普通じゃないわけですよ。

伊藤▶それはそうだね。

後藤▶だからいってしまえば，家族だけの集まりというのは，これは異常だし，本人だけの集まりも異常だし，家族と本人が集まったのも，これも結構異常だけど，それでもより社会に近い形というと，さっきいったマルチプル。

伊藤▶うん。マルチプルだったり，アメリカだと「困難を抱えた人たちのグループ」とか。そうすると情報提供の部分はずいぶん変わってくると思うけど，単一の疾患で括らなくても解決の状況を作り上げていける，これはやっぱりあるなという気がしますよね。

後藤▶あるよね。それで，それってもともと社会が持っている問題解決の装置の一つじゃないかと思うんですよ。

伊藤▶うん。でもそういうものが治療の場というか，医療機関や保健機関に持ち込

まれてくるというか……

後藤▶おそらく医療機関とか保健機関って，最初はそういうものとしてスタートしてたんじゃないか，自然発生的な問題解決システムとして。だから，何か新しいものというよりは，もともとそのシステムが持っていた問題解決機能というものを，どうやって回復するのかということだと思うよ。

伊藤▶それを聞いて連想したんだけど，医療，特に精神医療は，相手の全人格に対する責任を持つというような幻想を持っていて，それがあるがゆえに，障害を持った人間は弱者と呼ばれ，その弱者に対するサポートというようなヒエラルキーを作って来ているとは思いますね。少なくともこの2，30年はそういう状況じゃない？ それで今，後藤さんがいったことは，そういうふうにして肥大化してきた幻想を，もう1回削ぎ落としていこうと……

後藤▶うん。原点に戻るというか，もともと一般的な医療にしても，社会で傷ついた人を少し楽な場所で，もう1回やれそうな気になれるかどうかみましょうよ，っていうくらいのものが始まりだろうから。

伊藤▶それはあるかもしれないですね。そうすると前半の議論と重なって来るんだけど，心理教育をやるようになってから，統合失調症が普通の病気の姿になって来たんですよ。

後藤▶ふん，ふん。

伊藤▶実は摂食障害も，境界例だってそうなんですよ。要するに，医学的な診断というのは特殊化していく過程ですよね。そこで抽出されたスキルを全く否定するわけではないですけど，特殊化する目標は，それに対するコーピング，"I can cope"といえる，それに対するコンピテンスを高めるためなんだから，コンピテンスを高めていった後は，問題をどんどん縮減していく方向が必要なんだろうと思う。

後藤▶うん。だから，診断は否定する必要はないんですよ。境界例ということで集まっても，「じゃあ，なんで困るんでしょうか？」っていうふうにすればいいんで，診断もそのための一つのツールだというぐらいに，考えておけば。

伊藤▶摂食障害のご家族の場合でも，個別の問題を取り扱う時のスタンスというのは，「摂食障害だから」というのはなくなってきますね。「統合失調症だから」というのもなくなってきますね。特にご家族に対しては，全くなくなりますね。

患者さんだと，なくならないでしょうか？　病気の個別性みたいなところで。家族心理教育からはちょっとずれてしまうけど，統合失調症の患者さんの心理教育をやっていて，ときどき患者さんの発言の内容が文脈から外れることがありますよね。そうすると，なんか特別なことが必要とされるんじゃないかとか，摂食障害の患者さんの場合は違うんじゃないかとか。う～ん，僕は今のところ，違うかもしれないし違わないかもしれないという，非常に曖昧なところですね。

後藤▶僕は，ご本人については，治療という枠内でいろいろなツールが開発されているので，それを最大限に生かすのがいいんじゃないかと思ってるんですよ。だから，ご本人の心理教育は特別にしてもしなくても，ある限定された目標のような形にしておけばね。たとえばご本人には，デイケアとか作業所とか社会復帰施設のグループとか，社会とアクセスするためのものが，今は随分整備されているわけですよね。そうすると，ご本人に対する心理教育というのは，いわゆる治療の枠内で，病気の知識を将来のためにきちんと覚えましょうということで，SSTのモジュールであるとか，APA（Assertive Community Treatment；米国精神医学会）のガイドラインに載ってるようなことで済む。コーピングの部分もSSTで済むかもしれない。それにセルフヘルプもずいぶんできているんだから，それは単に組み合わせであって，心理教育も含めてだけど，それらをうまく組み合わせるケースマネジメントを行えばいいのではないか，統合失調症の場合はね。でも，まだ，そこまでにはなっていない摂食障害の場合には，マルチプルで，ご家族も一緒にスタートするという形でやっていっていいかな，という感じを持っています。

伊藤▶ああ，なるほどね。その疾患とか障害の置かれている状況によって，こちらがそこにどういうものを込めていくかということで，違ってくると。

後藤▶そう。だから非常にローカルな問題として考えたらどうだろうか，と思う。かつては，統合失調症に対しても「IP」といった形でかかわった方が有効だった時代も多分あったでしょうけど，今はちょっと違う。だとしたら，今どんどん開発されているツールを，どううまく使うかということを考えるのがいいように思う。

伊藤▶多分そうだよね。だから適応範囲も方法論も，時代の状況によって変化してくる。精神療法の分野でも実はそうではないかという気がします。スコット・

ミラーが最近いっていることで,「精神療法の鉄則と呼ばれていたニュートラリティも残らなかった,でも,かえってそれでよかった」と,これは理解しやすいですね。それはやっぱり,後藤さんがいったようにツールが変わってきているということで……

後藤▶そう。

伊藤▶福祉とか保健も変わってきているから,そのなかで「生活する」ということが前面に出てきたときには,難しいニュートラリティということを金科玉条のごとくにしなくても,物事は変わってくると。そういう文脈の中で見ればね。

後藤▶だから心理教育も,情報公開で時代が進んでいるなかにおいて,それがフィットするという利点があると思う。ちょっといい加減かもしれないけど。

伊藤▶でもそうなんじゃないの? だからまた状況が変わってきたときには,大掛かりな心理教育のマルチプル・ファミリー・グループは必要じゃなくなるかもしれない,ということですよね。それしかないという状況ではそうはならない。

後藤▶これは理想だけど,ノーマライゼーションがもっと進んで,精神障害が本当に他の病気と同一線上で語られるようになったり,体験をみんなで共有できるようになっていけば,わざわざセルフヘルプ・グループを作る必要もなくなるわけでしょう?

伊藤▶必要ないですよね。

後藤▶そんな感じがしてはいるんですよ。後はこの対談をしていても思うんだけど,やっぱり一対一の関係というのは病理だし,きつい部分があるんだよね。だから,またさっきのグループの問題だけど,どのくらい社会のセッティングに近いところでやれるかが勝負というところもある。

伊藤▶その社会に近いセッティングを作るのは,専門家の仕事?

後藤▶当然そうだよね。患者さんや家族は,社会性のところを何かで制限されているという場合が多いから。

伊藤▶うん,そうだよね。心理教育にしても普通の治療にしても,その場を「どういう関係の場」にするかについての,専門家の仕事がやっぱりあるんだと思う。ナラティヴにしても,ナラティヴ的な文脈でその場を作るということへの責任性は専門家が持っていると,僕は理解しています。それはコンテンツについての責任とは違うし,問題解決の答えを出すという責任でもない。そうではなく

て，その人の持っているリソースの中で物事が動いていけるようなセッティングを，それほど特別な形ではなく作っていく責任性というか……
後藤▶そうだと思う。
伊藤▶それを専門家のスキルと考えていい。

心理教育は鵺か？

後藤▶たとえば，心理教育で変化はするというけど，何が変化してるのか？　ものの見方や行動が変化するなら認知行動療法なのかという疑問，批判かな？　がある。
伊藤▶ええと，大事なのはこういうことなんだと思うんですよ。これはすべてのセラピーに起きてることだとは思うんですけど。精神分析療法とか認知行動療法といったときに，どうしてこれを認知行動療法というのかというのは，「ここの変化が起きると，きっと物事がうまくいくであろう」という領域を専門家の方で定めて，そこの変化が起きたかどうかで評価するから，そういう名前がつくわけですね。ところが，物事が変化するときというのは，いうまでもなくその部分の変化だけでなくて，それ以外の変化がたくさんありますよね。

　もっと極端にいえば，専門家がフォーカスを当てた部分が変化しなかったとしても，それ以外の所で起きる変化が物事をよくするということもあるわけです。そうすると，専門家が変化を起こそうとした領域が，あらゆることの出発点であるとは必ずしもいえない。予測し得ない変化の可能性というものは常にある，これは大事なことだと思うんです。たとえば，病気への対処というところに焦点を置いたとしますよね。それで「子どもが寝たままで，声を掛けても，どやしつけたりもしてるんだけど，ぜんぜん反応してくれない。どういう声掛けをしたらいいだろうか」という問題が出されたときに，認知療法の枠組みであれば，「上手な声掛けの仕方」にフォーカスを絞って，「上手な声掛けの仕方って，どういうものか」というふうに持っていきますよね。だけど，生活の中で起きていると考えた場合には，上手な声掛けだけではないかもしれないですよね。たとえば，グループの中でもよく出てくるんですけど，「声掛けなん

てしないでもいいかもしれないよ」「もう任せた方がいいかもしれない」とかね，「お母さんが今みたいにやつれた顔してたら，どんなに声掛けしてもきっとよくならないと思いますから，お母さんがもっと楽になれるように，今度温泉にでも行ったらいかがですか？」とかね。それを聞いているご家族の反応としては，結構そういうところで，「ああ，なるほど」と思う部分があるわけですよね。最初にフォーカスを当てていた部分が上手な声掛けであったとしても，解決が起きてくるのは，「私，温泉に行ってもいいんだ」という思いで，じゃあ温泉に行くためにはどうしようかと考え始めて，どうやってお金を貯めようか，どうやって時間を作ろうか，家の留守番を誰に頼もうかと，こういうふうなことを考え始めた時であって，するとまわりまわって，声掛けにも変化が起きるのかもしれない。

　こんなふうに，最初の一歩は違った所で起きてくることもよくある。で，人が何かをする時に変化を起こす場所が，最初に選択した問題領域と違ったところで起きてくること，これは"あり"としていいのではないかと思います。僕の認知療法の理解では，「それは二次的な問題なのであって」というふうに言われちゃうように思うんです。でも二次的ではないだろうと思うので，そう考えると認知行動療法とはいい切れない部分があると思う。

後藤▶心理教育を認知行動療法とするかどうかは，ちょっと僕もよくわからないけれども，効果というか結果として，こちら側に焦点を当てていたものが，今度はこっちに焦点を当てるという別の行動をしたということは，認知療法の枠組みでは，そっちが問題であるというふうに認知が変化したと考えられる。だから認知の変化を目標にしている，と受け取られかねない部分はあると思う。そういう枠組みでいえば，という前提だけど。

伊藤▶ただ僕はね，後藤さんもそうだと思うけど，やっぱりシステムズ・アプローチとか家族療法とか「関係性が変わることによって人の行動も変わるであろう」という仮説に随分浸されていて，それはどうもそうらしいと信じている部分がありますよね。だから自分のスタンスとしては，「問題をめぐるシステムが変化していっている」という理解の方がフィットするという感じがある。

後藤▶僕もそうだね。認知が変わるから行動が変わるのではなくて，関係性というコンテクストが変わることで，いろいろなものが変わり得ると考えている。だ

からコンテクストをより変わりやすいというか，動きやすいコンテクストにする努力ということが，僕らがやっている心理教育の基本にあるかもしれないと，そんな気がするんだよね。

伊藤▶そうするとね，心理教育にとってのメタとなる情報として，行動療法とか認知療法というのが，実はあって……

後藤▶うん，そうだね。

伊藤▶たとえば強迫的なお母さんがいて，「何かにこだわっちゃうとそのことばかりで気がおさまらない。ついつい不安になっちゃって，家から出るときに何度も戻って，鍵を閉め直したりして，それで辛くなっちゃって，どうしたらいいでしょう？」みたいなときに，まあ，その人の動機づけのもっていき方だとは思うんですけど，たとえば「家から出るときに，不安になっても踏ん張って，戻って鍵を確かめることをしないでやっていくようにしましょうか」って，行動療法的な枠組みで，エクスポージャー（曝露療法）なんかを使ってもいいかもしれない。そういう選択肢はありますよね。でもそこで，「家から出る時不安になるのは，普段から疲れているからかもしれないんですよね」とかいう話になって，「疲れを少しとることができたら，私きっといいのかもしれない」という文脈の話が出て来たとしたら「じゃあ，疲れをとるためにはどうしましょう？」というような話になって，グループの中でいろいろな人がアイデアを出してくれて，それが役に立つかもしれない。どっちの方が効果的で，どっちの方が早いかというのは，これはやってみないとわからない。

　でも，あえていえば，そういう場を設定している者としては，その場で出てきて，なるべくご本人がやってみたいと動機が高まっているものにくっついていって，そこの領域で今までとは違った行動がとれるような援助をする，そういうスタンスになる。

　専門家からすれば，エクスポージャーした方がいいかもしれないと思っていても，そうではない領域で物事が始まったら，まずそこから始めてみて，次にまた何か考えてもいいと思うんだよね。そういう流れというものが心理教育の中にはあるのではないか。

後藤▶今のは心理教育的なグループ設定における変化についてだけど，それは認知行動療法でもできるかもしれないし，SSTでもできるかもしれない。あるい

は完全にセルフヘルプ・グループでメンバーのブレーン・ストーミングでもいいわけですよね。もともとはブレーン・ストーミングの技法だから。でも，それを単独でやったら，僕たちがいっている心理教育ではないんだよね。だから，心理教育とは何か，特に家族心理教育とは何かといわれると，やっぱり組み合わせなんじゃないかと。組み合わせの仕方であって，新しいものでは全然ないような気がする。

伊藤▶そうなんだよね。組み合わせることによって，何かちょっと違ったものを構成するっていう，そこがポイントですね。たとえば一つのスペシャリスト，行動療法のスペシャリストとかね，そういうふうになれたらいいなっていうのはあるんですけど，やっぱり組み合わせ方のスペシャリストみたいな，そういうものなんだと思う。

後藤▶でも，行動療法のスペシャリストの治療とか，精神療法家のとてもうまくいった治療を見せてもらうと，やっぱり実は組み合わせで，常にいろいろな考え方でやってるんだよね。これを前のことにつけ加えてみると，オリエンテーションとコミュニケーションのルールをきちんとした上で，変化が起こりやすくなる設定をベースにした，組み合わせの仕方の工夫であると考えてもいい。

伊藤▶われわれは専門家としては，いろいろな組み合わせがあり得るという可能性を信じて，いろいろな変化を試してみるということは大事だと思います。一つの型を作ってしまえば，結構その型の中にはまっちゃうわけだけど，もう少し違ったことをあえてやってみるという姿勢を持っていることが必要なのではないか，完成ということは，あり得ないわけで。

後藤▶それはそうでしょうね。そういう意味では，いろいろな領域の人が心理教育を実践するようになってきて，ずいぶんと枠組み，構造にフレキシビリティがあるというか，皆が思うようなものに見えちゃう鵺みたいなものというふうにも……

伊藤▶それはありますね。だから俯瞰的に「心理教育とは」ということは，最終的には語り得ないものですよね。結局は家族や本人が腑に落ちる「枠組み」とさまざまな方法の「組み合わせ」ということで。情報提供とか，グループを使って語り合うという構造とか，本人の可能性を高めていくという流れはあるけれども。

後藤▶それで，より社会的セッティングに近いところに近づくようにする。

おわりに——構造を扱う専門家として

後藤▶そこで,なぜ教育部分が必要なのかということが,その基本にあると思う。いきなり対等でグループに入る,ということではないという点で。

伊藤▶教育的部分だけでなく,どうしても「枠組みを見ていく,作っていく」「構造を使う」というポジションには立っちゃいますね。ですから,グループの中で対等になって何かをやるというのとは違う気がする。それがいいか悪いかわかりませんが……

後藤▶たとえば,伊藤さんのソリューション・フォーカス的なグループの持ち方っていうのは,リハビリテーション・プログラムとしての心理教育をやっている人から見れば,そんなに専門家が対等になっていいのかということになるかもしれない。

伊藤▶SSTをやっていると,相談の内容についても専門家の専門性としての部分を維持しなければいけないというところがありませんか？

後藤▶僕はあまりないんだけど,ベテランではない人で,「正しい行動のやり方」にこだわる人はいますね。

伊藤▶もちろん,社会資源などの援助のリソースについては専門家も含めて皆で出し合ってという感じなんだろうけど,望ましい対処行動というものを専門家が知っているというのは,どうかな？　という気がする。

後藤▶でも,それは心理教育で情報をどういうスタンスで伝えるかということと,同じなんじゃないかな。SSTでも「一般的にはこうだといわれているけれど,あなたが今やっていることはどうかな？」というふうに,うまい人はやってますね。

伊藤▶なるほどね。誰かメンバーに一般的なことをいってもらうようにするしね。そういうレベルでの専門家の知識は,少しうまく生活できている患者さんなら知ってますからね。コンテンツではない「枠組み作りの専門家」って考えていいのかな？

後藤▶……枠組み作りの専門家ねえ。この前SSTのライブ・スーパービジョンを

やった時に，アムンゼンが北極探検に行って，犬ぞりで今日は北へ 30km も近づいたと思って計測器で計ってみたら，逆に南に 10km だったという話をしたんだけど。

伊藤▶うん？　行き過ぎちゃったということ？

後藤▶いや，大きな氷山の上に乗っていて，その氷山自体が南に 40km 流されてたんだよ。その上で一生懸命走っていて，北へ行っていると思ってたわけ。実際，そういうことってあるかもしれないな。

伊藤▶あるかもしれないね。

後藤▶だから専門家に必要なこととして，「氷山が動いている」ということを見ること。あるいは「動いている可能性がある」ということを意識することが一つあると思う。それでも，あっちへ行ったり，こっちへ行ったりするだろうな。

伊藤▶内部観察だけでは物事は見えない，という話に繋がりますか。Maturana, H. がいっていたのかしら，潜水艦の中で操縦していた人が，巧みに船を動かして氷河の下を乗り切った。で，陸に上がったときに，「よくあんなすごい氷河をよけて運転しましたね」といわれたときに一言，「私は計器とソナーを見ながら，操縦桿を動かしていただけで，どんなにすごい氷河だったのかなんて，よくわかりません」というのがありますけど，それにはちょっと嘘があるんじゃないかと思うんですね。

後藤▶絶対そうだよ。

伊藤▶どこかにやっぱり「氷山の間を越えていく潜水艦の姿をイメージしつつ運転している私」もいると思う。つまり，内部観測的に計器を見るということと，外部観察的に自分の位置を確かめるということを，両方やってることってあるじゃないですか。両方を行ったり来たり。そのへんをどうできるかというあたりが実践としては大切なんだろうなと思うんですけどね。

後藤▶それをやりやすくするセッティングを作るということかもしれないな。

伊藤▶グループの構造はそうですね。

後藤▶だから「対等で」というのは，こちら側の専門家性を少し下げて，参加しているメンバーが自由な発言ができて，能力が発揮できるようにということだけど，それは逆にいえば私たちにとっても，自由な発想で上に行ったり下に行ったり，外に出たり中に入ったりができるということを確保する，ということだ

と思うよね。
伊藤▶そう。こっちが下がれば向こうが上がるということですからね。向こうが上がって向こうの自由が増えれば，こちらの自由が増えるという感じ。
後藤▶そうそう。多分そういうことを目標にするのであって，ドグマ的に「専門家とユーザーは対等だ」という意味ではないと思う。
伊藤▶うん。社会運動としてのエンパワメントとは，ちょっと違うところがある。その両方かもしれないけど。
後藤▶むしろ，「いいたい」というその人の力を生かすようなセッティングを考えていこうか，ということのような気がするね。そういうことなんじゃないかな。
伊藤▶「どうしたらあなたのいいたいことを，より生かせるでしょうか？」というディスカッションですかね。
後藤▶そうだね。
伊藤▶そういうことが目標か。

(2001年12月15日，東京都内にて)

家族心理教育で必要とされる臨床家の姿勢

はじめに

　本書に所収の「効果的な家族教室のために」の冒頭で，著者は多胎児の母親グループの講演を頼まれたときに，日常的な負荷と偏見があり，経験上の工夫を共有することと経験者同士の感情を分かち合う必要性がある点で，精神障害者の家族援助と同じ構造があることに気がついたことを述べた。また災害救助に当たる人たちの燃え尽きを防止する方法と関連して，困難な問題を抱える家族は，慢性的に災害時の救急隊員のような状態であり，心理教育や家族教室は家族のストレスマネージメントであり，援助者への援助であるということを述べている。

　その後，本書にも所収した伊藤順一郎氏との家族心理教育に関する対談の中で，「遭難している人，あるいは遭難しかかっている人へ何を（どんな情報を）届ければいいか？」と遭難をメタファーにして統合失調症の家族心理教育を念頭に置いて，意見を交換した箇所がある。重複するが基本的な態度についてわかりやすいと思うので再録（一部省略）したい。

　伊藤▶たとえば雪山で遭難しかかっている人と交信している状況を考えると，すぐに必要なのは周囲の状況が明確にわかる完璧な情報ではないでしょう。必要なのは，とりあえず一日生き延びるために，確率的にはどうすることが一番いいかというレベルの情報ですよね。
　後藤▶だから，「その病気はこういうものとして考えられる」という情報プラス，「とりあえ

ずどうすればいいのか」という対処がセットになっていないと，本当に情報を伝えたということにはならない。とりあえず息のつける方法というのは，病気についての情報だけではカバーできない。今の遭難のたとえでもね，「これは多分遭難の初期だと思う」とか，「いや中期だ，これは中途遭難といった方がいいかもしれない」などという情報よりは，今どうすればいいかということを遭難している人は知りたいわけね。

伊藤▶遭難した人にとっては，「もう視界が見えなくなってしまっている，どうしたらいいんだろう」ということと同時に，「こんなふうになったのは，バカな自分のせいだ」とか，「こんなふうになってしまって，自分はもう終わりだな」とか，あるいは，「もう一か八か，賭けてみるか」とか，そういう部分がいっぱい出てきますね，動き始めた人間が，「松の木が見えるんだけど，どっちの方へ行ったらいいんだ」とか，「お前はそういうけど，今こんなに吹雪がひどくて，こんなとこでギブアップしていられる場合じゃないんだ」とかいってきたときに，自分が最初に出した情報にこだわるか，あるいは次に出てきた情報によってどうするか。そこが情報提供と対処を共に考えることの両方がセットになっていることの意味ですね。あくまで最初の情報伝達というのは，こちらの最初のアイデイアを出すだけであって，そこから先はずれていくのが前提だから，ずれていったところで，個別に見えているその人の状況にどうコミットするかってのは，別の方法論が必要になってくる。

後藤▶そう。それがどのくらいの遭難の程度なのかという情報と，「今いるところの地形はこうですよ」という情報を送るわけだよね。でも「まだ2，3日耐えられる体力はあるんだけど，もうだめだと思っちゃってるんで動けない」という人も，「前進する気力はあるんだけど，もう食料も底をついていて，体力が続かないんだ」という人もいる。だからそれぞれの人に対しての方法論は，その人がどんな状態で，どの部分に援助が必要なのかを個別に聞かないとわからないということだよね。だけど，僕が思うには，そのときの前提としては，「そうはいっても，この遭難情報をちゃんと聞くだけの力が，あなた，今あるじゃない」ということがあるでしょう？ つまり，情報も聞けない状態になっているわけではないということ。心理教育場面に置き換えると，「あなたはグループに来て，少なくとも今ここに座って話を一時間聞けてるよね」っていうところをまず確認していくか，それとも一方的に，「あなた方はこの病気だから，この情報を使って対処を考えましょう」というのでは，少し違うような気がする。

　ここで話していることは，援助の開始時点では，援助者と被援助者は明らかに違う地点にいるのだが，そこからお互いに情報交換しつつよりよい方策を見いだしていくプロセスがあるということである。

　家族は遭難している，あるいは遭難しかかっている当事者であると同時に，患者さんといわれる人や障害をもつ人にとっては，あるいは本人を中心に考える医療者から見れば救急隊員のような援助者でもある。だから家族支援としての家族心理教育は当然当事者への援助としての側面と援助者への援助の両方の側面を含む。ただ，

どちらの場合も，困難な問題に遭遇して，最初の混乱している状態から，知識を持ち，日々の問題に対処できる自信があればゆとりが生まれ，また適切にほかの人や機関からの援助が受けられればストレスは下がり，本来の能力が発揮できるはずである，ということが心理教育的な援助の基本的な考え方である。家族心理教育を通して，その基本的な考え方を実践していくと，ひとつの必然的な方向性として，ゆとりを取り戻すという意味は，単に援助者としてのゆとりだけではなく，「自分」あるいは「自分自身の生活」のことも考えましょう，というところに通じていくことは当然のことに思える。

体験を聞くとはどういうことか

　家族心理教育はまず病気についての知識・情報を伝え，それに対してどう対処するかを目標にすることを重視していることが他の心理社会的支援との相違点であるとされる。

1. 脳の病気という前提に立つ

　「こころの病」というようなあいまいなものではなく，「脳の病気」を前提に話すことの利点は，「病気」は「不可抗力」として考えられるということからである。学校でも仕事でも休むことが許されるのは，「病気」が本人の努力を超えたもの，あるいは本来のものではない「外からくるもの」と考えられているからである。後で述べるように，自責感を軽減するためには「病気」という設定は有効な枠組みである。
　しかし不可抗力というだけではなく，「病気」という以上は，まだ症状の軽い始まりの時期から，症状の重い時期，軽快する時期など当然経過があり，また，「病気」という以上は常に「治療」とセットになるイメージがある。つまり「病気」を語るときには「治療可能性（希望）」も語るということである。けれども統合失調症のような，社会的に偏見が強かったり，なかなか本人も家族も受容しにくい病気の場合，「病気」を語るにはさまざまな工夫が必要であり，それがこの家族心理教育という枠組みであるともいえる。

2. 「病気」はその人の全てではない

　上記の遭難のメタファーでは，そこで交信しているということは，何か対処しているし努力もしているはずだ，という観点が提出されている。これは，症状や具合が悪いこと，問題だけを聞いていても，それが全てではない，ということである。「全てがわかるわけではない。聞いてみないと，話してもらわないとわからない」という専門家側の「謙虚さ」が必要である。簡単に「わかります」といわないこと，「もう少し説明して下さい」「もう少しあなたのできていることを教えて欲しい」という，興味・関心が伝わること，それが大事である。

　今まで専門家側はコミュニケーションがうまくいかない場合に，それは病状のせいだといったり，家族の無理解だというふうにいったりしていた部分が大きかったのではないだろうか。実際はこちらの「学ぼうとする」部分が乏しかった，ということもあるはずである。

　治療的会話でもコミュニケーションである以上，一方的に話してもらうということはない。ちゃんと話が成立するためには，先に専門家側の自己開示——自分のよって立つ観点や立場を明らかにすること——が必要になる，通常の会話でも，コミュニケーションが促進されるきっかけは「自分のことを語る（自己開示）」であることは会話のスキルとしてよく知られている。私たちは「こう考えて（治療や援助を進めて）います」ということを早い時期に，できれば先に伝えることが大切である。これが家族心理教育で先に知識や情報を伝えるセッションを行う意味でもあり，押しつけでなく知識や情報を伝えることが必要な理由でもある。

3. 統合失調症の特性

　精神医学はある意味で統合失調症との戦いの歴史であるといってもよい。また統合失調症は多くの差別と誤った処遇の歴史を背負っている。精神分裂病から統合失調症と呼称が変わってからまだ 5, 6 年なのである。「統合失調症の家族心理教育」というとき，意識するかしないかは別として，専門家が家族の前に立つとすれば，ここ 100 年間の考え方や治療，処遇の集大成として家族の前に立つわけである。そ

表1　心理教育参加者へ伝えるべき基本的態度

・家族のせいや育て方で病気になったわけではありません。ましてや，自分で病気になったわけではありませんし，心構えで予防できたわけでもありません。
・障害を持って，あるいは障害を持つ人を身内に持って生活していくことは，どんな人にとっても簡単なことではありません。サポートが必要です。
・適切な知識と情報があれば，ご本人，家族ともに病気の経過に大きな影響を与えることができます。

こではかつてどんな治療や処遇が行われ，現在は最大限どこまで対応できているか，どのような治療が効果的であるとされているか，疫学，限界，今後の方向性などについて語らないまでも知っていなくてはならないだろう。それはかかわるものの責任といってもよい。

　他の場所で言及しているが，上記のことを踏まえて以下に明確に態度表明すべき3点について少し詳しく述べておきたい。

1)　心理教育参加者へ伝えるべき基本的態度

　表1は家族心理教育のときにテキストに書かれたり，ポスターにしたりして参加者に伝える私たちの態度表明である。これは参加者に伝えると同時に私たち自身も毎回確認する基本的態度でもある。

　①家族のせいや育て方で病気になったわけではありません。ましてや，自分で病気になったわけではありませんし，心構えで予防できたわけでもありません。

　何のためにこのように伝えるかといえば，目標としては自責とスティグマの解消である。しかしあくまで「こんなふうに私たちは考えている」という意思表明の意味の方が強い。なぜならこう伝えたからといって，「あ，そうですか，育て方のせいではないんですね」と簡単に自責感がなくなることなどあり得ない。統合失調症の場合，それ以前にかなり長い間，自責感やあるいは周囲の人，あるいは「心の病は育て方」的論調の書き物や情報リソース（マスコミのコメントも含む）にさらさ

れているからである。もちろんこの自責は統合失調症に限らず，多くの問題を抱えた家族には共通しているし，別に問題を抱えなくても通常家族内に何か（悪いことが）起これば，特に親の立場にあると，「自分の（育て方の）せい」と考える傾向は強い。特に成人の犯罪者の場合も「育て方」うんぬんがコメントされるような日本の状況下では特に配慮する必要があろう。

また統合失調症の場合，特に知的障害者家族との違いとして，発病以前は「普通の」家族であった，（障害や病気への）援助者ではなかったということが前提だからである。だから以前にさらされていた「常識」から発病したあとすぐに自由になることは難しい。

スタッフはとにかく「あなたのせいではない」という態度を示し続ける必要がある。「まずい」と思われる行動を取ったと発言した場合でも，少なくとも笑顔でニュートラルに聞く必要がある。また，このような「自責」に関連する発言に敏感であるべきである。

　②障害を持って，あるいは障害を持つ人を身内にもって生活していくことは，
　　どんな人にとっても簡単なことではありません。サポートが必要です。

これは家族向けには，特に統合失調症のような「世間体」をはばかりがちな病気をもつ家族が長い間に陥りがちな社会的孤立の防止と，自責とも絡んでくるが，すすんで援助を受けることへのためらい，「障害」として認めにくい点へのアプローチを表現している。ノーマライゼーションやアドボカシーの立場といってもよい。一方スタッフ側の意識，自戒としては，「家族は病人を介護，看護，援助するのが当たり前」「当事者は喜んで治療や援助を受けて当たり前」そうでない家族や当事者は「意識」や「病識」「障害の受容」が足りないのだ，という考え，あるいは，めげていたり，不満やないものねだりの要望，治療への批判，権利ばかりを主張する，というように家族を批判的に考えてしまいがちな意識に対してのものである。このことを自信をもって伝えるためには，統合失調症を有する人や家族の側に立ってアドボカシー（権利擁護）のための活動を経験しておくのも大事かもしれない。

図1　　　　　　　　　　　　　図2

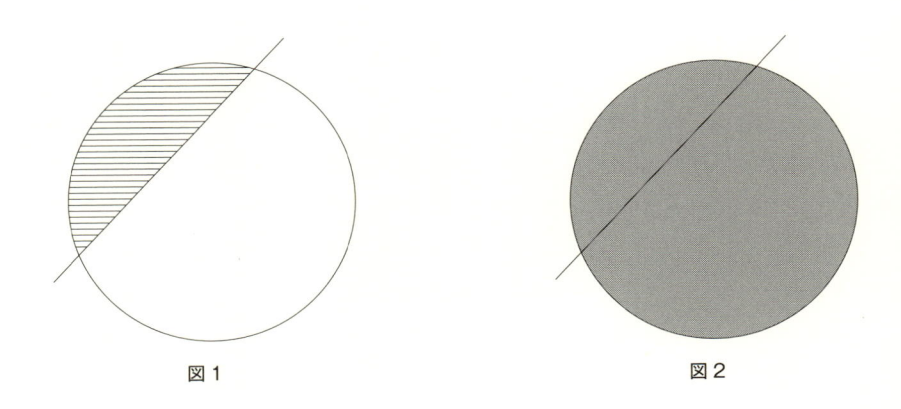

③適切な知識と情報があれば、ご本人、家族ともに病気の経過に大きな影響を与えることができます。

　先の①と②だけでは、「病気や障害があるから援助を受けてください、私たちが援助します」という一方的な表明になり、あくまでも家族、当事者を「援助される人」と規定することになる。この③があってはじめて、「これから協働作業をしていきましょう」という申し出につながるのである。

　病気や障害を抱えた場合を考えてみると、本来、障害、病気、あるいは非機能的な部分は全体の一部である（図1）。けれども、精神科関係の病気の場合、往々にして図2のように、本来一部であるはずの病気が全てであるように見られてしまう場合が多い。スティグマ、偏見があり一般的に知識が普及していない場合はそうなりやすい。
　たとえば糖尿病で病院に通っている人に対して、「糖尿病者」という言い方は滅多にしない。「糖尿病にかかっていて、それをよくするために病院に通っている」と受け止めるが、統合失調症の場合に「統合失調症という病気にかかっていて、それをよくするために病院に通っている」とはあまり考えない。図2のように全体が「統合失調症者」として考えがちになる。これは周りも家族も、本人自身もそうである。これはスティグマが多くある場合、障害や疾病についての理解や知識が普及していない場合（また理解困難な行動をとる場合も含め）、それと失敗体験が重

図3では、円の中に斜線部分（治療（狭義の）・知識・情報）と白い部分（対処や工夫・どう体験しているか）があり、白い部分から斜線部分へ矢印が向かっている。

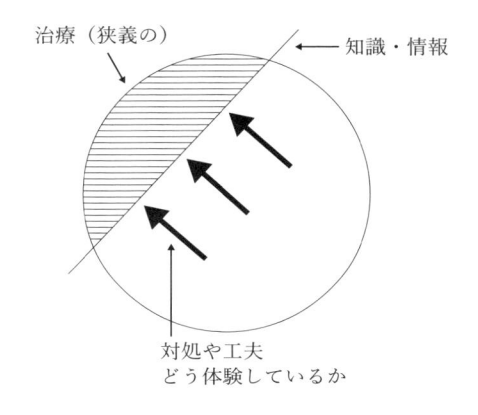

図3

なっている場合「俺はだめなんだ」という気持ちが強く長い場合には、本人も周囲もそう考えやすくなる。けれども精神障害であっても、図1の白い部分、機能している健康な部分は十分にあるはずで、それが斜線の部分に対して図3の矢印のようになんとかしようと思い、行動している部分も確実にあるはずである。

狭義の治療は、病気や障害に対して、図1、3の斜線部分へのアプローチと考えられ、原因除去的な援助、治療的援助といえる。一方図の白い部分への援助は原因除去的でない援助と考えられる。障害や病気、うまく機能しない部分（それを「問題」といってもいい）を抱えてなおかつ生活していたり、相談に来たり、治療に通ってきたり（あるいは入院したり）しているということは、白い部分が斜線部分に何らかの対処をしている（矢印）ということである。家族心理教育に関わるスタッフにとって重要なのは白い部分から矢印が働いていることをイメージできるかどうかである。斜線部分は本人の場合は病気や障害の部分であるが、家族の場合は、家族自身が自分を図2のように、つまり全部が「障害者の家族」として考えないこと、図3のように、自分たちは障害を抱えた人たちを身内に持っているが、その困難さ（図の斜線部分）に対して、何かできていることがある、ということに気づき、語り、確認する作業、これが家族心理教育におけるエンパワメントということであろう。その健康な部分と私たちは協働作業をするのである。

2) 多職種チームを形成する

　家族心理教育は必然的に多職種チームになるし，家族，当事者とも協働作業をするということはそこでもチームを作ることになる。家族心理教育プログラムをグループで運営するときにはスタッフとしては集団療法や認知行動療法の技術を応用することが必須とはいわないまでも必要な場合がある。少なくともグループプロセスの理解は必要であろう。

　一方チームという側面で考えてみると，広くはチーム医療，ケアチームの一員として行動することがスタッフには要請されているといえる。そこで，最後にチーム論という観点から考えてみたい。「グループはそれ自体治療的である（モレノ）」[Kissen, 1976] という見解があり，似たようにチームさえ組めばうまくいくと，つまり集団であればそれだけで効果的で，それまでとは違う新しい取り組みであるとしてしまう傾向はなきにしもあらずだが，それはあまりにも楽観的というべきであろう。

　野中によれば，Bowen, M. という人がすでに1965年に「チームに関する神話」として陥りがちな誤りについて，①善人を集めればよいチームができる，②高い教育を受けた医師が必ずリーダーに適する，③異職種のスーパービジョンでも有効である，④個人の力を合わせると大きな力になる，という4点をあげている [野中, 2007] という。また人数が増えるほど各自の作業量が減少すること（ランジェルマン効果）が観測され，独力で問題解決できる人の合計数に対する理論的正答確率は想定できるが，実測値は常にそれを下回るとされている（つまり必ずさぼる人がいるということ）。

　これらの対策として，①目標を共有すること，②各自が専門的能力を発揮すること，③教育程度よりも技能を用いること，④憶測を意識的に点検すること，がよいチームを作るために推奨されている。

　①の目標を共有することについては，治療上の大きな長期的目標だけではなく，たとえば家族心理教育プログラムの中でも，「今こういうふうに話しているのはこういう目標があるから」などのような，やっている行動の目標を確認しつつ進めることが重要である。②の各自の専門的能力については専門家が同じチームであってもそれぞれの専門的立場から関わればいいということである。みんなが同じことをする必要はない，また家族なら家族としての能力をそこで発揮してくれればいいということになる。③は「学校で学んだ知識」よりも「日常生活のストレス対処技

能」などの方がチーム形成には有効であるということ，④は常に憶測（わかったつもり）にならないよう，「どう思いますか」「どう思っていますか」「これについては」など確認することが必要という意味である。これらは，まさに家族心理教育をうまく行う要諦ではないだろうか。

文献
後藤雅博：家族教室のすすめ方：心理教育的アプローチによる家族援助の実際．金剛出版, 1998.
伊藤順一郎・後藤雅博：対談 家族療法における心理教育を語る．家族療法研究, 19（2）; 108-218, 2011.
Kissen M : From Group Dynamics to Group Psychoanalysis : Therapeutic Applications of Group Dynamic Understanding. John Wiley & Sons, 1976.（佐治守夫・都留春夫・小谷英文訳：集団精神療法の理論．誠信書房, 1996.）
野中猛：図説ケアチーム．中央法規出版, 2007.

日本における家族心理教育の現在

はじめに

　日本における家族心理教育は1988年にAnderson, C.M. とMcFarlane, W. が相次いで来日してワークショップを行ったときから始まったということができる［後藤, 2001, 2007］。同じ1988年にはLiberman, R.P. が来日して社会生活技能訓練（SST）の紹介とワークショップを行っている。これら二つの技法は以前から知られてはいたが，本格的に日本に導入が図られたのはこの年からであるといってよいだろう。それ以来20年が経過した今日，この間の経過も含めて「家族心理教育の現在」として簡単な紹介をしたい。

家族心理教育の歴史

　精神科治療において家族心理教育に代表されるような教育的部分の必要性が一般的になったのは最近のことではあるが，すでに1980年代後半にAndersonは，脱入院化による早期退院，生物学的基礎の明確化，インフォームド・コンセントの流れ，当事者活動の発展，EE（感情表出）研究の進歩が家族心理教育の必要性にとって大きい要因であると指摘している［Anderson et al, 1986］。これらは，日本においてもそのまま最近の精神科医療の変化として当てはまる。精神科疾患と家族の関係に

ついては，とくに統合失調症において関心を呼んできた。遺伝的な問題以外に，古くは1940年代のFromn-Reichmannの「統合失調症原性の母親」（schizophrenogenic mother）という概念に始まって，1950～1960年代にかけては数多くの家族病理が指摘されてきた。これらの概念は，その提唱者の意図とは別に家族の病因的側面が強調され，これらの観察された特長が統合失調症の「成因」であるかのように流布された。しかし現在では，ほとんどが根拠のないものとして退けられている［後藤，2001，2002，1998］。ただ，そのなかで1970年以降Vaughn, L. らはEE研究において，病因としてではなく再発の一因子として家族の高い感情表出を抽出し，それと患者側の脆弱性との相互関係に注目したことにより，EE概念はストレス－脆弱性モデルに基づく精神障害の包括的リハビリテーションにおける基礎的な概念の一つとなった［Lefe et al, 1985］。彼らの研究では高い感情表出を呈する高EE家族との同居は低EE家族と比べて再発率が高いとされている。

　家族の高EEと再発との関連は日本も含めて多くの追試によりほぼ確実なものとされており，EE研究は家族への教育的介入の必要性を推進する元となり，当初はEEを下げることで再発を予防し予後を改善することが目的とされた。しかし現在，家族の高いEEは長期にわたる精神障害の負担やスティグマによる家族自体の孤立と深く関連しているとされ，そのことによる家族の対処能力の低下がまたストレスを増大させ病状悪化につながるという悪循環を改善することが臨床的には重要となってきている［Kavanagi, 1992］。そのため現在の家族心理教育は「家族の不適切な行動を修正する」のではなく「家族に元からある対処技能を発揮する」というエンパワメント（empowerment）の側面が強調されている［後藤，1998，2001；鈴木ほか，1997］。

家族心理教育の定義

　表1に統合失調症に対しての「心理教育を中心とした心理社会的援助プログラムガイドライン」（以下，「心理教育ガイドライン」）［浦田，2004］における心理教育の定義を示した。ここでは心理教育は単なる疾患教育，情報伝達ではなく，対象者が自ら抱えた困難を十分に受け止めることができるよう援助するとともに，困難を乗り越える技術を修得すること，現実に立ち向かうことができる力量を身につけ，困

表1　心理教育の定義　[浦田，2004]

①精神障害やエイズなど受容しにくい問題をもつ人たちに（対象），
②正しい知識や情報を心理面への十分な配慮をしながら伝え（方法1），
③病気や障害の結果もたらされる諸問題・諸困難に対する対処方法を修得してもらうことによって（方法2），
④主体的な療養生活を営めるよう援助する（目的）技法，であるとされている．

難を解決できるという自己効力感を体験し，自己決定・自己選択の力を身につけること，種々の援助資源を主体的に利用できるようになることなどが目指されている。身体的な慢性疾患である糖尿病や脳梗塞における，集団での疾病教育や家族教室の中で，疾患の知識が伝えられると同時に再発防止を目的とした日常行動の指針が提供されることは一般的であり，これらは心理教育と同様の構造といえる。また，AIDSのように社会的スティグマが強い疾患，末期ガンや神経難病のような受容しがたい疾患のグループ，性的虐待やPTSDのグループなども，知識・情報の伝達，共有とともに，同じ経験を有するもの同士の体験の分かち合いを通した心理的なサポートと対処能力の増大を目的としており，心理教育と同様の構造をもっている。ゆえに，心理教育は「慢性疾患に代表されるような継続した問題を抱える人たちに対する教育的側面を含んだ一連の援助法」としてもよいだろう［後藤，1998, 2001, 2002］。

家族心理教育の効果

図1は有名なHogarty, G.E. らの治療法の組み合わせによる統合失調症の再発率を比較した研究結果である［Hogarty et al, 1991］。通常治療（薬物療法と2週間1回の専門看護師によるカウンセリング）とSST，つまり本人のストレス対処能力を上げる方法を組み合わせると再発率は約半減し，また通常治療と家族心理教育の組み合わせでも同程度に減少し，両方を併用した場合の1年後の再発率はゼロとなっている。2年後では，累積再発率は当然増加しているが，通常治療と比べて家族心理教育，および家族心理教育＋SSTの再発防止効果は依然として継続している。日本

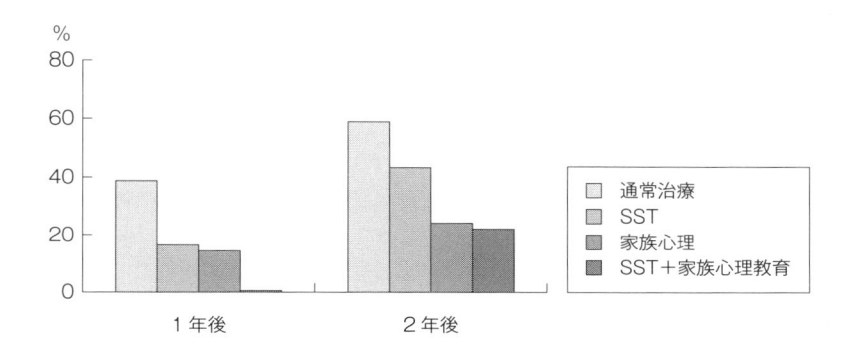

図1 治療法の違いによる統合失調症の再発率

においても伊藤らは国府台方式（「心理教育ガイドライン」中の一つのモデル）といわれる，まず多数の家族に知識教育を行い，その後小グループに分かれて，解決志向的支持的グループセッションを行うという形式を月1回継続する方法で無作為割りつけ試験による効果研究を行った。介入群は43，対照群は42で，結果としては，高EE群で11％対50％,全体で9％対33％といずれも有意差があり（退院後9カ月），また退院後の薬物量も有意に低下していた。これは2年後でも同様であった［Ito et al, 2002］。これら家族心理教育の効果研究についてはいくつかのメタ・アナリシスが行われており，統合失調症の場合，おおむね家族心理教育は薬物療法のみの通常治療に比べて少なくとも20％再発率を低下させるのは確実とされている［Pitschel-Wall et al, 2001；Pekkala et al, 2003］。このように家族心理教育の効果に関するエビデンスは明らかであり，多くの研究は統合失調症の治療において心理教育的介入が必要不可欠であるということを示唆している。

家族心理教育の方法

　1980年代後半に脱入院化に伴った欧米型の家族心理教育が紹介される以前に，日本においては，家族会を中心とした家族教室あるいは家族相談会という形態が普

及していた。長期入院者主体であり、また家族のみを対象とするこれらのプログラムを踏まえ、日本では欧米とは少し違った家族心理教育プログラムの形態が発展し、この10年ほどで大体定式化してきている。先の国府台でのプログラムを代表として、その多くは6〜10回で構成され、最初の2, 3回が教育的プログラムに当てられ、その後は家族のグループセッションを行う。入院初期、退院間近の対象者に対しては隔週程度、地域で保健所、精神保健福祉センター、社会復帰施設などでの実施の場合は、1カ月単位が通常である［浦田, 2004］。欧米と比較して、開催の間隔が長いこと、家族のみのグループを主体とすること、心理的支援に力点が置かれていることなどが相違しているが、この形は、治療としての心理教育と地域ベースで発展してきた家族支援としての家族教室の融合ということができる［後藤, 2007］。ただ、基本構造として教育的部分と対処技能部分に分けられる点は共通である。以下にこの日本での形態の概要を紹介する。

1. 家族心理教育方法 1 ――適切に情報を伝える／知識・情報を共有する

教育的プログラムでは、不安やスティグマ感を下げ、過大で非現実的な期待が修正されるように伝えられることが目標である。知識や情報を知ることで、ある程度客観的な視点を家族が獲得し、それまでは「患者／病気」と一体で考えていたのが「○○病にかかっている誰々」と少し分けて考えられるようになることが効果として考えられる。だから、知識や情報を伝えることがかえって傷つけることにならないように、どのような場合でも、医学的な解説をするだけでなく、当然どうすればよくなるか、またわかっていることとわかっていないことの限界を明確にすることが必要である。そのためには、現在、専門家としてはこう考えて仕事をしているという、いわば率直な自己開示に近い伝え方が有効である。極力専門用語は避け、わかりやすく伝えることは必要であるが、素人と考えてあまりに簡単にするのも避けた方がよい。「どう体験しているか」ということに配慮することが「心理」教育のポイントで、常に「どう受け取られているだろう」と情報を伝える相手からのフィードバックを求める姿勢、双方向的に情報伝達を進める姿勢が大事である。この点で単なる疾病教育、病名告知とは異なる。また、疾病の症状、経過などについては医師が、薬物については薬剤師が、社会資源についてはPSWが、心理的なこ

とについては臨床心理士が，など専門性を生かして多職種がかかわることがチーム医療としても効果的である。

2. 家族心理教育方法2——問題解決能力を高めるグループ

　一例として表2に解決志向型といわれる国府台方式を示した。中核となっている（③以降のプロセスは，SSTでは問題解決技能訓練として知られており，ビジネスの分野ではブレイン・ストーミングとして行われている方法である。ポイントは参加者から出されたいくつかのアイデアから相談者が選ぶ点である。多くの場合，私たちの問題への対処は，考えられる解決法のセットをいくつか思い浮かべ，そこから選んで決定している。日常的なことに対して私たちはあらかじめ解決法のセットをいくつか持っている。そういうセットがないときに，私たちはその問題を困難と認識する。そのため，人の知恵を借りたとしても，いくつかの中から選択する行為は自己決定になり，解決法を「教えられる」よりは，より自由度と自発性が高くなり，自尊心が守られることになる。それとほかの参加家族からの意見を言ってもらうことで，自分の問題についてほかの参加者から援助されたという経験になり，意見を述べた家族にとっては援助経験にもなるので，これも自尊心や自己効力感を高めることにつながる［後藤，2001；鈴木ほか，1997；浦田，2004］。心理教育の主たる方法論は知識・情報の共有と対処能力の向上を目指すことである。前者の知識・情報の伝え方についてはさまざまなAV機器の発展も相まって，その洗練度はめざましいものがある。さらに，内容の充実とともに，双方向性の伝え方あるいは多職種，ときには当事者からの情報提供などが普及していることが特筆される。

　2番目の方法である対処能力の向上を目指すグループについては，欧米の家族心理教育では，問題解決そのものを目的としており，いわば「問題志向型」である。しかし，ここ10年日本では，上記のようにむしろ解決努力を評価し，できているところを評価することに焦点をあてる，解決志向型で，かつ参加者のエンパワメントを重視する技法が開発されてきており，独自の発展を果たしているといってよいのではないだろうか［後藤，2007］。

表2　家族心理教育：解決志向型グループのプロセス

①グループの進め方を確認する
②最近おきた「よかったこと」「ほっとしたこと」などを話す
③グループの中で相談したい「困っていること」を出してもらい，今日のテーマを決める
　何人かに案を出してもらい，緊急性や共通性などから決めていく．それをホワイトボードに板書
④相談したいことについて，詳しく話し話題を共有する
⑤参加者それぞれが，アイデアを出す．アイデアはホワイトボードにすべて書く
⑥相談した人が，アイデアから，自分なりの対処を選択する
⑦必要ならば，ロールプレイや情報提供を行う
⑧一人ひとり感想をいって，グループを閉じる

家族心理教育の現状

　統合失調症の The Patient Outcome Research Team（PORT）2003年版では，Evidence Based Practice（EBP）として推奨すべき心理社会的治療法に，家族心理教育，援助つき雇用，包括型地域生活支援プログラム（Assertive Community Treatment ; ACT），生活する場での援助を含むSST，精神症状に対処するための認知療法，トークンエコノミーが上げられている [Lehman et al, 2004]．同様に American Psychiatric Association（米国精神医学会；APA）の統合失調症ガイドラインでも安定期の心理社会的治療では推奨すべき第一番にあげられている [APA, 2004]．家族心理教育は薬物療法を含めた包括的な治療を構成する，重要な効果の確認された治療法として確立しているのである．われわれは1996年と2001年に「家族支援プログラム」の全国調査を行い，実態を比較した．結果として，保健所など地域における実施プログラムは増加していたが，精神科病院においては実施施設がそれほど増えてはいなかった．しかし，プログラムとしては構造の明確な，「心理教育」プログラムが増えていた [Oshima et al, 2007]．また，「心理教育」をキーワードにして医中誌で文献検索を行うと，近年心理教育に関する文献は飛躍的に増加していることがわかる．とくに，最近では対象として統合失調症のみならず，うつ病，摂食障害，発達障害，ひきこも

り，てんかん等に応用されている。また，領域としても看護領域や介護，福祉など多種多様な領域，職種への普及が認められるとともに，アドヒアランス（adherence）向上に焦点を当てた本人への心理教育の実践と必要性が増加している。このように現在の心理教育は生物・心理・社会的に包括的に治療を進める上でも欠かせない技術となっており，「慢性疾患に代表されるような継続した問題を抱える人たちに対する教育的側面を含んだ一連の援助法」として，その方法論は個別の面接や単家族面接にも適用されている。

おわりに

日本においてとくに家族心理教育が重要なのは，長く家族が治療から排除されてきた歴史があるからである。日本の精神疾患を抱える家族は，情報や支援のないまま，明治時代の精神病者監護法以来，法的には責任を負わされながら，はなはだしきは「病気の原因」とまで考えられていた。地域精神医療や急性期主体に治療が変わろうとする現在，医療者側の家族への対応もまた変わるべきであり，改めて疾患の予後によい影響力を与えうる家族の力と協力すること，つまり「治療の同伴者としての家族」（WHO）を見いだすことが求められている。また，今まで述べてきたようにEBPとして確立した方法であるにもかかわらず，先に述べた全国調査でも精神科医療機関ではそれほど実施施設が増加していなかった。その第一原因としては診療報酬化されていない点があげられていた。退院促進や退院後の再発防止に有効である点で早急に家族心理教育の診療報酬化が必要とされているといえるだろう。

文献

APA : Quick Reference to the American Psychiatric Association Practice Guidelines for the Treatment of Psychiatric Disorders Compedium. American Psychiatric Association, 2004.（佐藤光源訳：米国精神医学会治療ガイドライン クイックリファレンス. 医学書院, 2005.）

Anderson CM, Hogarty GE & Reiss D : Schizophrenia and the Family. Guilford Press,1986.（鈴木浩二・鈴木和子監訳：分裂病と家族：心理教育とその実践の手引き［上］. 金剛出版, p. 5,1988.）

Corrigan PW : Recovery from Schizophrenia and the Role of Evidence-Based Psychosocial Interventions.

Expert Rev Neuroer, 6 ; 993-1004, 2006.
後藤雅博：心理教育・家族教室の歴史と現況. 家族教室のすすめ方, 金剛出版, pp.195-200, 1998.
後藤雅博：心理教育の歴史と理論. 臨床精神医学, 30 (5) ; 445-450, 2001.
後藤雅博：家族心理教育：歴史と概念. 家族療法研究, 19 ; 104-109, 2002.
後藤雅博：日本における心理教育：その到達点. 心理教育・家族教室ネットワークニューズレター , 9 ; 2-5, 2007.
Hogarty GE, Anderson CM, Reiss DJ, et al : Family Psychoeducation Social Skills Training and Maintenance Chemotherapy in the Aftercare Treatment of Schizophrenia Ⅱ : Two-year Effects of A Controlled Study on Relapse and Adjustment. Arch Gen Psychiatry, 48 ; 340-347, 1991.
Ito J, Oshima I, Thukada K, et al : Family Psychoeducation with Schizophrenic Patients and Their Families from the Viewpoint of Empowerment. In Kashima H, et al ed. Comprehensive Treatment of Schizophrenia Linking Neurobehavioral Findings to Psychosocial Approaches. pp.100-118, 2002.
Kavanagi DJ : Recent Developments in Expressed Emotion and Schizophrenia. Br J Psychiatry, 160 ; 601-620, 1992.
Leff J, Vaughn C : Expressed Emotion in Families. Guilford, 1985.（三野善央・牛島定信訳：分裂病と家族の感情表出. 金剛出版, 1991.）
Lehman AF, Kreyenbuhl J, Buchanan RW, et al : The Schizopbrenia Patient Outcomes Research Team（PORT）: Updated Treatment Recommendations 2003. Schizophr Bull, 30 (2) ; 193-217, 2004.
Mari JJ, Streiner DL : An Overview of Family Interventions and Relapse on Schizophrenia : Meta-analysis of Research Findings. Psychol Med, 24 ; 565-578, 1994.
Oshima I, Mino Y, Nakamura Y, et al : Implementation and Dissemination of Family Psychoeducation in Japan : Nationwide Survey on Psychiatric Hospitals in 1995 and 2001. Journal of Social Policy and Social Work, 11 ; 5-16, 2007.
Pekkala E, Merinder L : Psychoeducation for Schizophrenia（Cochrane Review）. In The Cochrane Library Issue2. Oxford ,2003.
Pitschel-Walltz G, Leucht S, Bauml J, et al : The Effect of Family Interventions on Relapse and Rehospitalization in Schizophrenia : A Meta-analysis. Schizophr Bull, 27 ; 73-92, 2001.
鈴木丈・伊藤順一郎：SSTと心理教育. 中央法規出版, 1997.
浦田重治郎：心理教育を中心とした心理社会的援助プログラムガイドライン（暫定版）. 統合失調症の治療およびリハビリテーションのガイドライン作成とその実証的研究, 精神・神経疾患研究委託費13指2, 厚生労働省, 2004.

映画にみる家族（2）

『ギルバート・グレイプ』

　さて今回は『ギルバート・グレイプ』である。ビデオ版の紹介では「大切な絆だが，ときに束縛にもなる『家族愛』を切り口に，ギルバートの青春の一片をみずみずしく描いた感動作」とあるが，この文から連想されるような大甘な「青春ドラマ」ではない。以下あらすじを述べる。

　エンドーラは人口1,000人ほどのアイオワの田舎町，24歳のギルバート・グレイプは，大型スーパーの進出ではやらなくなった雑貨・食料品店に勤めている。知的障害を持つ弟アーニーは彼が身の回りの世話を焼き，常に監視していないとすぐに問題を起こす。小さな町だから警察や消防も大目に見てはくれるが，これ以上何かあれば何らかの対応を取るとギルバートに伝えている。母親ボニーは過食症で夫（ギルバートたちの父）が17年前に突然，自殺をしたときから始まり，それ以来食べ続け「鯨（ギルバートの言葉）のように」太ってしまっている（体重は250kgという設定）。ここ9年ほどは外出もしていない。妹のエレンは高校生で（もうすぐ16歳という設定のようなので，彼らの父親は母がエレンを妊娠中に自殺した計算になる），ギルバートは姉のエイミーと力を合わせて家を支えている（図1）。彼らの兄がいるのだが，大学卒業時の写真が出てくるだけで，大学以来家族と無縁に暮らしていることが示される。

　グレイプ家は郊外の国道沿いの畑の中にぽつんと建っている。父親が一人で建てたという古い家である。ファーストシーンは夏の日にその国道を通る全米を旅しているキャンパーたちのトレーラー・ハウスが集団で通過するのを待つギルバートとアーニーの姿である。アメリカ各地を移動して生活する人たちが夏に集まるキャンプ場への途中の道に当たり，毎年夏にはこの時期に集団で移動して，それをアーニーが喜ぶので毎年見に来ている，という設定が最初に示される。「夏の日に映えるピカピカのトレーラーの屋根」は閉塞された田舎町の生活に縛られているギルバートたちとの対照としての意味を持っているようだ。この映画のテーマが，おそらくは「自由」や「出立」なのであろうことが見るものにそれとなく伝わる。

　映画は，淡々とギルバートの日常を追う。おそらく同級生と思われる友人二人と

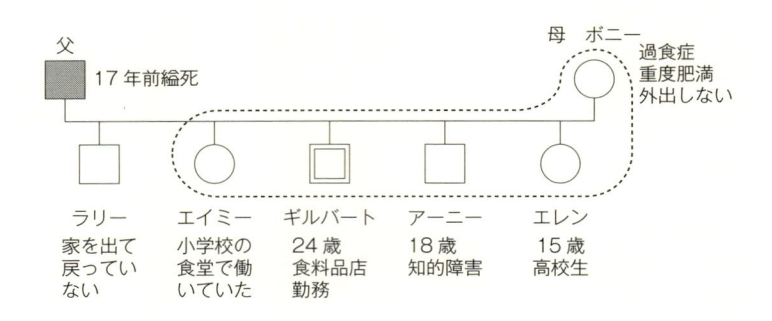

```
                                               母 ボニー
          父                                           過食症
        ┌──┐                                  ┌──┐   重度肥満
        │■│ 17年前縊死                        │○│   外出しない
        └┬─┘                                  └┬─┘
         │                                     │
    ┌────┼───────┬──────┬──────┬──────┐
   ┌┴┐  ┌┴┐    ┌┴┐   ┌┴┐   ┌┴┐
   │□│  │○│    │■│   │■│   │○│
   └─┘  └─┘    └─┘   └─┘   └─┘
   ラリー エイミー  ギルバート アーニー エレン
   家を出て 小学校の 24歳    18歳    15歳
   戻ってい 食堂で働 食料品店 知的障害 高校生
   ない   いていた 勤務
```

図1 グレイプ家

の毎日繰り返されているであろう昼食時の会話。一人は新しく町にできるバーガーチェーンの就職面接に応募しギルバートにも転職を勧める。もう一人は葬儀屋の息子で死ぬ人すら少ないことを嘆くが家業に熱心であり，不満があるにしても二人は今の生活を受け入れている。ギルバートは，店のお客で中年のカーヴァー夫人に誘惑され不倫関係を続けているが，それも流されているだけのように見える。

　ギルバートは仕事に行くときもアーニーを連れて行っており，どこでも一緒で目を離すことができない（アーニー役はレオナルド・ディカプリオ）。妹のエレンに監視を任せておいてちょっと目を離した隙にまた給水塔へ登ろうとして妹とアーニーはけんかになり，止めようとしたエレンがアーニーにちょっとしたケガをさせる。ギルバートはエレンを怒り「アーニー，おまえをいじめるやつは絶対兄ちゃんが許さないから」という。エレンは憤然として去る。入浴し寝かしつけるのもギルバートの役目，休日にも一緒に遊ぶ。身体的に同じくらいに成長しているのにおんぶして走る。過剰なまでの面倒見のよさを通して，ギルバートの援助者としての自己規定，義務感，あきらめや不全感などの複雑な有り様が描かれる。それらの心のひだを主演のジョニー・デップが実にうまく表現している。

　これほどの努力を，しかし母は認めていないようだ。怒られるのはいつもギルバートである。母は巨大に変貌し居間の真ん中で動かず，子どもたちに指示するだけである。けれども子どもたちは，母親を傷つけることを避けるよう極端に気を遣っている。その結果，母とアーニーという障害を抱えた二人を中心にして家は回っている。姉のエイミーは淡々とそれを受け入れ，エレンは思春期に入り始めてそれへの反抗を呈し

始めている。しかしその表現は母親へは決して向かわない。

　子どもたちが示す母とアーニーへの気遣いは、自分で家を建て、界隈で一番美人といわれた女性を妻とした後、突然に消え去った父と、大学の卒業時の写真だけで示される、おそらくは優等生の長男、その両方に見捨てられた思いを抱きながら、家族が力を合わせて家を維持しようとしている、そういう姿の表現に見える。アーニーは13歳までは生きられないと医者からいわれていた。この家族はもう「失いたくない」のである。映画の後半で一晩家を空けたギルバートに母が「どうして戻ったの？」と問うとともに、「黙って消えないで」という。「黙って消える」のは仕方がないが、でも消えて欲しくはない、という思いがこの一家を呪縛しているようだ。

　母がかんしゃくを起こして地団駄を踏んだことをきっかけに、父の手作りによる家の1階の床は、もしかすると母の体重を支えられないかもしれないということが明らかになる。ギルバートは母親に知られないように、地下室から母親のいる辺りの床に支えとなる角材を何本か当てようとするのである。「今にも崩れ落ちるかもしれない床をわからないように支える頼りない何本かの角材」、これはギルバートのむなしい努力と、すでにぎりぎりまで破綻が迫っていること、これから一体どうなるのだろうという、おそらくギルバートが感じている不安や、とりあえずこうするしかなく根本的解決はできないんだ、という諸々の思いを象徴しているようだ。しかも、その作業をする時にアーニーは「お父さんがいるから嫌だ」と地下室に入らない。そこは父親が縊首しているのが発見された場所なのである。ギルバートはこの呪縛からどうやって自由になれるのだろうか。

　こういうときに、トレーラー・ハウスの1台が故障して、エンドーラの郊外に止まる。運転者は祖母と孫娘の二人連れで、町に故障の相談に来た孫娘のベッキーは、給水塔に登ったアーニーをうまくなだめておろすギルバートの様子を見ていて興味を惹かれる。そして食料品店で買い物をして配達をしてもらったりするうちにお互い惹かれあっていく。ベッキーの両親は離婚しており、世界各地への旅行経験があり、若いが自立的な大人の女性として描かれている。

　ベッキーはギルバートに、「希望」を尋ねる。ギルバートは、「みんなに新しい家、母親にエアロビクス、アーニーに脳……」と答えるが、自分には、という質問に、しばらく考えてから「いい人になりたい」というのである。そして「難しい。考えたこともなかったから」と。

　その後、アーニーの誕生パーティまでに、小さいが当人たちにとっては大きいエピソードが続いていく。不倫相手のカーヴァー夫人の夫が突然心臓麻痺で死亡し、夫人

は引っ越していく。また目を離した隙に給水塔に登ったアーニーを保安官は拘留する。その話を聞いた母ボニーは子どもたちを取り連れて，敢然として警察署に乗り込んでアーニーを取り戻すのである。9年ぶりの外出，町の人々は変貌した母の巨体に好奇の目を向ける。意気揚々と乗り込んだ一家だったが，アーニーを取り戻して帰る時には，群衆の好奇の目から逃げるように帰宅する。母の乗った側がかしいだまま走る車がおかしく，また哀しい。

　アーニーの誕生パーティの前日，ベッキーの車は故障が直り明日出発ということになるが，ギルバートは町を出る決断を下せず二人は別れる。その夜，数日前にベッキーに会いに行くために入浴をアーニー一人でさせて，結局水が冷たくなってもギルバートを浴槽の中で待っていたために，すっかり風呂嫌いになったアーニーを何とか誕生パーティの前に入浴させようと追い回しているうちに，エイミーの作っていたケーキにアーニーがぶつかって台なしにしてしまう。ギルバートは今まで足を踏み入れなかった大型スーパーにケーキを注文する。ところがそれもアーニーはこっそりつまみ食いしてしまう。ギルバートはスーパーでケーキを買ったところを雇い主の店主に見られてばつの悪い思いをしていたこともあり，ついに怒りを爆発させ，無理矢理アーニーを入浴させようとして，殴りつけてしまう。そして家を飛び出して車を町の外へと走らせる。町境を越えて車を走らせたギルバートは，迷いつつベッキーのところへ行き，ようやくギルバートは父の死のことなどを語る。

　翌日のアーニーの誕生パーティ，近隣の人たちの祝福，アーニーとギルバートの和解，人目にさらされるのをいやがってそれを家の中から見る母にベッキーを紹介するギルバート。パーティは成功裡に終わり，ベッキーは出立する。母は巨体を一歩一歩運んで，ここ何年も行こうとしなかった2階の寝室へ行く。そしてそれが心臓に負担だったのかそのまま眠るように死んでしまう。直前にギルバートを呼んで「お前は光り輝く王子だ」と賞賛して。

　打ちひしがれて母の遺体の周りに集まっていた子どもたちは，2階の壁を壊して運び出すしかない母の巨体に困り果てている。ギルバートは「絶対にママを笑い物にはさせないぞ」と決然とある行動に出る。それについては映画を見てほしいが，ラストシーンはファーストシーンと同じトレーラー・ハウスの一団を国道で待つギルバートとアーニーの姿である。ただし1年後である。ベッキーの乗った車が止まる。止まった車に二人は乗り込む。「どこへ行くの」と聞くアーニー，「どこでも」と答えるギルバート。

表1 「マイ・ガール」と「ギルバート・グレイプ」

	『マイ・ガール』 サルテンファス家	『ギルバート・グレイプ』 グレイプ家
主人公（IP）と その問題	ベーダ 身体表現性障害 いじめ，家内盗	ギルバート 人生のあきらめ 自己同一性の障害
ライフサイクル	思春期の入り口	成人初期から成熟期へ
親世代	母の死後父の軽うつ持続 娘への無視	父の自殺後母過食，肥満強度 外へ出ない
家族員の障害	祖母の認知症	弟の知的障害
救助役	シェリー（自立した女性） 離婚歴あり トレーラーの旅人	ベッキー（自立した女性） 両親離婚 トレーラーの旅人
システム変化の きっかけ	トマス・Jの死	母の死

　表1を見ていただきたい。前回『マイ・ガール』を取り上げたが，おもしろいことに，時代背景，主人公の性別，年齢など，シチュエーションや細部は違うのだが，構造は実によく似ている。配偶者の死から時が止まっているような親世代，身内の障害者，子ども世代が成長，変化していこうとしているのに表面上は変わらない家族システム，そして外部から「旅人」として現れる女性の救助者，死と再生。

　外部から旅人として現れる人物が，ある閉塞したシステム（家族，村，国などのローカルな土着の共同体）を救うきっかけになる，つまり，ホメオスタティックに「終わりなき舞踏」を踊る悪循環システムに変化をもたらし得るものはシステムの内部にはない，というシステム論の基本概念が表現されている。しかし，この構造は映画においては別に目新しいものではない。「ふらっと現れた旅人が村（共同体）を救う」というストーリーは古典的な西部劇（そしてそれを翻案した『渡り鳥』シリーズなどの昔懐かしい日活アクション映画）に典型的なストーリーである。このパターンで一番有名なのは『シェーン』であるが，この構造は『スーパーマン』『ウルトラマン』などの古典的なヒーローものにも共通している。そういう意味で，システム内部からはシステムの悪循環は修正されないとした初期のシステム論的家族療法は極めてアメリカ的な文化背景があるといえる。つまり，そこでは「外部はよい」「外には

救いがある」というテーゼがある。いい換えれば「他者はよい」ということでもある。それは、グローバリズム、外への拡大をよしとするきわめてアメリカ的なるものの基本にあるテーマではないだろうか。

　一方、日本ではどうだろうか。「ふらっと現れた旅人が共同体を救う」というパターンの典型は『水戸黄門』であろう。しかし水戸黄門は外部の別な共同体に属する「人」ではない。平伏するしかない、いわば触れることのできない神のようなものである。スーパーマンは眼鏡を取って服を着替えるくらいの変身だが、ウルトラマンは明らかに異形のものに変身する。『ゴジラ』が典型だが、日本の映画やドラマなどサブカルチャーの中に現れる「(救助者としての)他者」は異形であり、ある意味わけのわからない恐怖感をも伴っている。さらに、数年前まで日本人のかなり多くの人たちが、毎年毎年「家庭から外へ出て行ってそのたびに失敗して戻ってくる男」を描いた映画を楽しみにしていた。『寅さん』シリーズである。寅さんはいわば『マイ・ガール』のシェリー、『ギルバート・グレイプ』のベッキーの男性版である。日本各地を放浪しながら、その土地土地で人助け、つまりシステム変化を助けながら、自分はそのシステムには受け入れられず、結局葛飾柴又に戻ってくる。しかしシェリーやベッキーには帰るべき家庭はないと設定されている。寅さんは永遠に「他者」には到達できないように設定されているようだ。そこでのテーマは「外は厳しい」「外は残酷だ」「救いは内にある」ということのようにも見える。もし寅さんが外へ行かなくなったら「ひきこもり」かもしれない、などともつい考えてしまうのである。

■作品情報

原題：What's Eating Gilbert Grape［1993年，アメリカ，117分］
監督：ラッセ・ハルストレム（Lasse Hallstrum）
出演：ジョニー・デップ（Johnny Depp），レオナルド・ディカプリオ（Leonardo DiCaprio），
　　　ジュリエット・ルイス（Juliette Lewis）

第 III 部

精神科リハビリテーション

「精神科リハビリテーションを巡る日本の現状」は『精神科リハビリテーション・地域精神医療』（臨床精神医学講座 第20巻）の総論部分のために書き下ろしたものである。1998年の現状についてなので本書にはそぐわないかとも思いつつ結果的に採用したのは，現在と当時の比較をするのも意味があるのではないかと思ったからである。最後の方に，民間病院，精神科救急とのリンク，地域ベース，の三つのリハビリテーションのモデルを示しているが，現在は果たしてどのようなモデルが描かれるだろうか。「障害構造論の社会的適用」は精神障害者リハビリテーション学会が教科書的なものとして刊行した『精神障害リハビリテーション学』に所収されているが，ちょうどICIDHの改訂時期で，文中ではICIDH-2と表記されている部分は改訂されたICFとほとんど変わりないので，読み替えて読んでいただきたいと思う。リハビリテーションの目標としての「リカバリー」という概念はずいぶん浸透してきていると思う。けれども3編目の「心理社会的介入の鍵概念」で述べているように，「リカバリー」は当事者や家族が実現するものであって，専門家が「目標」として言及するのは慎重であるべきだ，という考えは変わっていない。
　精神科リハビリテーションの領域では，私は日本SST普及協会の最初からの運営委員で認定講師でもある。SST関連のものも載せたかったが，心理教育と重複するところが多く，あまりにも初心者向けの解説的なものであったり，自分にとって重要なフィールドであるもののスペースの関係もあり所収できなかった。ただSSTに関わってからおつきあいをいただいている池淵恵美氏との対談を掲載できたのは大きな喜びである。この対談も楽しく，また実りあるものであった。

精神科リハビリテーションを巡る
日本の現状：1998年

はじめに

　図1は日本の精神科における平均在院日数の推移［厚生省大臣官房障害保健福祉部精神保健福祉課，1994-1998］で，図2は都道府県別万対病床数である。1996（平成8）年の平均在院日数は441.1日で，1980（昭和55）年の534.8日に比較すればここ10年でかなり低下しているといえる。単純に比較はできないが，米国の12日（1991年）を代表とする欧米と比べるとまだ長期である。一方，人口万対病床数では全国平均28.8で，これも欧米に比して2～4倍である。1998年現在，病床数は約36万床，在院患者数は約34万人で，最近減少傾向にあるとはいえ，それほど大きく変化していない。日本の精神科リハビリテーションもこの精神医療構造の特長と無縁ではない。精神科のリハビリテーションは日本では長く長期在院者の社会復帰への取り組みと同義語であり，社会的入院の対応策と同義語であった。またこのような医療構造の中での病院内リハビリテーションが結局は長期の入院を支え院内寛解といわれる患者を多く生み出してきたという批判もある［松本ほか，1988］。しかし，現在病床数がさほど減少していないのに平均在院日数が低下していることは，入退院の回転率があがっていることを示している。10年以上の長期在院者の存在を除くと，一般の平均在院日数はもっと短くなり入院6か月後には70～80％，1年後には80～90％が退院している［厚生省大臣官房障害保健福祉部精神保健福祉課，1998］。この結果として，現在日本の精神科リハビリテーションには社会的入院の主体であ

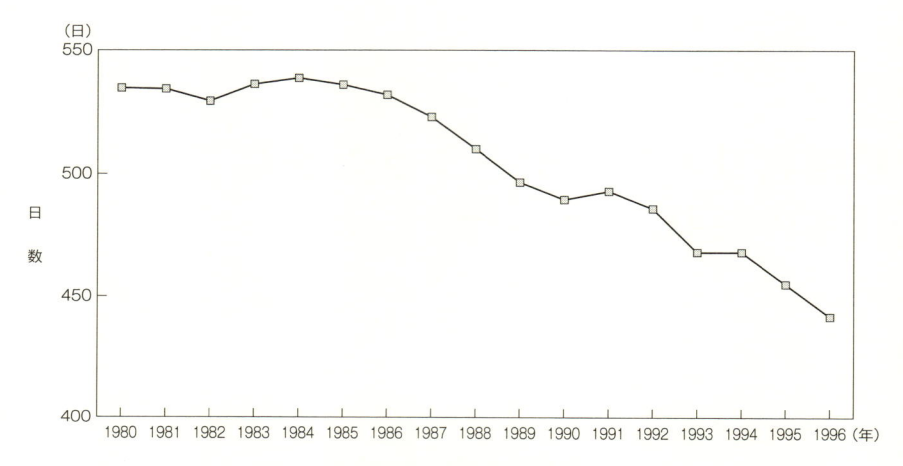

図1　全国平均在院日数年次推移

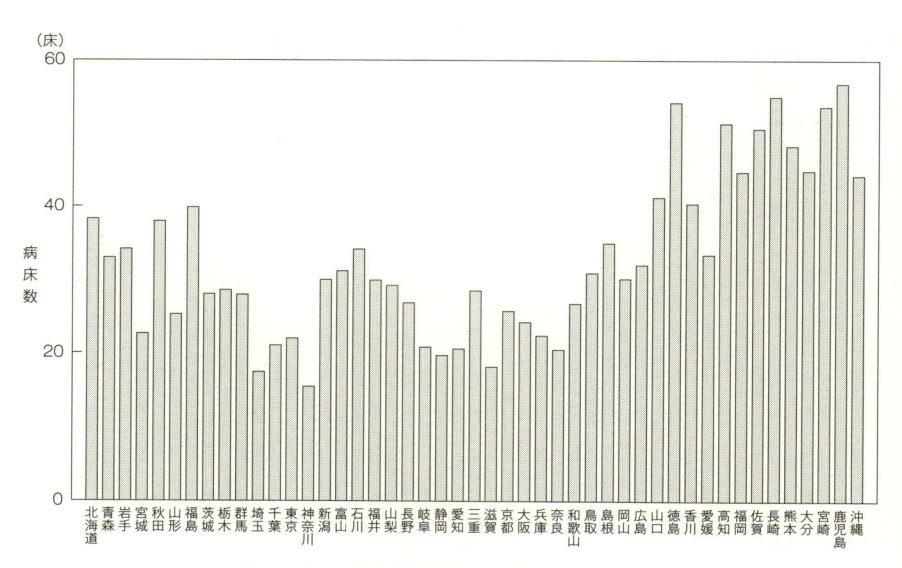

図2　人口万対病床数（1997（平成9）年6月）

る長期在院者への対応と，短期に入退院する人の再発・再入院予防の二つのニーズが求められているといえる。後者に関していえば Liberman, R.P.［1988］, Anthony, W.A. ら［1990］の包括的リハビリテーションの概念とそれに伴う社会生活技能訓練（SST），心理教育（psychoeducation），ケースマネジメント（case management），職業リハビリテーション（vocational rehabilitation）などの技術が本格的に日本に紹介されてから 10 年ほどが経過［Anderson et al, 1986；池淵ほか，1997；池淵，1998］し，ようやく定着しつつある。これらのプログラムと技術は急性期の入院が 1, 2 週間である欧米の再発予防と地域定着のためのプログラムであり，ようやく日本も理想としてではなく現実的にこういったプログラムに取り組める時期に入ってきたと考えられる。それと連動していることであるが，最近のもう一つの変化は，病院主体のリハビリテーションからコミュニティをベースとしたリハビリテーションへの移行である。これは 1988（昭和 63）年の精神衛生法から精神保健法への改正で社会復帰の促進が明記され，それ以後社会復帰施設を代表とする地域での社会資源の整備が進み，また障害者基本法の成立（1993 年）により精神障害が身体，知的障害と並んで障害者として位置づけられたことが大きい。図 3 は厚生白書の精神保健福祉施策の概要［厚生省，1998］である。労働分野の障害者雇用に関連する事業が盛り込まれておらず，形にはならないが有力なサービスであるユーザー活動の位置づけがなされていないという欠点はあるが，現在の地域での社会資源は網羅されている。また図 4 は障害者プランであるが，1987（昭和 62）年以前とは社会復帰対策のプランとして隔世の感がある。しかし社会的入院が在院者の 2, 3 割つまり 6, 7 万人への対策としては不十分であるという指摘もある。どちらにしても本来連続的なものとしてあるべき病院と地域のリハビリテーションが今後有効に連携していく素地はできつつあると考えられる。このような観点から精神科リハビリテーションの現況を概観してみたい。

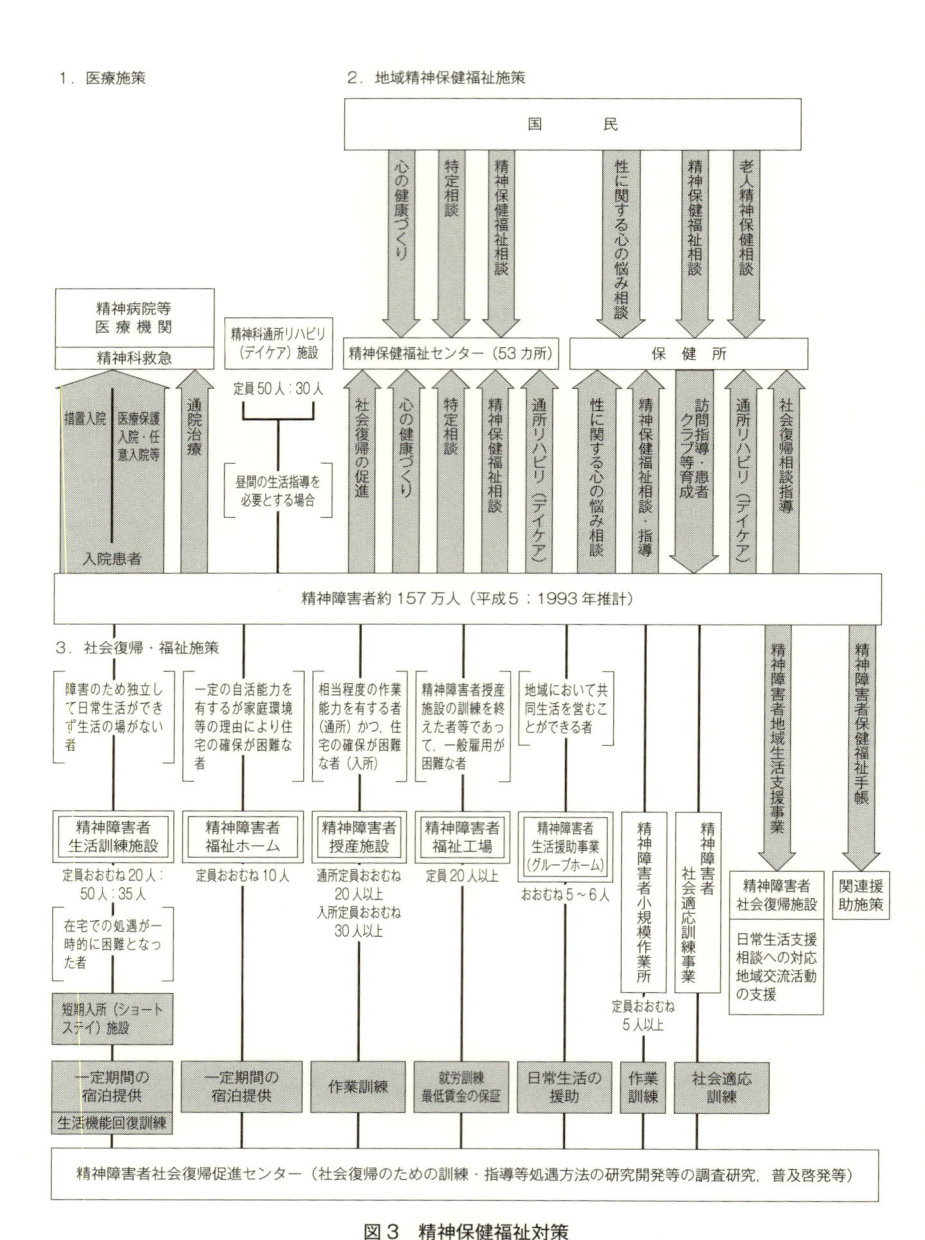

186　第Ⅲ部　精神科リハビリテーション

1．医療施策　　　　2．地域精神保健福祉施策

国　民

心の健康づくり／特定相談／精神保健福祉相談／性に関する心の悩み相談／精神保健福祉相談／老人精神保健相談

精神病院等医療機関
精神科救急
精神科通所リハビリ（デイケア）施設　定員50人：30人
精神保健福祉センター（53カ所）
保健所

措置入院／医療保護入院・任意入院等／通院治療
昼間の生活指導を必要とする場合
社会復帰の促進／心の健康づくり／特定相談／精神保健福祉相談／通所リハビリ（デイケア）
性に関する心の悩み相談／精神保健福祉相談・指導／訪問指導／クラブ等育成／通所リハビリ（デイケア）／社会復帰相談指導

入院患者

精神障害者約157万人（平成5；1993年推計）

3．社会復帰・福祉施策

障害のため独立して日常生活ができず生活の場がない者／一定の自活能力を有するが家庭環境等の理由により住宅の確保が困難な者／相当程度の作業能力を有する者（通所）かつ、住宅の確保が困難な者（入所）／精神障害者授産施設の訓練を終えた者等であって、一般雇用が困難な者／地域において共同生活を営むことができる者

精神障害者生活訓練施設　定員おおむね20人：50人：35人
精神障害者福祉ホーム　定員おおむね10人
精神障害者授産施設　通所定員おおむね20人以上　入所定員おおむね30人以上
精神障害者福祉工場　定員20人以上
精神障害者生活援助事業（グループホーム）　おおむね5〜6人
精神障害者小規模作業所　定員おおむね5人以上
精神障害者社会適応訓練事業
精神障害者地域生活支援事業　日常生活支援　相談への対応　地域交流活動の支援
精神障害者保健福祉手帳　関連援助施策

在宅での処遇が一時的に困難となった者
短期入所（ショートステイ）施設

一定期間の宿泊提供／生活機能回復訓練／一定期間の宿泊提供／作業訓練／就労訓練　最低賃金の保証／日常生活の援助／作業訓練／社会適応訓練

精神障害者社会復帰促進センター（社会復帰のための訓練・指導等処遇方法の研究開発等の調査研究，普及啓発等）

図3　精神保健福祉対策
［厚生省大臣官房障害保健福祉部精神保健福祉課，1988］

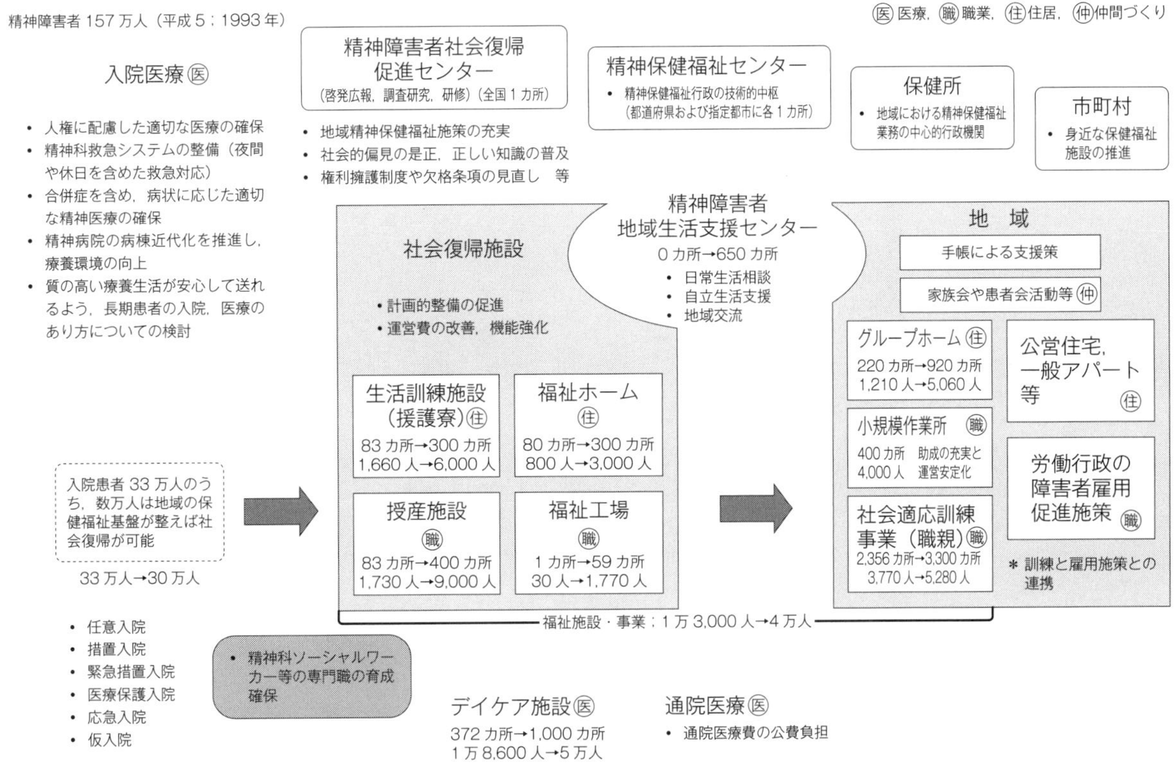

精神科リハビリテーションを巡る日本の現状：1998年   187

(医)医療，(職)職業，(住)住居，(仲)仲間づくり

精神障害者157万人（平成5：1993年）

入院医療 (医)
- 人権に配慮した適切な医療の確保
- 精神科救急システムの整備（夜間や休日を含めた救急対応）
- 合併症を含め，病状に応じた適切な精神医療の確保
- 精神病院の病棟近代化を推進，療養環境の向上
- 質の高い療養生活が安心して送れるよう，長期患者の入院，社会復帰のあり方についての検討

- 任意入院
- 措置入院
- 緊急措置入院
- 医療保護入院
- 応急入院
- 仮入院

入院患者33万人のうち，数万人は地域の保健福祉基盤が整えば社会復帰が可能
33万人→30万人

精神障害者社会復帰促進センター（全国1カ所）
（啓発広報，調査研究，研修）等
- 地域精神保健福祉対策の充実
- 社会的偏見の是正，正しい知識の普及
- 権利擁護制度や欠格条項の見直し 等

精神保健福祉センター
（都道府県および指定都市に各1カ所）
- 精神保健福祉行政の技術的中核業務の中心的役割強化

精神障害者地域生活支援センター
0カ所→650カ所
- 日常生活相談
- 自立生活支援
- 地域交流

精神科ソーシャルワーカー等の専門職の育成確保

社会復帰施設
- 計画的整備の促進
- 運営費の改善，機能強化

生活訓練施設(住)（援護寮）	授産施設(職)
83カ所→300カ所 1,660人→6,000人	83カ所→400カ所 1,730人→9,000人

福祉ホーム(住)	福祉工場(職)
80カ所→300カ所 800人→3,000人	1カ所→59カ所 30人→1,770人

デイケア施設 (医)
372カ所→1,000カ所
1万8,600人→5万人

通院医療 (医)
- 通院医療費の公費負担
事業：1万3,000人→4万人

地域
- 手帳による支援策
- 家族会や患者会活動等

市町村
- 身近な保健福祉業務の中心的役割推進

グループホーム(住)	公営住宅，一般アパート等(住)
220カ所→920カ所 1,210人→5,060人	

小規模作業所 (職)	労働行政の障害者雇用促進施策 (職)
400カ所，助成の充実と4,000人 運営安定化	

社会適応訓練事業 (職)
2,356カ所→3,300カ所
3,770人→5,280人

*訓練と雇用施策との連携

・福祉施設・事業：1万3,000人→4万人

図4 精神障害者のよりよい医療の確保と社会復帰・福祉対策の充実（平成7～14年）[厚生省大臣官房障害保健福祉部精神保健福祉課，1998]

リハビリテーション技術とデイケア

1. 技術的側面の現況

1) 作業療法（Occupational Therapy）

　作業療法は 1974（昭和 49）年に診療報酬化された。当時わずか 33 施設だった実施施設も 1995（平成 7）年では作業療法が認可されている施設は 501（精神病院の 40%），従事している作業療法士は 1,075 人にのぼっている［比留間ほか，1998］。しかし診療報酬体系に組み入れられる時点から，閉鎖的な環境における院内作業療法は，むしろ病院内適応を促進するものではないかという批判は存在していた［松本ほか，1988；日本精神神経学会社会復帰問題委員会，1986］。またその使役性や報酬の還元の問題も論議されてきた。それらの論点は必ずしも現在全て解決されているとはいいがたい。

　作業療法のメニューは極めて多様であり，ゲーム，レクリエーションから生活技能訓練や集団精神療法（group psychotherapy）まであり，準拠している理論も多岐にわたっている［関，1994］。形態も集団から個別とまた多様であり，何でも作業療法になり得る素地をもっている。そのため現在は「生活を支え，生活の質を高める」リハビリテーションの中の技術の位置づけとして，適正な集団形態と個人のニーズに沿った個別援助，退院および自立生活に向けての準備へ関与すること，全体の治療計画の中での役割分担，個別の障害評価に応じた社会参加促進に寄与することが強調されている［比留間ほか，1998］。その一つとして職業リハビリテーション分野との連携が模索されているが，当然のことであろう。

2) 社会生活技能訓練（SST）

　日本における SST は，それ以前に試行的な試みがあったにしろ，1988 年カリフォルニア大学ロサンゼルス校（UCLA）の Liberman, R.P. が来日してワークショップを行ったことから始まっているといってよい。それ以後，翻訳やマニュアルなどの発行と各地での研修会が実施され徐々に精神科リハビリテーション技術として広

範に普及しつつある［安西ほか，1998］。日本SST普及協会（1995年設立）の調査では，1987年では全国で4施設であった実施機関が1990年頃より年々増え，1994年入院生活技能訓練療法が診療報酬として点数化されて以後，1995年では220施設となっている。1995年の時点での179施設の調査によれば，入院が60.3％，デイケアが38％となっている。また対象は統合失調症が80.9％を占めている。また診療報酬の請求を入院生活技能訓練法でとっているものが診療報酬請求施設の87施設中72.4％の63施設であり，ほかは作業療法や集団精神療法で請求している。入院生活技能訓練の点数の低さが原因である。89.9％が基本訓練モデルを実施していたが，今後は服薬自己管理モジュールや心理教育との組み合わせ，行動療法的家族指導などの系統的なプログラムが普及していく必要があろう。ただこれは，SST普及協会員所属の施設のみを対象とした調査であるので，実際に診療報酬として入院生活技能訓練を行っている施設はもっと多いと思われるが，その実施内容など実態は明らかではない［角谷，1998］。

3) 家族援助プログラム・心理教育

　心理教育（psychoeducation）は本人への心理教育と家族への家族心理教育とに分かれる。家族への心理教育は日本では家族のグループを対象とする家族教室形態が一般的である［後藤，1998；木戸，1996］。全家運保健福祉研究所の家族教室に関する調査では，全国の保健所中回答のあった742保健所のうち509保健所（68.6％，約7割）で，全国精神病院1,669施設中回答のあった759施設のうち259施設（34.1％），精神保健福祉センター51施設では33施設（64.7％）で家族教室プログラムが行われていた（保健所の数値は1994年，病院とセンターは1996年）。プログラムの形態として，単発の講演会などを除いた，数回を1コースとしたり，定例的に行われている勉強会のような，構造が明確で心理教育の形態に準ずるものは，保健所では52.6％（311／591），病院では55.4％（246／444），精神保健福祉センターでは75.0％（30／40）で，家族のみが参加する家族教室形態はかなり一般的である。

　本人への心理教育はプログラム化されたものが試行的に行われているが，インフォームド・コンセントの流れに沿ったいわば疾病教育や薬の説明といった治療やリハビリテーションの基礎としての情報伝達部分と，SSTの服薬自己管理モジュールのようなリハビリテーション技術の一つとしての両側面がある。これは家族への

心理教育も同じであり，今後は欧米のように最初から患者とその家族が一緒に始めること［後藤，1998］が効果的であろうと思われる。

2. デイケア，ナイトケアの現況

　1997年6月現在，全国では精神科デイケアは658を数えるが，そのうち病院付設が484（単科精神病院：336，総合病院：148）であり，診療所付設型が144である。残りは精神保健福祉センターで23カ所である。宮内らは，デイケアをプログラム上，訓練施設型（医療デイケア）と生活維持型（福祉デイケア）に分けている［野田ほか，1995］。しかし，SSTや家族教室の導入が試みられてもプログラムの内容によって診療報酬が変わるわけではない点は問題がある。長期にわたってデイケアに通所し，病院での長期在院者と同様のデイケア沈殿者の問題が各所で指摘されている。

　デイケアはリハビリテーションの先兵として，国立精神保健研究所（現・国立精神・神経医療研究センター）の試みから精神衛生センターでのパイロット事業，保健所でのデイケアなど公的な場所が先導する形で普及してきた。しかし診療報酬化以来，病院診療所での付設が一般化し，大規模なデイケア施設の意義が問われている。北九州デイケアセンターの終了と精神保健福祉センターへの転換はその表れである。ナイトケアは全国で38カ所で実施されている。とはいってもまだまだ少ない。歴史的には1971年に川崎市社会復帰医療センター，翌年に世田谷リハビリテーションセンター（現・中部精神保健福祉センター）が開設されて，デイ・ナイトケアによるリハビリテーションモデルを提供してきた。その後診療報酬体系にナイトケア料，デイ・ナイトケア料が新設されたが，デイケアに比べてナイトケア設置の伸びは鈍い。1996年からの大都市特例の施行により，これら歴史のある大規模なリハビリテーションセンターの意義がデイケアセンター同様に問われてきている。それに対して生活支援センター86カ所，ショートステイ可能施設60カ所とむしろ小さな地域でのナイトケアを目指す社会復帰施設の設置が進んでおり，もともとナイトケアは生活維持の要素が強い援助プログラムであるので，今後は地域の施設が補いうるのかもしれない。

職業リハビリテーションの現況

　従来のリハビリテーションを担ってきた精神医療・保健の側には職業リハビリテーションについては乏しい実績しかなかった。これはたとえば公共職業安定所に相談に行って傷ついてきた精神障害者やリハビリテーションに関係するスタッフたちの経験があきらめさせてきたこと，医療，保健分野で利用できる制度が職親制度くらいしかなかったことによる。しかし他の障害よりも遅れていた精神障害者に対する行政の職業・雇用対策は，1988年「障害者の雇用の促進等に関する法律」によって位置づけられ，職業安定所に障害者担当窓口が設けられ，デイケア，作業所，授産施設や社会復帰施設と障害者職業センターなど労働関係機関との連携が始まっている。雇用率に知的障害者が含まれるようになった1998年7月からは，適応訓練，助成金の対象になる精神障害者の範囲が拡大した。しかしこれらの動きはまだ緒についたばかりである。精神障害者で一般企業に就労している人数は1995年11,000人で成人精神障害者の0.7%にとどまっており，他の障害とはかなりの開きがある［精神障害者の雇用に関する調査研究会，1994］。こういう職業リハビリテーションの問題点として職業能力評価の難しさと保護雇用制度の不備があげられている。そんななかであっせん型の就労支援センターが生活支援センターと併設するモデル事業が開始されており，この試みは今後中核になっていくことが予測される［労働省職業安定局高齢・障害者対策部障害者雇用対策課，1998；依田，1998］。そのほかにも，保健，医療，福祉分野と労働分野の連携に際して，グループ就労やSSTとの組み合わせなどさまざまな技術的な試行が行われている。やがて労働省と厚生省の統合を控えて，最も発展が期待される分野であり，職業リハビリテーションとは単純に働かせようとすることではなく障害者の選択の幅を広げることであることが広く理解され［野中ほか，1998］始めている。

地域リハビリテーションの現況

　表1に社会復帰施設，グループホームと作業所の設置状況を示した。1993（平成5）年にはそれぞれ，181，854であったことを考えると順調に設置が進んでいると考えられる。しかし数としてもまだ十分ではない。全体の社会復帰施設のうち，44％の390施設が医療法人立である。なかでも生活訓練施設（援護寮），福祉ホームはそれぞれ医療法人立の占める割合が60％，68％と高い。図5に社会復帰施設とグループホームの定員を現在の在院患者数で除した割合の都道府県別数値を示した。最大でもまだ8％に達しておらず，地域格差がかなりあることがわかる。図6に生活訓練施設，福祉ホーム，グループホームの住居関連の施設および事業と授産施設（通所，入所），作業所の職業関連施設の都道府県別人口比（10万対）を示した。東京，神奈川，新潟と北陸地方および中国地方に設置率が高くなっているのがわかる。東海地方と四国，九州で低い。地域リハビリテーションの施設整備が順調に進んでいるとはいえ，このような地域格差が現状である。各都道府県における，①財政力指数，②病床数，③通院公費負担申請数，④訪問看護実施率，⑤PSW協会会員数，⑥家族会数，⑦社会復帰施設数，⑧自助グループ数，⑨作業所数，⑩作業所への補助金事業開始年，⑪作業所運営費補助基準額，を指標として1994年時点での社会復帰を促進する要因に関する研究によれば，これらの変数は財政的因子，地域での社会資源の因子，医療的因子，に分けられ，クラスター分析により各都道府県は6グループに分けられた（表2）。グループ1は比較的第3因子（医療関係の資源の因子）の平均値が高い。グループ2は，いずれの指標においても，精神保健医療・福祉に関してプラスの指標はみられなかった。グループ3は，東京単独で第1因子（財政力）の値が高く，また作業所補助金事業の開始も早い。グループ4は，グループ3に次いで財政力指数や作業所運営費基準額の平均値が高いものの，第2・3因子の平均値は低い。グループ5は，家族会数，作業所数，社会復帰施設数，自助グループ数など第2因子（社会復帰関係の資源）の平均値が高い値を示している。グループ6は沖縄であるが，第1・2因子が低く，第3因子が高い。グループ1とグループ6（沖縄）の6道県は医療関係資源の因子が高いにもか

表 1　社会復帰施設と作業所設置状況（平成 10：1998 年）

生活訓練施設	福祉ホーム	授産施設	福祉工場	グループホーム	小規模作業所
144	93	143	8	492	1,286

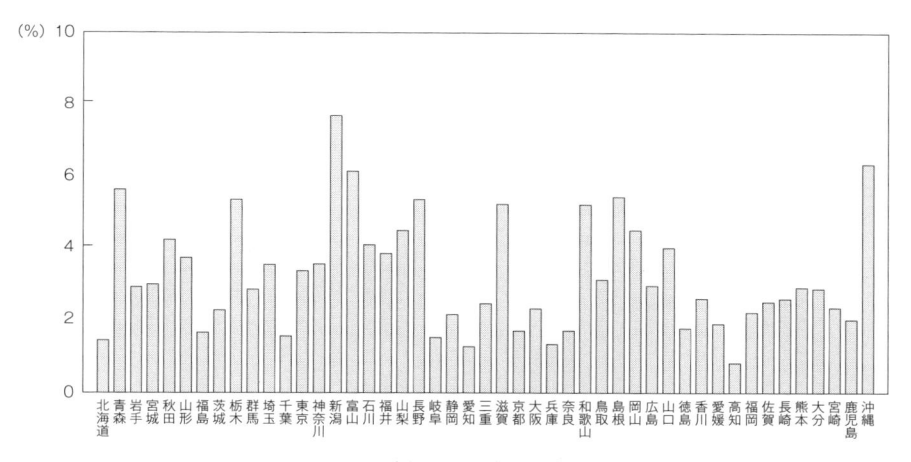

（受け入れ可能率＝社会復帰施設・グループホームの定員／入院患者数）

図 5　精神障害者社会復帰施設などの受入可能率（平成 9：1997 年）

かわらず，地域の精神保健福祉の資源に乏しい地域，グループ 3 の東京とグループ 4 は財政力の高さが特長の都市型といえるが，グループ 4 では人口増に社会復帰体制が追いついていっていない地域であるともいえる。グループ 5 は財政力によらない，地域での社会復帰関係の資源が充実している地域で，グループ 2 は 1994 年時点での平均的都道府県と考えられる。東京がそのモデルになる都市型の地域リハビリテーションの発展形態は豊かな財政力を基盤にして，補助金が多くてつくりやすい作業所がその中心になっており，豊富な人的スタッフや交通の利便性を生かして，多様なプログラムが組み立てられ，自助グループ活動やクラブハウス的運営をモデルにしていることが特長である。ただ土地や家賃の高さから住居関連は弱い。一方グループ 5 にみられるような地域の共同体をベースにした地域展開は家族会活動をベースにしており家族単位での地域共同体の力を利用していこうとするものといってよいかもしれない［後藤ほか，1998］。

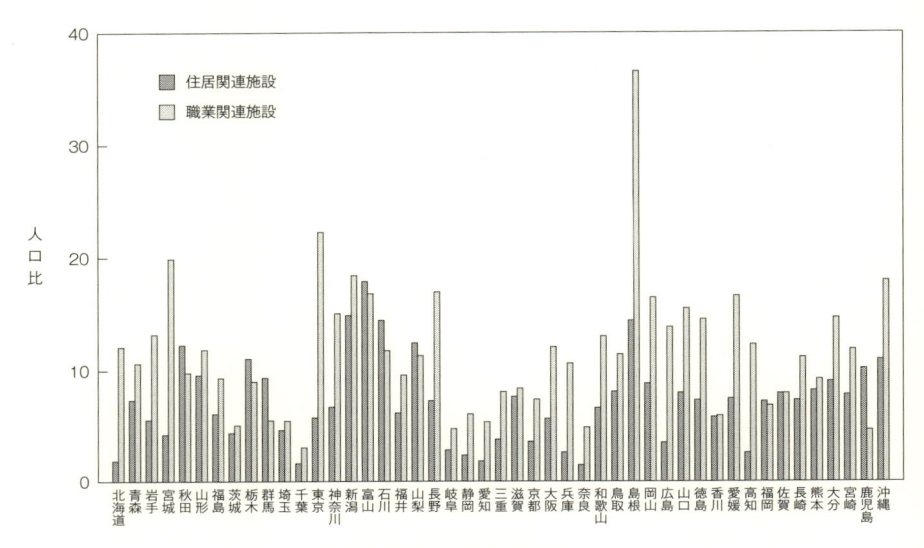

図6 住居関連施設と職業関連施設（人口比）

表2 クラスター分析による都道府県のグループ類型結果

グループ1	富山・石川・北海道・山梨・高知
グループ2	茨城・岐阜・埼玉・千葉・兵庫・静岡・群馬・奈良・三重・福岡・山形・愛媛・鳥取・岩手・熊本・宮崎・青森・佐賀・福島・秋田・大分・徳島・長崎・鹿児島・長野・広島・宮城・福井・香川・栃木・和歌山・山口
グループ3	東京
グループ4	愛知・大阪・神奈川・京都・滋賀
グループ5	新潟・岡山・島根
グループ6	沖縄

　かつて地域リハビリテーション活動は病院の開放病棟を拠点に地域へ押し出す形でスタートし，その後大都市にモデルとして大規模なリハビリセンターが開設され，そこでの実践が各地に波及していった。医療法人立の社会復帰施設に占める割合でわかるように，まだ現在もリハビリテーションに果たす病院の役割は大きい。しかし，もともと精神障害者も地域での生活者であり，病院は援助機関の一つであると

する生活維持を主にした地域ベースのリハビリテーションは確実に力をつけてきている。今後はかつて大都市でリハビリテーションセンターが果たした役割をショートステイや電話相談を受けつける地域生活支援センターがより身近なサービスを果たすことが期待されている。

包括的リハビリテーションの現況

　コロニー的という批判もあるが，意識の高い医療法人がデイケア，援護寮，福祉ホーム，グループホームといった，特に住居関連の施設に自病院の社会的入院者や長期入院者で退院可能な者を退院させ，通院，デイケア，作業などのプログラムに参加させる形が多くの場合リハビリテーションの地域モデルとして語られる。しかし，包括的リハビリテーションとは施設整備や拡充を意味せず，基本的には考え方やプログラムを主体にしており，地域の資源を有効に活用するところに特長がある。そのいくつかの例を以下に紹介する。

1. 東京武蔵野病院の例：民間病院の新しいアプローチ
　　 (MPRS:Musashino Hospital Psychiatric Rehabilitation)

　東京武蔵野病院では多職種のチームカンファレンスで治療方針を決定し，①治療・サポート・投薬，②危機介入，③緊急宿泊施設，④往診・訪問看護，⑤住居の確保，⑥生活技術の向上，⑦職業リハビリテーション，⑧社会的サポートとレクリェーション，⑨患者教育・家族教育などを組み合わせていけるよう患者・スタッフの意識改革を行い，訪問看護を地域の保健師と協力し，板橋区内の他のサービスとのネットワークをつくりあげた。その結果，社会復帰病棟に長期在院していた患者の退院が1988年には8人であったものが，1992年には83人となり，多くがアパート生活を維持し再発も低くとどまっているという。板橋区には共同作業所や自助グループ活動の拠点であるJHC板橋や帝京大学病院デイケアなど地域の資源が豊富であり，独自の社会復帰施設を持たなくともプログラムと地域連携で効果をあげている例である［野田ほか，1990，1995］。

2. 千葉県精神科医療センターの例：精神科救急ユニットとデイケア

　1985年40床の精神科救急専門の県立病院としてスタートした千葉県精神科医療センターは3カ月の入院期間を限定した救急ユニット以外に病床をもたず，退院後のフォローはデイホスピタルで行う特異なシステムである。そのため，デイケアの位置づけが入院治療の代替と社会生活の技能のトレーニングに置かれている。入院治療の代替としてプレホスピタルケア，イントラホスピタルケア，ポストホスピタルケアに分け，通常の外来では支えきれない病状の患者をデイホスピタルでケアするという体制である。また社会生活強化の役割を果たすために具体的なタスクに焦点づけしたプログラムにより，ベースキャンプあるいはトレーニングキャンプとしての役割を果たす［平田，1988；計見，1988］。現在このような形態のシステムはほかにはないが，長中期的入院がだんだん少なくなったときの一つの治療モデルを提供していると思われる。また地域での独立したデイケアや社会資源が増えたときには精神科救急ユニットとそれらの社会資源の連携を考えるうえでのモデルともなり得る。

3. 新潟県北魚沼郡守門村の例：地域ベースのリハビリテーション

　新潟の雪深い山村である守門村では，熱心な保健婦活動による地域保健活動の一環として1979（昭和54）年家族会が結成され，1983（昭和58）年にはメンバーの自主運営による作業所が開設された。医療としては地域の拠点である総合病院の県立小出病院精神科との保健師を通した密接な連携があった。1990（平成2）年から心理教育的家族教室が継続的に行われるようになり，そこにはメンバーも参加している。1992（平成4）年には村長や村会議員も参加する協力者養成講座が開始された。1996（平成8）年に作業所はその地域の広域行政圏により設立された北魚沼福祉会運営による授産施設となり，グループホームも併設された。有形無形の村民の協力と村行政の支援によりいわば村全体がデイホスピタルの役を果たし，授産施設は村の機関の一つとして社会参加の拠点となっている。そしてこの活動全体をリハビリテーションとしてとらえ直してみると，救急ユニットとしての小出病院精神科があり，家族教育，患者教育があり，ユーザー活動が組み込まれ，授産施設を通し

た職業リハビリテーション，危機介入と保健師による訪問活動など，地域全体による包括的リハビリテーションシステムといってよい［後藤，1995；酒井，1993］。この結果，精神障害者にかかる国民健康保険の医療費減少が指摘されている。地域ベースの包括的リハビリテーションモデルといえる。

おわりに

　本来，病院のリハビリテーションやデイケアとここで地域リハビリテーションとして記載した社会復帰施設や作業所，さらに職業リハビリテーションは別物でなく，連携し連続性があるべきものである。しかし現実には歴史の違いや制度や所管する行政の違いにより必ずしも統一し連携されたプログラムとしてあるわけではない。ただ今まで述べてきたように，このような包括的リハビリテーションへの機運と動きは各所で高まっており，今後この方向へ推移していくことは間違いないところであろう。現在はようやくそのスタート時点に至ったというべきである。そのため，さまざまな要素が混在し矛盾もある。全体の精神科医療をとり巻く構造が本質的に変化していないときに，安易に導入される新しい技術はかえって収容性を維持する役割を果たすという批判は現在でもまだ有効性をもっている。障害構造論に従ったリハビリテーションの理念でいえば，本人へのリハビリテーションと環境（家族を含めた）改善へのアプローチおよび社会的不利（handicap）を是正するための啓発や制度改革は同時に進められるべきものである。

　このようなようやく一般的になりつつある地域リハビリテーションと病院リハビリテーションの連続性が定着しかつ実質的なものとなるには，ケースマネジメントとユーザー活動との連携が必須となる。地域で医療も含めたさまざまなサービスが有効に活用できるためには精神科においても介護保険の際のケアマネジメントと同様な本人のニーズに沿ったサービスを可能にするケアマネジメント，あるいはケースマネジメントが必要であり，精神障害者介護サービス体制整備支援試行的事業としてケアガイドライン［厚生省大臣官房障害保健福祉部精神保健福祉課，1998］が検討されてきている。またユーザー活動との連携は，閉鎖的かつパターナリスティックになりがちな精神医療が，オープンにかつサービスを受ける当事者の主体性と社会参加

を維持し促進するためにも重要であり、たとえばピアカウンセリングの積極的な導入が求められる。

文献

Anderson CM, Hogarty GE & Reiss D : Schizophrenia and the Family. Guilford Press,1986.（鈴木浩二・鈴木和子監訳：分裂病と家族：心理教育とその実践の手引き［下］. 金剛出版, 1990.）

Anthony WA, Cohen M, Farkas MD : Psychiatric Rehabilitation. Center for Psychiatric Rehabilitation. Boston University, 1990.（高橋亨・浅井邦彦・高橋真美子訳：精神科リハビリテーション. マイン, 1993.）

安西信雄・池淵恵美：サイコエデュケーションの概念と展開. 臨床精神医学, 26（4）; 425-431, 1997.

安西信雄・池淵恵美：わが国におけるSSTの歩み：9年間の経験.（SST普及協会 編）SSTの進歩. 創造出版, pp.197-209, 1998.

後藤雅博：地域ぐるみの心理教育. 精神医学, 37（1）; 59-64, 1995.

後藤雅博：家族教室のすすめ方：心理教育的アプローチによる家族援助の実際. 金剛出版, 1998.

後藤雅博・岩崎晋也・高畑隆 他：地域における社会復帰促進要因に関する研究. 厚生の指標, 45（8）; 15-20, 1998.

蜂矢英彦：統合失調症のリハビリテーション. 医学書院, 1981.

平田豊明：精神科救急とデイホスピタル.（山崎敏雄 編）精神科MOOK20 精神科救急医療, pp.22-38, 金原出版, 1988.

比留間ちづ子・野口弘之・香田真希子 他：精神科作業療法10年の変化について：平成9年度厚生科学研究による精神科作業療法実態調査から. 第41回日本病院・地域精神医学会総会抄録集, 日本病院・地域精神医学会, p.69, 1998.

池淵恵美・安西信雄：精神科リハビリテーションの治療・支援技法の現状と課題. 精神医学, 39（2）; 118-129, 1997.

池淵恵美：精神科リハビリテーション.（風祭元 編）専門医のための精神医学レビュー'98 Ⅷ 精神療法と社会復帰療法, 総合医学社, 1998.

角谷慶子：SSTの現況：第5回SSTアンケート調査から.（SST普及協会 編）SSTの進歩, pp.209-215, 創造出版, 1998.

計見一輝：精神科救急インとアウト：院内システムと院外システム.（山崎敏雄 編）精神科MOOK 20, 精神科救急医療, pp.8-21, 金原出版, 1988.

木戸幸聖監修：埼玉県立精神保健総合センター心理教育グループ. 心理教育実践マニュアル. 金剛出版, 1996.

厚生省大臣官房障害保健福祉部精神保健福祉課：公衆衛生審議会精神保健福祉部会精神保健福祉法に関する専門委員会審議資料. 厚生省, 1998.

厚生省大臣官房障害保健福祉部精神保健福祉課：我が国の精神保健福祉（精神保健福祉ハンドブック）平成6・8・10年度版. 厚健出版, 1994-1998.

厚生省 編：厚生白書平成10年版．厚生省, 1998.
熊谷直樹・松田冨美子 他：認知行動療法を用いた精神障害者の職業リハビリテーションの試み：病院内仕事探し教室．職業リハビリテーション, 10；1-8, 1997.
Liberman RP ed.：Psychiatric Rehabilitation of Chronic Mental Patient. American Psychiatric Press, 1988.（安西信雄・池淵恵美監訳：リバーマン実践的精神科リハビリテーション．創造出版, 1993.）
前田正治：なぜ統合失調症者に対して心理教育を行う必要があるのか？ 臨床精神医学, 26（4）；433-440, 1997.
松本雅彦, 田原明夫：精神医学におけるリハビリテーションの意味．(島薗安雄 他 編) 分裂病のリハビリテーション, 精神科MOOK 22, pp.1-11, 金原出版, 1988.
宮内勝, 東大生活技能訓練研究会 編：わかりやすい生活技能訓練．金剛出版, 1995.
宮内勝：精神科デイケアマニュアル．金剛出版, 1994.
日本精神神経学会社会復帰問題委員会：精神病院医療と作業療法：10年間の変遷と現状．精神神経学雑誌, 88（2）；99-117, 1986.
野田文隆・蜂矢英彦：精神障害者リハビリテーション「東京武蔵野病院精神科リハビリテーションサービス」について．(蜂矢英彦 編) 精神医学研究所業績集No.27, 精神医学研究所, pp.45-48, 1990.
野田文隆・蜂矢英彦 編：誰にでもできる精神科リハビリテーション．星和書店, 1995.
野中猛・松為信雄 編：精神障害者のための就労支援ガイドブック．金剛出版, 1998.
大島巌・後藤雅博・伊藤順一郎 他：地域における家族支援プログラム：保健所などの全国実態把握とモデル事業の試み．ぜんかれん保健福祉研究所モノグラフNo.17, 1997.
労働省職業安定局高齢・障害者対策部障害者雇用対策課：あっせん型障害者雇用支援センター運営マニュアル．労働省, 1998.
酒井昭平：新潟県守門村における地域ぐるみの地域精神保健活動に関する活動及び研究．メンタルヘルス岡本記念財団研究助成報告書平成4年度, No.5, pp.99-102, 1993.
精神障害者の雇用に関する調査研究会：精神障害者雇用のための条件整備のあり方について．労働省, 1994.
関昌家：精神科作業療法の動向．作業療法, 13（2）；80-92, 1994.
日本作業療法士協会白書委員会 編：作業療法白書1995．作業療法, 15（1）；38-47, 1996.
山根寛：障害を越えて生活を支える：作業療法士の立場から．第36回病院・地域精神医学会総会シンポジウム, 1993.
依田晶男：精神障害者の雇用支援策に関わる新たな時代の胎動．(中川正俊 編) 日本精神障害者リハビリテーション学会ニューズレター No.7, 日本精神障害者リハビリテーション学会, pp.6-7, 1998.
全国精神保健相談員会 編：精神保健「家族教室」．萌文社, 1991.
全国精神障害者家族会連合会：精神障害者・家族の生活と福祉ニーズ'93：全国地域生活本人調査 編．全国精神障害者家族会連合会, 1994.

障害構造論の社会的適用

はじめに

　障害（disablement）をある種の構造として考えることはリハビリテーションを実践する時には明らかに有効性があり，かつ利便性がある。そして現在，障害構造論はさまざまな論議をされてはいるが，基本的な構造として1980年にWHOが試案として発表した国際障害分類（ICIDH）における，機能障害，能力障害，社会的不利，に分ける観点は大方の同意を得ているであろう。WHOでは，用語を差別的でないものにする，これらの構造が相互関係的であることの強調，これらの構造へ影響を与える背景因子の導入などの改訂作業を行っているが，この三つの側面を障害構造の基本に置くことは変わっていない。

　上田［1998］は障害構造論が議論のための議論でなく実践的にも有効である点として，①分析に基づく障害とニーズの総合的把握，②基底還元論からの脱却，③障害の各レベルに直接対応する異なったアプローチの必要性の認識，④異なった職種，立場間の共通言語，共通認識による相互理解，の4点を上げ，その結果としてリハビリテーションサービスのユーザーにとって必要な，同時にさまざまな側面へのアプローチが可能になるとしている。

　WHOは改訂作業中のICIDH-2の1999年7月のバージョンで，その目的として，①健康状態の諸帰結を理解し研究する科学的な基盤を提供する，②健康状態の諸帰結を説明する共通言語を確立し，保健医療従事者や他の部門の専門家と障害者

／障害をもつ人々との間のコミュニケーションがよりよくできるようにする，③国家，保健関連の専門分野，サービス，そして時間などの垣根を越えてデータを比較することを可能にする，④健康情報システムの体系的なコード化の仕組みを提供する，の四つを上げている［WHO Assessment et al, 1999］．

このように障害構造論の利点としては大きく分けて，①疾病についてと同様に障害というものについての科学的根拠とそれに基づくアプローチのガイドラインとなること，②障害に関わる人や場面での共通言語や共通認識（多くの職種や国，文化の違いを越えたデータベースやリサーチ，施策，ノーマライゼーションのため）を形成する，の二つが考えられているといってよい．

逆に障害構造論には安易なラベリングの危険性があることは ICIDH-2 の中でも注意が喚起されている．本来連続的，全体的なものとして把握されるべきものを構造として分けることで独立した何かがあるかと思ってしまうこと，つまりそれぞれの要素の相互関係性を考えることなしに単独のアプローチにとどまってしまう危険性である．また共通言語が設定されるだけで有効な治療法は生まれてこないという批判もあった．つまりリサーチのためのツールに過ぎないではないか，という点である．

しかし構造を考えないと，上田が主張するように，基底還元論（病気が治らなければしょうがない）になってしまい，医学モデルに準拠しただけのアプローチに限られてしまうことは明らかである．また共通言語を目標とした際の欠点である，ある部分で実際の臨床とはかけ離れた点が生ずるということでは，現在精神科で主流になりつつある操作的診断基準（ICD-10, DSM-IV）と似たところがある．これら操作的診断基準に類するグローバルスタンダードを目指す試みは，標準化（共通言語性）と個別性（臨床的実際性）の間で一般的な臨床のガイドラインという形で折り合いをつけるか，あるいは不断に改訂作業を継続することが必要になる．

社会的リハビリテーションにおける障害構造論

ICIDH（1980年案）と社会的な障害者施策の関係については，ICIDH を政策上の基礎としているカナダのケベック州など，いくつかの国での実践が報告されている［佐藤，1992］．日本では 1995（平成 7）年の改正で精神保健法は精神保健福祉法

となり，初めて福祉の対象としての精神障害概念が盛り込まれた。しかし精神保健福祉法では法の対象者を「精神疾患を有するもの」とする定義があるため，障害（disablement）としての精神障害（mentally disabled）をそのなかの一部として，そこを福祉の対象とした。いわば疾患と障害の2本立てであるが，これは一見障害構造論に似たところがあるかのように思える。しかし内実は単に障害を固定的に，かつ長期入院者に限定する考え方に準拠したものであり，その結果，障害者は医学的リハビリテーションの対象者としては考えられていない，などの矛盾が生じている［厚生省保健医療局精神保健課，1995］。これは何も精神障害に限ったことではなく，障害者基本法に基づく1995（平成7）年からの障害者プランは結局依然として障害を固定的なものとして考える福祉施策の範囲内にとどまっている。障害構造論に基づいた変更が必要な所以である。障害構造論は精神保健福祉法の疾患と障害，医療・保健と福祉という2領域に架橋する概念として機能し得る。

このように日本の精神障害リハビリテーション領域では障害構造論の社会政策的な方面への影響は乏しいといわざるを得ない。その背景にある，精神科領域で障害概念が受け入れにくいことについて蜂矢は「障害イコール廃失という考え方をなかなか克服できないで，"障害"を認めると……敗北だと思ってしまう考え方がいまだに残っている」と述べている［日本精神障害者リハビリテーション学会，1996］。それはその通りであるが，むしろ精神障害と他障害を同様に扱うという点において，結局は「精神は脳の一機能」として身体へ従属させるものとすることへの，精神病理学を中心としてきた日本の精神医学界の心理的抵抗もあるように思う。一方生物学派からは，生物学的な治療の限界を指摘するものと受け取られ，障害論はいわば挟み撃ちにあっていたといえる。また精神医学だけでなく福祉分野でも，社会福祉の領域が医学的リハビリテーションの中に位置づけられるように受け取られた側面もあろう。

これらの対立を統合に向けるためには，基本的な認識論としてICIDHの基礎にある生物-心理-社会的（bio-psycho-social）モデルの観点を採用することが必要となる。単に算術的な加算ではなく，生物，心理（精神），社会の統合としての観点は，単独のファクターによる規定を越えるものを称して人間とする点にある。どれかが優位だということではなく，かつ対等に結びついているということでもなく，それらを越えた総合的な存在の優位性を基礎に置くことが重要なこととなる。障害

構造論を社会政策や福祉領域へ適用することは，いわば生物・心理・社会的観点の適用であるといえる。

一方，教育のためのツールとしての側面はどうだろうか。ICIDHの構造はリハビリテーションや援助についての説明には大変有用である。たとえば「症状として脳の中で起きているものが機能障害，幻聴や妄想，集中力の低下などです。そういう精神機能の障害を持つ人が社会の中で生活しようとするときにどういう能力が一番低下するかというと，対人関係能力，コミュニケーションの能力です。身体障害の場合，能力の障害へのアプローチは狭義のリハビリテーションといわれる訓練と車椅子のような補助具です。精神障害の場合もSSTのような能力障害のための訓練プログラムがありますが，身体障害の場合の補助具に当たるものは何でしょうか。それは人です。社会的不利は身体障害の場合と同様ですが，より社会的偏見，心理的なバリアが強いといえます」のような説明をすると，スタッフの研修，ボランティアや協力者の教育，家族や本人への心理教育的プログラムなどの場合にも大変わかりやすく役に立ち，どの立場でどこを援助すればよいか明確になる。今後，ICIDH-2が定着したとして，なぜ改変が必要であったのか，IDH各部分の相互関係性，用語の問題，背景因子の重要性などを説明につけ加えることで，より全体的な理解は深まるであろう。教育のためのツールとしては十分効果的である。

しかし精神障害リハビリテーションの領域でWHOが期待しているように，ICIDH-2の概念や各要素の評価が共通言語となっていくかどうかについてはまだ未知数である。たとえば，包括的リハビリテーションの中心的提唱者であるLiberman, R.Pは精神障害へのリハビリテーションモデルとして，病理，機能障害，能力障害，社会的不利の四つを分けているものの，構造論というよりアメリカ流のプラグマティックなアプローチ方法による分け方といってよく，WHOやICIDHへの言及はされていない［Liberman, 1988］。

ICIDH-2の検討：背景因子を中心に

ICIDH-2の大きな特長は，背景因子（contextual factor）が取り入れられた点にある。背景因子は環境要因と個人要因に分けられている。そのうち1999年7月の

表1 環境要因

1章	Products and Technology（製品と技術）
2章	Natural Environment and Human Made Changes to Environment（自然環境と人工的に変化が加わった環境）
3章	Support and Relationships（支援と人間関係）
4章	Attitudes, Values and Beliefs（態度，価値観，信念体系）
5章	Services（サービス）
6章	Systems and Policies（システムと政策）

バージョンでは，環境要因を6章に分け（表1），さらに細項目で100項目に分けている。

　環境要因の扱いに特長的な点は，まず促進的要因を先に評価するように設定されている点である。評価に当たって環境要因だけは，促進的要因がある時にはプラス（＋）をつけて評価するようになっている［WHO Assessment, 1999］。

　山口らはICIDH-2，ベータ1試案を使用して，事例研究として個別援助のやり方への適用を試みている［山口ほか，1998］。この事例は薬物・アルコール依存の事例であるが，詳細な背景因子の評価を行い，促進的側面への援助を考えるアプローチ法として一定の有効性を認めている。しかし，このように社会的背景を考慮して個別的にかかわろうとすることは，結局はケアマネジメントを行うことである。その際にICIDH-2を環境要因に関しての評価表として利用することの有用性は十分に期待できる。しかし，同時に行われるべき病状評価や社会的能力の評価については現在多くの医学的リハビリテーションで使われる評価表があり，信頼性，妥当性が各地で確認されている。それらとの組み合わせについてあるいは併用についての検討はこれからの課題となろう。

　ただ社会参加を促進することを目的とする制度やプログラムを実施する場合に，前述したように環境要因を肯定的に評価していくという観点は説明概念として，また共通言語としての側面からは十分有効性があるのではないかと考えられる。

　一方個人的因子は，個人が障害をどう体験するかに影響する，あらゆる側面を含むとされている。上田［1983, 1998］の「体験としての障害（主観的障害）」に近い。非常に影響が大きいとしながらも，この部分は分類も評価もされておらず「もし必

要ならばユーザーに任される」とされている。

　さてそれでは実際に適用するとして，個人の背景と共に障害の体験の仕方を聞きながら（それは当然のごとく，生活上の対処法を聞くことになるだろう），環境因子（サポートネットワークや取り巻く環境）の肯定的側面を評価していくことになるが，これは同じケアマネジメントでも Rapp, C.A. らのストレングス・モデルのケアマネジメント［Rapp, 1997］のやり方に近くなるのではないだろうか。個人因子を重視すればするほど，本来目標にしていた共通言語性が弱まることになる。これもまた今後の課題である。

障害構造論と社会的リハビリテーションの今後

　ICIDH-2 では「疾病」だけに原因を限らないようになり広く利用できるようになった一方，医学的リハビリテーションにとっては概念が広くなって扱いにくい面もあるだろう［伊勢田, 1998；山根, 1999］。しかし現在日本では，精神障害のリハビリテーションでは医学的リハビリテーションのモデルと精神障害者本人や家族，地域生活援助，福祉的活動をベースにした社会リハビリテーションや福祉制度がうまく連携することが求められている。身体，活動，参加のどのレベルにおいても QOL が改善されることを共通の目標に置けば，医学的リハビリテーションと福祉領域は架橋できる。医学的リハビリテーションの枠内では社会的不利の改善は，それにより機能障害の改善に役立つことが重要視されるが，大橋が指摘するように社会的不利の改善が機能障害の改善に役立ったとして，その結果が再び社会的不利を改善しなければ意味がない［大橋, 1997］。

　上田は英語の life には日本語として生命，生活，人生が包含されるとして，QOL はこれら 3 側面を考慮に入れるべきとしている。これはいわば生物・心理・社会モデルという現在の共通概念と重なるが，さらに，QOL に実存という軸を導入することを提唱している［上田, 1996］。これはいわば「体験としての障害」部分に当たる。WHO の健康の定義はまだ変更されてはいないが，「身体的，精神的，社会的な良好さ」に加えてスピリチュアリティ（spirituality／まだ定訳はないが，"霊的"などが候補である）を加えることが検討されている。一方 WHO のメンタル

ヘルス担当ではフィールドトライアルのための QOL-100 を発表しているが，それらは，身体，精神，自立レベル，社会関係・環境とスピリチュアリティ・個人的信念の6項目に分類されている［WHO Mental Health Division, 1995］。これと同様，今回のICIDH-2 のベータ2試案では環境因子の第4章にベータ1には明確でなかった，個人的あるいは社会的な態度，価値観，信念体系が独立して取り上げられている（表1）。背景因子のうちの個人的要因やこれら実存あるいはスピリチュアリティに関連する領域が新たな評価項目としてリハビリテーションの質を変えるものとして洗練されていくのか，科学的な方向を阻害する曖昧な部分として残っていくのかはこれからの重要な課題であろう。

註釈
1： ICIDH-2 は 2000 年に正式名称 ICF（International Classification of Functioning Disability and Health）として改訂された。

文献
伊勢田堯：国際障害分類改定案と精神障害概念：精神障害リハビリテーションの立場から．障害者問題研究, 26（1）；16-24, 1998.
厚生省保健医療局精神保健課監修：精神保健福祉法：新旧対照条文・関係資料．中央法規出版, 1995.
Liberman RP ed : Psychiatric Rehabilitation of Chronic Mental Patient. American Psychiatric Press, 1988. （安西信雄・池淵恵美監訳：リバーマン実践的精神科リハビリテーション．創造出版, 1993.）
日本精神障害者リハビリテーション学会 編：精神障害領域における障害構造論：精神疾患を慢性疾患と同様に捉えることができるか（討論とまとめ）．第3回精神障害者リハビリテーション研究会報告書, 1996.
大橋秀行：障害構造論を臨床にどう生かすか：イメージモデルを使って．精神障害とリハビリテーション,（2）；96-101, 1997.
Rapp CA : The Strengths Model : Case Management with People Suffering from Severe and Persistent Mental Illness. Oxford University Press, 1997.（江畑敬介監訳：精神障害者のためのケースマネージメント．金剛出版, 1998.）
佐藤久夫：WHO国際障害分類試案3：各国におけるWHO国際障害分類試案の活用．リハビリテーション研究, 72；38-41, 1992.
上田敏：障害の概念と構造：その実践的意義．国際障害分類（ICIDH）に関するセミナー報告書．安田火災記念財団叢書, 53；70-87, 1998.

上田敏：障害の概念と構造：身体障害者のリハビリテーションの経験から．(日本精神障害者リ
　　ハビリテーション学会 編) 第3回精神障害者リハビリテーション研究会報告書, pp.114-124,
　　1996.
上田敏：リハビリテーションを考える：障害者の全人間的復権. 青木書店, 1983.
WHO Assessment Classification and Epidemiology Group : International Classification of Functioning and
　　Disability Beta-2 Draft Full Version. WHO, 1999.
WHO Mental Health Division : WHOQOL-100 : The 100 Questions with Response Scales : Field Trial.
　　WHO, 1995.
山口みほ・杉山克己：薬物・アルコール依存症の障害側面：背景因子の重要性：事例を通じて．
　　リハビリテーション研究, 96 ; 24-35, 1998.
山根寛：WHO国際障害分類改訂と作業療法. 作業療法, 18 (1), 1999.

リカバリー，ノーマライゼーション，エンパワメント

はじめに

　精神障害への心理社会的介入は，疾病，障害，問題を「持ちながら」社会生活を行おうとすることへの援助であると考えれば，リハビリテーション・プロセスとして考えることができる。リハビリテーションが単に機能の回復だけを意味しないことは，改めていうことでもなくなっているが，本稿では心理社会的介入とリハビリテーションに共通する最近の基本概念について述べることにより，心理社会的介入とその目的について若干の考察を行いたい。

リカバリー（recovery）概念について

　リカバリー（回復）とは「人生の破局的な状況から生活の主体者として病気，障害を抱えながらも社会的に再生・再構築すること」と定義されている［田中，2000］。これは身体障害の領域ではなじみ深い概念である。古くはヘレン・ケラー，最近では「五体不満足」［乙武，1998］，あるいは障害者スポーツ大会などが連想されるであろう。障害や疾病からの「回復」のみを意味するのではなく，機能，自尊心，社会的役割を回復すること，「障害があるにもかかわらず」人生（とその意義）を回復することを意味している。その意味では「回生」と訳した方が紛らわしくなくて

よい，という意見もある［野中，2000］。精神障害の領域では1980年代後半から，その概念的枠組みが論議されてきた。よく引用されるのはDeegan, P.E. で，彼女は精神障害者でありまた援助者でもあったが，重度身体障害者との対話の中から，リカバリーを「病気からの回復ではなく，人々の偏見，医源性の障害，自己決定の欠如，働いていない事への否定的問題，壊された夢からの回復」と述べたとされる［Anthony, 1993；野中，2000］。リカバリーは極めて心理社会的かつ主観的な概念であり，スピリチュアル・リカバリーといわれる所以である。

しかしリカバリーがリハビリテーションの目標であるということはできない。リカバリーは障害を受けとめ克服する，生きた人生体験であり，不断に行われ体験される環境との相互作用の主観的経験の中にあるからである。Anthony, W.A. はリハビリテーションは援助者が行うことであり，リカバリーは障害者の行うことであるとしている［Anthony, 1998］。「医源性の障害」からの回復もDeeganの要素の中に入っているように，リハビリテーションを行うことがリカバリーを損なうこともあり得る。現在では援助者にとってリカバリー概念を知り，考慮に入れたリハビリテーション・プロセス（はじめに述べたように心理社会的介入のプロセス全て）を行うことが必要とされているのである［東，2000］。

リカバリーが空想的な概念なのかどうかは後で述べたいが，その前に関連するいくつかの用語について明確にしておきたい。

ノーマライゼーション（normalization）とエンパワメント（empowerment）

1993年，障害者基本法が成立し，身体障害者，知的障害者と並んで，精神障害者も「障害者」として位置づけられ福祉的サービスの対象とされた。

それを受けて1995年障害者プランが策定され，精神障害者の福祉サービスについて初めて数値目標が設定された。この障害者プランは「ノーマライゼーション7カ年計画」として2002年まで継続され，現在これから7カ年の「新障害者プラン」が策定中である。障害者が「社会的役割や人生を回復する」ためには，社会の側のノーマライゼーションの促進が不可欠であることはいうをまたない。しかし，障害

表1　ノーマライゼーション原則のテーマ

・健康に関わる領域での対人的サービスにおいて無意識に否定的な力動が働いていることを知ること
・役割期待とその相互作用が逸脱を生ずる
・肯定的に意義のある表現や補償によって社会的な価値の低下を防ぐことができる
・個人的力量は社会の中での発達のしかたによるものであることの強調
・適切な障害者のモデルを肯定的に利用すること
・呼称など社会的メッセージに肯定的イメージを組み込むこと
・拒絶や隔離ではない社会的統合（social integration）と社会参加の重視

者プランでいわれる「ノーマライゼーション」は往々にして，「福祉サービスの充実」「バリアフリーに代表される偏見の打破」としてのみ考えられる傾向にある。

　もともとノーマライゼーションとは「価値のある社会的役割を可能にし，確立し，維持するために，文化的に安当な手段を用いること」とされており，1960年代からの概念である。表1に最近のノーマライゼーション原則のテーマを示した[Eisenberg, 1994]。

　「障害者」あるいは「被援助者」としての役割を強化する要素が，社会の中に，そして「健康に関する対人サービス（医療・保健・福祉）」にはあるということに気づくことは大変重要である。また，ここでいう「統合」は，一般に考えられている「福祉制度を充実して障害者が社会で暮らせるように受け入れてあげる」ことがノーマライゼーションであるかのような発想とは違い，「社会は障害者を含んでいて初めて完全で，統合されている」という考え方であり，それは「障害者の生きやすい社会が健常者にとっても生きやすい社会」という言葉に端的に表わされる。リカバリー概念と対をなすものといえる。

　もうひとつ同じような観点で使用される言葉にエンパワメント（empowerment）がある。エンパワメントは「自己効力感を高め，自分自身がコントロールしているという感覚を増大させ，自分で方針を決めたり，地域に参加するために必要な技能や能力を徐々に獲得できるような心理社会的な介入のこと」として定義されている[Eisenberg, 1994]。これだけでは，援助者側における態度の原則のようだが，確かにその側面はあるにしても Rappaport, M.L. は「自分の生活をコントロールする可能性を増大させる試み」として，障害者本人の果たすべき部分も強調している[Eisenberg,

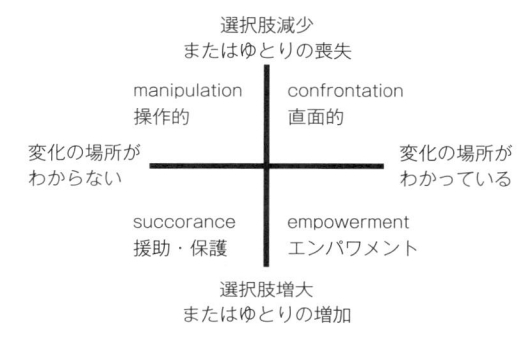

```
                選択肢減少
              またはゆとりの喪失
     manipulation  │ confrontation
      操作的      │   直面的
変化の場所が ─────┼───── 変化の場所が
わからない        │      わかっている
     succorance   │ empowerment
     援助・保護   │ エンパワメント
                選択肢増大
              またはゆとりの増加
```

図1　治療におけるエンパワメント［Tomm, 1991］

1994］。一方的に「エンパワー」するものではない。現在ではエンパワメントは，①個人の特性と社会の相互作用の両方を含む，②態度と能力の両方を含む，③主張，創造性，決定をするための技能，自立，相互依存，アイデンティティに対する肯定，問題解決技能，自己実現，アドボカシー，自尊感情，自己責任，有能感，政治的目的の意義，社会的責任の意義が一般的な構成要素である，とされている［Eisenberg, 1994］。図1にTomm, K.［1991］の「治療におけるエンパワメント」のシェーマを示した。どこが変化すればよいか意識していて（わかっていて），なおかつそのためのメニューが多く存在していて選択ができる度合いが強いほどエンパワメントの状態にあるとされる。いわば，リカバリー，ノーマライゼーションを実現するため援助者，当事者双方にとって必要なガイドラインであると考えられる［東, 2000］。

障害構造とリカバリー

リカバリー概念は，障害構造論と密接な関連を持っている。表2にリハビリテーションモデルとして知られるAnthonyのシェーマを示したが，これはWHOが1980年に（もちろん3障害共通のものとして）発表した国際障害分類ICIDH（International Classification of Impairment, Disability, Handicap）に準拠している［Anthony et al, 1990］。このような各レベルに必要なアプローチを同時に行うことが包括的リハビリテーションであり，精神障害でいえば機能障害に対しては薬物療法，能力障

表2 リハビリテーションモデル

段階	I. 機能障害	II. 能力障害	III. 社会的不利
定義	心理・生理・解剖学的な構造・機能の損失あるいは異常	人間として通常と見なされる方法・程度で活動する能力の減少・欠如	(年齢、性別、社会文化的に見て) 通常の役割を果たすことを制限する不利
例	幻覚、妄想、うつ	仕事への適応、社会技能、ADL技能の欠如	家や仕事がない
主なサービス	病理を軽減・消滅することに焦点を当てた治療	技能や環境支援の開発に焦点を当てたリハビリテーション	システムを変えることに焦点を当てたリハビリテーション

害に対してはSST(社会生活技能訓練)や作業療法、職業リハビリテーションなど、社会的不利に対しては制度改正や福祉の充実、偏見の打破などがある。これらのアプローチの実践により、狭義の治療といわれる機能障害に対するアプローチが障害の全てをカバーできないこと、またこれらは段階的ではなく同時に行われるべきこと、機能障害や能力障害の改善が十分でなくとも社会参加は可能であること、などの重要な点が明らかになった。この包括的なアプローチは「人生の回復」という意味でのリカバリー概念と相通ずるが、逆にリカバリー概念からいえば、たとえ機能障害へのアプローチである薬物療法においても、ノーマライゼーションとエンパワメントの考え方によって当事者の主体的参加、自己決定によって偏見なく、対等な専門家とユーザーの関係によってそれが行われれば、それこそリカバリーへのプロセスになる。

　当初のICIDHに含まれてはいたが明確ではなかったこのような概念はさらに発展し、2000年にICIDH-2から正式名称ICF (International Classification of Functioning, Disability and Health) として改訂された(図2)。改訂版ではノーマライゼーション原則に則り、Handicapなどの用語がより中立的な用語に変えられたと共に、それぞれの項目の相互関係性が強調され、またそれらに影響を与えるものとして、個人因子と環境因子がつけ加えられ、よりエコ・システミカル(eco-systemical)な観点が強調されている。

　ひとつのエピソードを述べたい。1991年ニューヨークのSBPC (South Beach Psychiatric Center)に精神科リハビリテーションの勉強に行かせてもらったときの

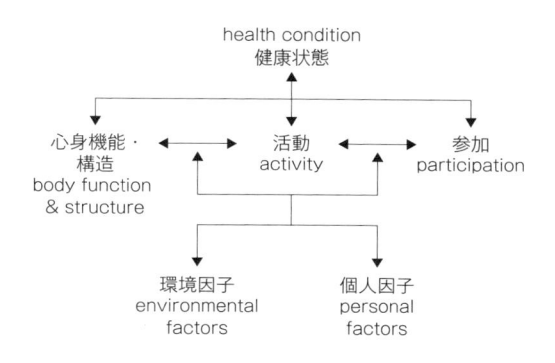

```
              health condition
                健康状態
                   ↑
        ┌──────────┼──────────┐
        ↓          ↓          ↓
    心身機能・    活動       参加
      構造      activity  participation
  body function
   & structure
                   ↓
            ┌──────┴──────┐
            ↓             ↓
         環境因子        個人因子
      environmental    personal
         factors        factors
```

図2　ICF

ことである。SBPCは細かく段階分けした住居プログラムが特長の地域ケアシステムと，重症の慢性期患者用の病床，それらを統合するトークン・エコノミーを使用した行動療法的プログラムで大きな成果を上げているとされていた。けれどもちょうどAnthonyの考え方に沿ったリハビリテーションが導入され始めた時期で，分厚いマニュアルや評価表を元に地域のデイケア・センターでケースカンファレンスが行われていた。病棟ではSSTが主体で徹底してトークンにより評価が行われ，最重度の慢性患者も出席さえすればトークンを獲得し，機能低下が起きないように全てがプログラム化されている印象であった。けれども地域デイセンターでのカンファレンスでは，「新しいやり方」として，客観的な能力評価とともに生活全体から本人のニーズを考え，それに沿うという検討を行っており，そこで能力改善が進んでいないケースも検討の結果，本人のニーズにあっていないからという結論になった。「今の議論はそういうことなのか」と聞くと，びっくりしたように「どうしてわかるのか」と逆に質問された。新しい考え方のはずなのにどうして，勉強に来た日本人が知っているのか，という感じであった。けれども，実際この議論の後半は日本で日常的に行っていたカンファレンスとほとんど同じだったのである。結局当時日本で欠けていたのは，SBPCのスタッフたちが批判的に改善しようとしていた，徹底した能力の客観的評価やSSTの部分であった。当時（今もそうかもしれない）日本ではデイケアは居場所としての機能がほとんどで，いわば「生活全般を支えるもの」であった。精神科病院が「よい」精神医療を行おうとするときには

病院（医療）が生活全般を支えることが要求され，期待されていたといえる。アメリカでの「リカバリー」概念は，重度の精神障害を「もっていても」全人間的に回復できるという想定でのひとつの挑戦であったが，それと同時に「能力障害」の回復を目標にしたさまざまな心理社会的介入，リハビリテーション技術の向上と洗練，効果研究が飽くことなく多くの人的，経済的投入によって進められてきたという背景もまた存在していたことを忘れてはならない。

　リカバリー概念が意味を持ったのは，客観的評価と能力障害回復への徹底的な努力があったからこそである。さらに脱入院化の混乱の後，1980年代にはACT（包括型地域生活支援プログラム）に代表されるような，24時間休日なしの強力なケース・マネジメントを中心とし，医療も組み込んだ包括的な地域ケアシステムが，その実効性を発揮してきたことが上げられるだろう。そのなかでの当事者参加型の活動の有効性がリカバリーの背景にある。脱入院化は入院期間を短縮させたが，果たしてそれでQOLは改善したのかという議論があったが，それに対するひとつの回答がこの包括的な地域ケアシステムであろう。そこでは，当然生活実態と生活実感が問題になるので，リハビリテーションや心理社会的介入は主観的QOLの向上を目指すことになる。こういった技術の代表として強化型ケース・マネジメントがあるが，これはほとんど個別性にどう対応するかということにつき［Rapp, 1997］。「人生の回復」は当然個人的なものであり，そうならざるを得ない。それが保証されるだけの包括的地域ケアとマンパワーが必要だということである。

おわりに

　リカバリーは1990年代の欧米における精神科リハビリテーションの鍵概念であった。その背景には，適切な薬物療法（1990年すでにclozapineは一般的であった）と診断の共通性，心理社会的援助技術（SSTや心理教育）の洗練と普及，包括的地域ケア（当事者参加の促進を含む）がある。

　日本では，ようやく最近になって，DSMやICDによる操作的診断基準が一般的となり，障害構造論が理解され始め，SSTや心理教育も特殊ではなくなったが，非定型抗精神病薬は使われ始めたばかりであり，包括的地域ケアシステムはまだない。

「人生(の意義)の回復」は魅力的な言葉だが,それは障害を持つ当事者が行うことである.

現在の日本では,援助者にとってのリカバリーは,機能障害や能力障害,社会的不利の改善へ最善の努力を行うことを前提にしない限り語れない概念であるかもしれない.まだ大勢を占めている慢性病棟に長期入院している重症の障害を持つ人と日常的に接している援助者にとっては,リカバリー概念は空想的で,かえって意気阻喪させるものに感じられるだろう.それであるがゆえに,一種の希望として,リカバリー概念が実質的なものとして見えるように,実践とその効果の報告を積み重ね,治療環境の改善や地域ケアを充実させていくことに努めることがわれわれに要請されているのである.

文献

Anthony WA, Cohen M, Parkas MD : Psychiatric Rehabilitation. Center for Psychiatric Rehabilitation. Boston University, 1990.(高橋亨・浅井邦彦・高橋真美子訳:精神科リハビリテーション.マイン, 1993.)

Anthony W : Recovery from Mental Illness : The Guiding Vision of the Mental Health Service System in the 1990's. Psychosocial Rehabilitation Journal, 16(4); 11-23, 1993.(濱田龍之介訳:精神疾患からの回復:1990年代の精神保健サービスを導く視点.精神障害とリハビリテーション, 2(2): 145-154, 1998.

Eisenberg MG ed. : Keywords in psychiatric rehabilitation. Springer Publishing, 1994.(野中猛・池淵恵美監訳:心理社会的リハビリテーションのキーワード.岩崎学術出版社, 1997.).

東雄司:回復と支援のあり方.(蜂矢英彦・岡上和雄監修)精神障害リハビリテーション学, 金剛出版, pp.89-94, 2000.

野中猛:心理的視点.(蜂矢英彦・岡上和雄監修)精神障害リハビリテーション学, 金剛出版, pp.76-82, 2000.

乙武洋匡:五体不満足.講談社, 1998.

Rapp A : The Strengths Model:Case Management with People Suffering from Severe and Persistent Mental Illness. Oxford University Press, 1997.(江畑敬介監訳:精神障害者のためのケースマネジメント.金剛出版, 1998.)

田中英樹:概念.(蜂矢英彦・岡上和雄監修)精神障害リハビリテーション学, 金剛出版, pp.18-24, 2000.

Tomm K : Therapeutic Vciolence vs Therapeutic Loving : A Useful Distinction in Guiding therapist's Choice of Ethical Posture in Relation to Clients(1991年ワークショップ資料より).

対談

統合失調症と病識

池淵恵美[*]
×
後藤雅博

なぜ今，統合失調症の「病識」なのか

池淵▶後藤先生，今日はお忙しいところをおいでいただきまして，ありがとうございます。テーマが「統合失調症と病識」ということですが，私は，統合失調症の方を治療しているとなかなか病気の認識がかみ合わないとか，場合によっては治療そのものが受け入れてもらえないとか，そういうことで戸惑ったり困ったりという問題が日常的にあるわけで，精神科医だったら誰でも実感することだと思います。私自身はここ10年ぐらい，心理教育や認知行動療法をやるようになって，病識の問題についての体系的な援助や，病識って何だろうかということをいろんな視点から考えるようになってきました。

後藤▶私は必ずしも病識を意識して心理教育をやってきた感じはないけど，最近は必要なことだなと改めて感じているんですよ。トレンドがそういう方向に来ているみたいなんだけど，それは多分，歴史的な意味で何か今の事情に関連しているのではないかという気がするんですけど，どうですかね。

池淵▶私も興味を持って調べてみたら，病識が大きなテーマになっているときが今までに2回あって，一つは30年ぐらい前なんです。それこそ院外作業が盛

[*]帝京大学医学部精神科学教室

んになったりして，当時，一生懸命に病院からの社会復帰を努力した，そういう時期。あと，最近，精神保健福祉法がかなり実効性を持つようになってきて，いろいろな社会資源の整備も進んできた。そうなると，ご本人が病気をどう受けとめていて，医療関係者や福祉の方とどうつながっていくのか，それが大きなキーになってきていると思います。

後藤▶ 何か転換しようとすると，患者さんが病気についてどう思っているんだろうということが，ポイントになっていくからでしょうね。それと，今先生が言われた2番目に注目された時期というのは結局，法律が変わったときですよね。ただ，精神医療審査会で医療保護入院の条件として病識があるかないかという場合，もうそれだけで医療メニューが決まってしまうような感じになるわけで，それだけでいいのかなという考え方もありますね。当然，両方とも連動していることがあるだろうと思っているんだけど。

池淵▶ あと，「病識」というのはかなりよく使われる用語だと思いますが，その意味するところは人によっていろいろ違いますよね。後藤先生は，病識はどういうものだと考えられますか。

後藤▶ Jaspers, K.T. から始まって，いろんな人が定義づけをしていますよね。一つにはいわゆる「病感」みたいなもの。もう一つは病識があるのかないのかというときに考えざるを得ないのは，今起きている症状を病気でもたらされているものだと認識しているかどうかという条件が一つ入る。

池淵▶ 病識というにはね。

後藤▶ 結局はご本人がどう考えているかなんだけど，私としては何か変化が起きたことをわかっているかどうか，何となく自分は病気かな，変化が起きちゃったかなということと，今起きているいろんなことが病気でもたらされたものかどうかわかるということの二つですね。でも，どちらかというと病感みたいなものを少し大事にするかな。それと病感とは少し違うけど，どういうことが起きて自分がその病的な状態になっちゃったか，本人なりのストーリーがあるかないかに注目して話を聞いているような気がするね。それを病識という人はあまりいないかもしれないけど。

池淵▶ ドイツ語だと "Einsicht" じゃないですか。Freud, S. が "Einsicht" といっているのは多分，先生がいわれたような本来の深い意味での病識ということなん

ですよね。

後藤▶ Freud の "Einsicht" というのは自分の人生の全体像みたいなのをどこか考えているところがあって，古く過去からのということでしょう。僕がいったプロセスみたいなものというのは，今回の事態は一体何だったのか，非常に狭い範囲という言い方は変だけど，自分のパターンのようなものがわかるかどうか。それは「病識」というのかな。

池淵▶ 含まれると思うんですよね。広い意味で自分の中で何か変化が起こってきていて，それはどうも何か病気らしいと，そういうのを後藤先生は「病感」といわれたし，私は最近書いたレビューの中で，「障害の認識」と書いたんです。つまり，何か集中できないとか，気持ちが不安定だとか，思うように仕事ができないとか，何か自分が変わっていって，それが精神障害みたいだという曖昧な実感が障害認識で，その後でお医者さんの説明を受けたり本を読んだりして，本人の中でこれは統合失調症というものらしいとか，あれは幻聴らしいとか，ドーパミンが何か関係しているらしいとか，治療を受けなくちゃいけないとか，そういう周りの人と共通に語れるような知識としてご本人の中に医学の言葉と共通する認識になっているものが病識だと思うんですね。ただ，それが不適切な知識の集積だったり，本人なりの思い込みがあって間違っている場合が結構ありますが。病識不十分とか，病識欠如というのは，そもそも障害認識が成立しない場合だと思います。

後藤▶「病感」よりも「障害認識」というのが，リハビリテーションをやっていると，ぴったりくるような気がしますね。

池淵▶「病識」というのは精神病理学の中で生まれてきた言葉なので，症状の認識，あとは治療の必要性を受けとめているかに力点が置かれていますが，リハビリテーション分野では，精神障害になった結果，起こってくるさまざまな障害をご本人がどう受けとめて理解しているかということになってくると思うんです。

後藤▶ なるほどね。障害認識はご本人の中にあるものだけど，専門家，特に精神科医はいわゆる客観判断として病識がどうもまだ足りないとかいう。だから，ご本人の体験としての障害認識と，精神科医が括弧づけの「病識」とするときと，丸ごと同じじゃないような感じがする。

池淵▶ それは主体がどっちにあるかで違うんだと思いますよね。

後藤▶だから,そこを少し明確に分けておくほうがいいかなと思っているんです。

障害認識の成因論——さまざまなモデル

池淵▶統合失調症の場合には,障害の認識はとても難しいですよね。治療者としてすごく壁だと思うんです。

後藤▶最近はどういう考え方が主流なんでしょうかね。

池淵▶一つのモデルではいえなくなってきているのではないでしょうか。病識のことが注目された30年ぐらい前から,すでにいくつかのセオリーはあったんですよね。神経心理学的な欠損ということで,病態失認に近いものだという考え方もあったり,精神病理学の視点から病態の否認だという考え方もあったし,当時は人間学的な視点から,自分に起こってきた新しい運命を本人が受け入れられないために病気が認識できないとか,いろんな意見がありました。最近出てきているのは,誤認知仮説といったらいいのでしょうか。たとえば自分のなかで変化が起こってきて,この頃すごく考えがまとまらないとか,嫌な考えが頭を占めてしまった場合,誰かが嫌がらせをしているといった認知の誤りがあるという仮説。あとは,社会的なスティグマに対する本人なりの抵抗ですね。

後藤▶昭和50年代には,かなりスティグマがいわれてたね。病気だといわれると入院がずっと続いてしまうのではないかとか,結婚もできないし仕事もできないしという部分が,ファクターとしては多分,今よりも強かったからでしょう。それが,「統合失調症」という名称に変更されるのに代表されるように,そのあたりが穏やかになってきている気はする。そういう意味でも今が病識に焦点を当てるべきときかもしれないというのは考えますよね。

池淵▶あとは私自身の印象では,最近たくさんデータも出ていますけど,たとえば「今,私はちょっと調子が悪いから休まないといけない」というようなセルフモニターの能力が上手く働かないところがある気がします。障害認識そのものがすごく不十分で,あまり本人が自分の状態に気づかない,あるいは関心がなくなってしまっている。

後藤▶リファレンスしていないという感じがするときがあるよね。

池淵▶それは,脳の器質的な障害の人に起こってくる病態失認に似た脳の基盤があるという感じはしているんですけど。
後藤▶ただ,全部の人にそれがあるかというと,そうではないんですよね。だから,さっき先生が挙げたいくつかが全部,複合している気がする。それぞれの精神科医の立場や経験によって,かなりばらつきがあるとは思いますが。
池淵▶どこに力点を置いて見ているかということでね。
後藤▶だから,なかなか病識というのを確定しがたい部分がある。
池淵▶みんなが共通でディスカッションする土壌がないということなんでしょうかね。

病識と環境要因

後藤▶たとえば池淵先生と面接しているときは病識があるのに,家族とか,ほかの医師と話をすると認めないというケースはありますよね。
池淵▶ありますね。病識を評価するときに,どの程度,安定性があるかも評価すると思います。
後藤▶状況で変動的なのかどうかというようなね。
池淵▶周りとの関係性でご本人の受けとめ方に影響が出てくることを考えると,環境要因は大きいですよね。
後藤▶僕は今,閉鎖病棟の慢性期の方のSST(社会生活技能訓練)を指導しているんだけど,別の部屋にきてSSTをやるときは,治りたい,退院したいという。
池淵▶病棟に帰ると寝てると。
後藤▶寝て,何もやらないということがあります。これは,たとえば二重帳簿といいますか,妄想や幻聴には一応支配されていたり,ある場面ではそういった行動をするけれど,実際に現実的な行動を要求されるとそれをちゃんとやる。そのどっちつかずの状態があるような気がする。だから,それが果たして病識という枠でくくれるのかどうかというのがありますね。
池淵▶たとえば20年ぐらい前だったら,その二重帳簿でよしとして,患者さんが生活していればいいとされていました。今は違うように思うんですよね。本人が心の中でどう思っているかを大事にしていかないと,本当に主観的によいク

オリティの生活にならないのではないかと思うんです。
後藤▶心理社会的な治療法とか，利用できるサービスが増えてきた影響もあるのではないかと思うんですよ。うまく取りつくろってとりあえず普通の生活をさせてあげればいいというところから，ご本人が主体的に生活をしていく場所が地域にあって，そこで生活していくためには自分の障害をしっかり知っていないといけないという，そういう時代に来ている。
池淵▶それこそリカバリーということでいえば，自分の中に起こっていることを本人が受けとめて，それを消化して，自分はこう生活をしていくという場合，本人がどう考えるかが核になるわけですからね。
後藤▶今はちょっと違ってきているというのは確かに思いますね。

長期的な視野に立った援助

池淵▶私は最初のほうで結構大きな壁だといったんですけど，この障害認識とか病識というのはそう簡単には動いていかないと思うので，治療的な援助をするといっても長期的な視野を持ってやっていかないとだめだと思うんです。この点について，先生のご経験からおうかがいしたいのですが。
後藤▶ちょっとエピソード的なことなんだけど，随分昔に僕が診ていた方で，全くの単身者で，しかも身体障害を持った患者さんがいらっしゃいました。右手がないんだけど，これは20歳ぐらいのときに幻聴に命令されて，電車の前に指を出して持っていかれちゃった。地域生活をどうしてもしたいというので，するんですよ。でも，今でいう括弧付きの「病識」は全くない。多分，病感もなかったと思うんです。自分は皇太子だという妄想がいつもあって，お金がなくなると「皇太子に金をくれないのはどうしてだ」と文句をつけにきたりする。あの当時，15〜16年もそういう感じで病院を出たり入ったりで，外で生活をしているとすぐに薬を飲まなくなって具合が悪くなって，大体は地域の手を煩わせて入院というパターンが多かったんですよ。

　ある日，また具合が悪くなったという情報で，PSWと訪問をしました。明らかに薬をしばらく飲んでいなくて，外に向かって怒鳴ったりするぐらいに幻

聴がある。だけど，薬を飲んで入院しようという説得が通じないんです。それが，引っ越してからほんの1カ月ぐらい経ったころだったんですが，よく見たら押し入れや廊下のふすまがみんな取り外してある。これは何か妄想に基づいてそうしたのかと思ったら，入居したときに掃除するから，大家さんがそのままにしておいたんだね。彼は手が片方ないからふすまを入れるのは大変なんです。だから，一緒にふすまを入れて，その日はそれで帰ってきちゃったの。そしたら次の日に外来に来て，入院するという。

　これは必ずしも自分が病気だと認識したのではないと思う。どこか，さっきいった二重帳簿的なものはあるかもしれないけど，つまり援助者として私を認識してくれたと思うんですよね。

池淵▶どこかでそういう出会いがあって，ちょっとずつ変わることがありますよね。援助者との出会いというのかしらね。

後藤▶だから，何かうまくいかないことがあっても，そこで援助を受けて少しよくなる体験を積み重ねることが，よくなってみて初めて「何か障害があるんだな」とわかってくるというプロセスがあると思うんです。

治療技術——援助の焦点

池淵▶再発を繰り返していって，だんだんに自分の病気についてわかってくる人と，全く変わらない人といるでしょう。同じように援助しているつもりなんだけれども，どうして違いがでてくるのでしょうか。

後藤▶何となく僕の経験からは，その人がこうなりたいというところに援助の焦点がうまく合っているかいないか，何となく「助かった感」があるかどうかが大きいと思います。急性期で入院したときも，つらくて嫌だというんだけど，入院して何となく助かった感がある人はうまく進んでいきますよね。だから，これは非常に難しいかもしれないけど，病識の中に，世界というか他者というもの，助けてくれる人に関わることによって少し楽になるという体験が障害認識のスタートにあるような気がするんです。最初の一対一関係のようなものが病識なり障害認識に関わる気がするな。この人は病気をどう考えているのだろう

かと，僕らのことを見ているんじゃないかと思うよね。

池淵▶今，大学病院で治療をしているんですね。そうすると，単科の精神病院よりは比較的人手がありますでしょう。だから，幻覚・妄想状態があって混乱する人は，大部屋だとお互いに大変なので保護室に隔離して休養してもらいます。それで何回も部屋に行って一緒に座って話をしたりとか，そういう関わり方をしていると，本当にひどい精神運動興奮とか，緊張病性の解体状態にはならない感じがするんです。あと，治っていくときにも，私たちとつながりながら治っていくのが実感できるし，「前にこういうことがあって，こんなふうに具合が悪くなった」と，本人が割合とつながりが持ちやすいので，病識が持ちやすいと思っているんです。ただ，うんと具合が悪い人は，なかなか難しいですが。

後藤▶その期間のことも残っていない可能性がありますね。

池淵▶あと，私たちの病棟だと女性の看護師さんがほとんどなので，男性の不穏な患者さんは厳しいんですよね。

後藤▶それで思い出したけど，「病気でもないのに薬を盛られた」といって，主治医をゴルフのクラブで追い回した患者さんがいました。でも，もう何回目かの入院だから，入院してる間はさっきいった二重帳簿みたいなもので，薬を飲んでいるとすぐ退院できるとわかっているから，入院している間は飲むわけです。明らかに退院すれば薬を止めるのがはっきりわかるわけです。それが1990年ぐらいのときかな，ちょうど心理教育を始めたばかりのとき。3カ月ほどして，本人が退院したいといってきました。それに対して，当時はあまりなかったんですけど，McFarlane, A.C. が使っていた資料を並べて，定型的な心理教育を一対一でやって，そのあと家族も呼んで個別の心理教育をやりました。あれはね，僕はびっくりした。本当に変わったんですよ。

池淵▶人間関係なり治療関係ができて心理的準備が整っているところに情報提供する，スキルを教えてあげるという手順ですよね。

後藤▶そこのところを個人関係だけで対してしまうとね。あるいは非常にカリスマ的な治療者で，この先生がいうことなら，というのでみんながそこにつながっていくパターンが10年ほど前には結構多かったですね。

池淵▶それが技術になってきたという感じなんですよね。

仲間体験の大切さ

池淵▶基本路線は今の話のような治療関係を丁寧につくっていくことだと思いますが，二通りのタイプでそれがとても難しい人がいるような気がします。一つは中澤正夫先生がよく書かれる能動型のプライドの人で，要するに障害受容がとても難しい，人生が病気で少し変わっていってしまうのが受け入れられない人たち。もう一つは，昔の病型でいえばヘベフレニー（註：破瓜病。今日の破瓜型統合失調症）で，自分の内面に無頓着な人たち。

後藤▶そういうタイプの方は障害認識や受容が難しいというだけじゃなくて，治療そのものが難しいということですよね。こういう体験があるんですよ。若年発症で陰性症状があって，ときどき，幻聴があったりする18歳ぐらいの少年がいて，その子は外来レベルにはなっているけれど，町を歩いたりしていて女子高生が来ると，「みんな自分のことを見ている。自分のことをうわさしている」というわけだよね。ところがおもしろいことに、二つ三つ年上の，デイケアで週に1,2日来ているような男の子と仲良くなって一緒に行動するようになって，その一緒にいる子のほうが，「それはないよ，見ていないよ」というと，その子は「そんなことない」とはいうんだけど，一緒にいる子がそういうので，なんとなく上手くいって，ずっと2人で作業所に通い続けている。

池淵▶だから，本当に仲間体験は大事だと思うんですよ。私は10年ぐらい前に安永浩先生の病識についての論文を見ておもしろかったんですけど，病識は外の世界についての知識というよりは，自分の中で何かが起こっているんだと認識するものだから，運動感覚の体得みたいなのに近いし，たとえばコーチの人が言葉で詳しく教えるというのではなくて，やはり何か勘どころを教えながら本人が体験していくもので，多分一番わかりやすいのは，仲間がやっているのを見て，自分でやってみることなんだ，と書いておられます。

後藤▶それはすごく大きいと思う。

池淵▶精神病理の視点からの仲間もあるし，受け入れられる人がいなければ自分だって体験を受け入れられないという社会的な視点からの仲間もありますが，

いずれにしても病識の問題を考えるときに，いい仲間がどうしたらつくれるかを考えていかないと絶対にうまくいかないですよね。

後藤▶気のおけないグループの中では病気の話ができて納得していくというプロセスが治療の中に位置づけられていくといいなと思いますね。

池淵▶そういう構造をつくるのも私たちの大事な仕事ですね。最近もデイケアで，20歳代前半の男性で，運動だけはちょっと得意だったという人がいたんですね。だから，具合が悪くなってからも，自分はサッカー選手として有名になるんだ，ブラジルに行って名を成すんだという妄想が核にあったんです。私たちはきっと彼のよりどころなんだと思っていました。だから，現実がうまくいかないとその妄想に逃避して，家で筋トレを繰り返していたんです。でも，逆にいえば現実がだんだんうまくいってくるとその妄想は必要なくなります。最近，デイケアでスポーツのキャプテンをやって，みんなに彼の得意なところを認めてもらってかなりよくなってきたんです。でも相変わらず，自分はブラジルに行くんだとはいっていたんですよ。だけど，自分より年下の，一緒にスポーツをやっている仲間から，「え，だって，君はもう20代の後半だろう。サッカー選手はね、10代の半ばぐらいからブラジルに行かないとだめなんだよ」といわれて，それでブラジルといわなくなったんですよ。

後藤▶そういうのって本当にあるよね。たとえば家族とかスタッフとかがいうと，「いや，そんなことはない」となるんだけど。

心理教育における局面的援助

池淵▶後藤先生は心理教育の大専門家なんだけれど，局面的な援助について，先生のご経験でお話いただけますか。

後藤▶たとえば病識に絡んでいえば，病気というのはこうなんだよねという知識教育があります。それをレクチャーすることが一つイメージされますが，たとえば今回の入院のときに，それを巡ってどのようなプロセスがあったのかを振り返ってもらうことも，その一つだと思うんですよ。つまり，僕らが「これは病気なんだよね」という情報提供と同時に，患者さんの側からの情報提供もこち

らが促す。

池淵▶それは心理教育というのか，認知療法というのか。

後藤▶あるいは全体を振り返る，否認を扱うような個人精神療法とはどう違うんだとかね。

池淵▶いい認知療法のケースレポートを見ていると，そういった要素を使っていますよね。情報も提供しているしね。

後藤▶だから，必ずしもそれを療法と思わないところが心理教育かもしれない。治療ではなくて，それは治療を進めていく上でのベースをつくるというスタンスで心理教育はあると思っています。認知療法的なテクニックも使うし，行動療法的なテクニックも使うし，情報提供もする。ただ，集団で心理教育をやるときには，今いったような深いやりとりはできませんよね。だから，そこをどうやって患者さんたちのグループを使って補っていくかを考えているんだけどね。

池淵▶たとえば情報提供では，なるべく正確な情報を提供するのが基本的なポリシーじゃないですか。そうすると，遺伝危険性，つまり体質的な脆弱性があって，そういう個人にストレスがかかると発症しやすくなることが一つ，情報提供としてあるじゃないですか。でも，もう一方の考え方としては，なるべくスティグマを減らしたい，たとえば「感覚遮断実験でほとんどの人が，不眠になったり過労になったりすると幻覚が起こります」ということもありますよね。そのあたりで私も迷うんですよね。

後藤▶そこを補うために個別の体験を語ってもらうことが必要なんじゃないかと思うんですよ。一般論としてはこうですよねという枠組みで情報提供するわけですから。

池淵▶その体験そのものは，誰でもあるようなことだよねというふうな。

後藤▶その上で，「でも，あなたの場合には，こういうことが起きて，こうなってきているよね」。そして，「今度そうならないためにはどうしようか」という。焦点を再発予防なり，ストレス軽減に当てて，どうそっちに持っていくかが大事な気がするな。

池淵▶そうですね。

後藤▶それはSSTのモジュールもそうでしょう。

池淵▶モジュールも，そういうふうに踏み込まないとおもしろくないです。

後藤▶障害認識という大きなくくりで今回のエピソードに関していえば，こういう状況があって自分は具合が悪くなっちゃったという，それを病気というかどうかは別にしても，自分が追い込まれていくプロセスみたいなものをわかることのほうが先にあって，その後に，もしかして病気のプロセスと重なるよねという話ができるといい気がするんです。

池淵▶ Turkington, D. と Kingdon, D. たちがやっている認知療法では最初にそれを丁寧にやるんですよね。

後藤▶なるほどね，みんな似たようなことを考えるんだ。もう一つ大事だと思うのは，そういう話を一対一で診察室でするとしますね。でも，それをたとえば看護師さんが聞いているとか，家族が同席していることで，そのプロセスを周りの人が知っていくことも，その人が障害認識をきちんと形成するためには大事なことだと思う。だから，そのわかったことを周りでどう共有していくかも，むしろ技術的なものとしてあると思うね。

池淵▶久留米大学の急性期病棟でやっている心理教育は，もともと精神病理の基盤のあるところなので，患者さんをスタッフが力動的な理解をしながら心理教育もやっていますよね。あれはすごく必要だと思います。だから，できればその力動的な理解が患者さんと治療者との中で出てくるものであれば，もっといいのかなという感じですね。

後藤▶僕は今，先生のように病院の中にベースがあってという形でやっていないでしょう。そうすると，組み合わせていくことを考えます。特に地域でやってみると，仲間ができるような場所っていっぱいあるでしょう。だから専門家として見て，自分が今所属しているところだけではない，別の病院のデイケアを使ったりとか，保健所や作業所を使ったりとか。作業所に所属したからって，必ずしもそこだけに行かなくてはいけないことはないし，そういう組み合わせをできないかと思っているんです。

治療者の育成

後藤▶研修医のときは結構，話を聞く時間があるでしょう。そういうときの経験

が随分，僕は助けになったと今でも思っています。たとえば，高校を終わって，東京に出て3年間ぐらい働いたあとに発病した方がいました。はじめに幻聴が聞こえてきたんです。自分が大会社の社長の息子だ，隠し子だとテレビのアナウンサーがしゃべっている。それでその会社の本社まで行って「おやじに会わせろ」といって，強制的に田舎に送り返されました。

　病状だけ聞いていると，これは突然起きて，とんでもない病気だとなりますよね，それだけのカルテの記載だとね。ところが，もうちょっと詳しく聞くと，3年間の間に十数回転職していて，要するに続かないんだよね。最後にようやく半年ぐらい続いていた職場があったけど，会社が倒産してしまって，アパートの中で2週間ぐらい何もしないでぼんやりしているうちにテレビがそういうことをいい出したというプロセスがあるのね。そういうことをじっくり聞ける。

池淵▶救済妄想なんですよね。今，大学はどこもバイオロジーが主流でしょう。だから人間の考えについても，リダクショニズムといったらいいのか，脳の機能障害の話になる。そうすると，どんなお薬を何ミリ飲ませてみようかということになる。だから，その方も，脳のメカニズムが故障しているとなるわけでしょう。

後藤▶一般論としてはそのとおりですが，それをどう体験するかはその人のものだからね。

池淵▶そういう考え方を科学的還元主義の世界に持ち込んでいって，どう統合的に使えるようになるかが課題ですね。

後藤▶今，先生は大学で若い医師を育てるときには，その辺はどうしているんですか。

池淵▶アンテナの鋭敏な人と，そうでもない人といますね。アンテナの鋭敏な人は放っておいても，薬の調節だけでなく，患者さんと関係を結ぶなかでいろんなことを聞いているんですよ。だから，その意味づけの仕方をこちらのほうでサポートしてあげるだけです。そうでない場合は，生活歴を丁寧に聞いて，自分の友達だったらこういうときどうしただろう，この人だったらどう考えただろうと，相手の立場になって考えながらヒストリーを聞きなさいとか，技術的なことで教えるということになるのかな。

後藤▶どうもヒストリーを聞いたりといったやり方は，何となく文科系のような気がしちゃうんだよね。それで乗りにくい部分があるような気がする。だから，

そこを科学的にする方法が必要なのかもしれませんね。語るということを，個人精神療法という範疇ではない形でやれるようにすること。

ときどき，僕は年表とかを使うんだけどね。言葉で書くよりは，むしろ「この期間にこういうことがあった」というのを図にしてしまう。そうすると一目瞭然，イベントが固まって起こったあとに，しばらくして病気が出ていることなどがわかって，理解が早まると思います。これは患者さんにもしますが，一緒に年表を書いていってみる。それに家族をくっつけると，家族で何か起きたときに病気にも影響があるのがわかります。

おわりに

池淵▶今日のお話としては，病識がない，不十分だということについてはいろんな原因が考えられるので，短兵急にどういう治療をすればいいとはいかない，それが一つですね。あとは，障害の認識は中身に多様なものを含んでいて，基本的な私たちのスタンスとしては，ご本人がどう受けとめ，どう暮らしやすくなるかという視点で障害認識を育てていくような関わりができればいいということでした。

あとは，個人治療レベルで丁寧に自分史から話していくなかで，自分自身のいろいろな気持ちの経過がわかってきて，そのなかに病気が位置づけられるようになってくるというのと，心理教育なり，症状のマネジメント対処能力という認知行動療法が組み込まれていったり，仲間ができてきたりしてくると，障害認識や病識が形づくられてくるわけです。ご本人にとって生活しやすい障害認識や病識であるように，援助していけたらと考えます。

後藤▶つけ加えると，病識とか障害認識をターゲットにして，それを何とかしようと思うことよりは，全体として自分が相手にとって支援者として受け入れられるように考えるほうが，多分，僕は先だと思う。そのなかで初めて共通認識としての，この辺が病気だよねというのが出てくる。結局，共同作業だと思うんです。

池淵▶病識がなくて困るよねと一口で括らないで，援助的なかかわりの中で長期的

に見れば病識も随分変わることを若い先生たちに知ってほしいですね。
後藤▶そうですね。
池淵▶今日はどうもありがとうございました。
後藤▶こちらこそ，ありがとうございました。

(2004年2月，於東京)

映画にみる家族（3）

『東京物語』

　今回は小津安二郎の『東京物語』（1953年）を取り上げる。

　小津安二郎（1903-1963年）は黒澤明（1910-1998年）と並んで，海外の映画に大きな影響を与えた日本の代表的な映画監督の一人として知られている。『東京物語』は1958年にロンドン国際映画祭でサザーランド賞（グラン・プリ）を受賞しており，また2002年には英国の映画雑誌が行った世界の映画批評家による全世界映画ベストテンの第5位に選ばれている。

　『東京物語』受賞の翌年1959年には芸術院賞を受賞し，映画人として初の芸術院会員となるが，その後まもなく，まだ監督としては盛りの1963年，奇しくも60歳の誕生日にガンで逝去した。死後ますますその評価は高くなり，日本の監督たちにとどまらず，世界の監督たちにも大きな影響を与え，トリビュート・フィルムやオマージュ作品も数多い。また小津論も数多く，これほどまでにさまざまな観点から論じられた監督も少ないのではないかと思うほどである。

『東京物語』あらすじ（図1参照）

　老夫婦の平山周吉（笠智衆）ととみ（東山千栄子）は，小学校の教師をしている末娘の京子（香川京子）と広島の尾道で暮らしている。設定はリアルタイムなので昭和28年頃と考えていい。戦後も落ち着いてきたので東京に所帯を持っている長男，長女を訪問するために上京する。まず長男で町医者をしている幸一（山村聰）のところに泊まるのだが，二人が来る前に学校から帰ってきた幸一の長男が，自分の部屋が老夫婦（彼からすれば祖父母）のために明け渡されて，机や勉強道具が廊下の隅に移されているのを発見して母親に食ってかかるシーンがある。この小旅行（終戦後間もない頃の尾道から東京往復は老夫婦にとっては大旅行ではあるが）が幸せなものには終わらないであろうと推測できる場面である。

　しかし，映画では格別大きな出来事が起きるわけでもない。長男の幸一と美容院を経営する長女の志げ（杉村春子）が相談して両親を迎えるのであるが，二人とも悪気はないものの自分たちの仕事の都合を優先するのでなかなか東京見物にも連れてい

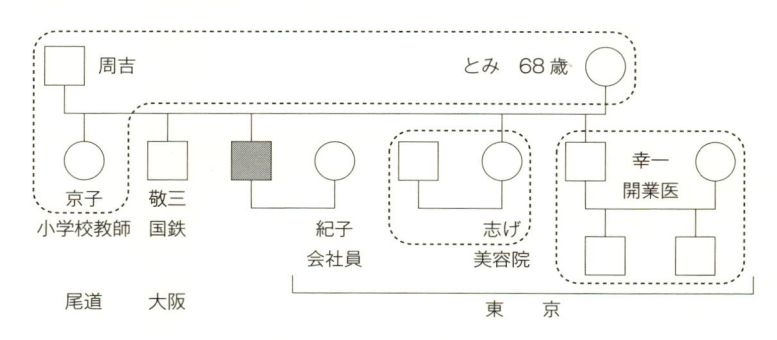

図1　『東京物語』平山家家族関係図

（家系図内の記載）
周吉　　　　　　　　　とみ　68歳
京子　　敬三　　　　　紀子　　志げ　　　　幸一
小学校教師　国鉄　　　会社員　美容院　　　開業医
尾道　　大阪　　　　　　　　東　京

けない。そのため志げは東京見物の案内を戦死した次男の嫁の紀子（原節子）に頼み，次の日は熱海の温泉宿に二人を泊まらせる。団体客と一緒の宿で老夫婦はよく眠れず疲れて1日で戻る。しかし戻った志げの家では，今晩は寄合があるからと暗に迷惑がる様子で，それを察した二人は相談し，周吉は尾道時代の旧友を訪ね，とみは紀子のアパートに泊まることにする。旧友たちと久しぶりに会い，やめていた酒を痛飲し，それぞれ子どもたちの愚痴や社会への不満を言い合い，酔った周吉は夜遅く旧友の一人を連れて志げの家に戻る。とみは紀子のアパートに泊まり，その優しさに涙する。

老夫婦は次の日の夜行で帰るが，車中とみの気分が悪くなり国鉄職員をしている大阪の三男（大坂志郎）の家に2日泊まる。その頃東京では志げと幸一が「お父さんたち，満足したかしら」「そりゃあ，満足しただろう。東京見物もできたし，熱海にも行けたんだから」といった会話をしているのである。二人が尾道に戻るとまもなく，周吉の礼の手紙とほとんど同時に，東京の子どもたちの家に，京子から母危篤の電報が届く。とみは，紀子も含めた子どもたちが東京から駆けつけたその夜明け前に息をひきとる。葬式が済むと紀子を残して皆は慌ただしく帰ってしまう。京子は，兄姉たちの思いやりのなさを怒るが，紀子は「そんなものだ」という。やがて紀子も東京に帰り，他は何も変わらないが，とみだけのいない周吉の世界を映し出して映画は終わるのである。

こうストーリーだけを書くと何ということもない，ある意味どこにでもある話である。単純にいってしまえば，「悪気はないが，子どもたちにたらい回しにされる老親」の話である。これがなぜ世界第5位に評されるような傑作なのだろうか。もしかし

て「家族」のあり様として非常に深い普遍性を持っているのかもしれないとは思われるが，それ以上に小津の作品が影響を与えているのは，その映像にあるとされていて，小津の「映画の撮り方」については非常に精密に多くの批評家や映画人から技術的解明を受けている。小津論の多くは，まさに「画面」の「撮り方」に関するものであって，それらの場面場面が映画のストーリーを進ませるためにあるのではなく，その場面そのものが強い効果や観客を魅了する力を持っていることが評価されている。計算され尽くしたきわめて技法的な画面であり，ある意味不自然なのだが，かといってそれがリアルでないかというと，きわめてリアルに感じられる。しかし，このような画面だけで表現しようとしている映画を文字で伝えたり論じたりしようとするのはとてつもなく困難である。

　このような小津安二郎の映画に関して無視できない小津論がある。蓮實重彦（フランス文学者，元・東大総長）の『監督　小津安二郎』である。蓮實はそれまでの小津論を批判的に検証し，それらの批評にすべて「否定的言辞」（否定形に置かれた動詞）が紛れ込み，否定文の羅列によって小津作品を肯定，賛美している矛盾を指摘することから『監督　小津安二郎』を始めている。たとえばその例として「カメラの位置が低く固定されて動かない」「移動撮影がほとんどない」「感情の激しい葛藤が描かれない」「舞台が一つの家庭に固定されて社会的広がりを示さない」などを挙げ，いわば，それまでの「日本的」あるいは「小津調」とひとくくりにされる小津評の脱構築を試み，小津作品そのものに対しては，ほとんどテキスト分析に近いやり方で，場面あるいは行動の一つひとつを分析し，結果として見事な小津論，そして小津作品へのオマージュを作り上げている。そのような形でしか小津の作品，ひいては映画そのものは語れないのかもしれない。そういう限界をわかった上で，『東京物語』について「語ろう」と思う。

『東京物語』と悲劇

　この作品は現代の高齢化社会における老人問題を鋭く予見している作品にも思える。そういう見方も別にかまわないとは思うが，しかし，小津はそういう「社会派」の映画人ではない。何しろ「何でもないことは流行に従う。重大なことは道徳に従う。芸術のことは自分に従う」という監督なのである。

　かつて英国の小説家，批評家のサマセット・モームは英語で書かれた三大悲劇として『白鯨』『嵐が丘』『リア王』を挙げた。ギリシャ悲劇の構造は，すでに予言や神によって決定されている運命に対して個人，それも強力な個人が抗うが，結局は運命

通りになってしまう，というものである。それであるがゆえにフロイトは決定論的な自分の理論の原型をギリシャ悲劇に求めたのであろう。悲劇は「あらかじめ決定されている運命に対する自由意志の挑戦と敗北」の構造を持っている。『白鯨』はご存じのように巨大な「白い鯨」（神とも運命とも，あるいは抗いがたい自然ともさまざまな寓意に考えられる）に取り憑かれたエイハブ船長が周囲をも巻き込んで最終的な破滅へ至る物語であり，ほとんど宗教的な悲劇ともいえる。あるいは「一つの理念に殉ずる」ことの悲劇である。『嵐が丘』は，通俗的には常軌を逸した恋愛，情熱の物語のように受け取られているが，実は3世代にわたる物語であり，家族療法的にいえば「情緒の世代間伝達」の悲劇であり，ここでの抗いがたい運命は縦系列に家系の中に現れる。そして『リア王』は，ご承知のように領地を3人の娘に分け与え老後を安らかに面倒見てもらおうとする老リアの思惑が，いくつかの行き違いからことごとく外れていく，いわば「家庭の悲劇」である。『東京物語』が悲劇であるとすればそれは『リア王』である。熱海から東京へ戻った周吉ととみが長女の家から出る準備をしているときに，周吉は「とうとう宿なしになってしもうた」と自嘲気味につぶやく。容赦なく照りつける夏の日差しのなか，上野（あたり？）のお寺で買ってきた駅弁を食べ，これからどうしようかと相談する老夫婦。二人の何でもない会話のシーンは，『リア王』で長女，次女の城から追い出された老リアが嵐の荒野をさまよい歩く場面と重なる。

　「あらゆるドラマは家庭で起こるのです」と小津はいったと伝えられている。考えてみるとシェークスピアの四大悲劇といわれる『リア王』『マクベス』『ハムレット』『ロミオとジュリエット』はすべて「家庭の悲劇」といってもいいかもしれない。『マクベス』は気の強い妻の叱咤激励で出世を目指すビジネスマンの話，『ハムレット』は遺産争いとお家騒動，『ロミオとジュリエット』は家の反対で駆け落ちしようとする若い男女，たぶんシェークスピア劇が発表当時もおおいに観客に受けて，今でも生きながらえているのは，ある意味下世話な，どこにでもあるシチュエーションだからなのだろう。

　『リア王』では，救助者として設定されている末娘のコーディリアは夫のフランス王と共に父の救援に向かうが間に合わず，一見そこに悲劇があるように設定されている。この「外部から来る女性」が救助者になるという設定は，今までの2回で取り上げてきた『マイ・ガール』『ギルバート・グレイプ』と同じである。ブリテン王だったリア王が王位を譲り，そのために起きた内紛（システムの変化）を解決する役目を与えられているのは，外部の人となったフランス王妃コーディリアなのである。

ところが『東京物語』には外部からの救助はない。『リア王』でいえばコーディリアの役目，「外部から来る女性の救助者」の役目は戦死した次男の嫁である紀子に振られている。しかし「戦死した次男の嫁」である紀子は内部でも外部でもない中途半端な位置にとどまっている。それどころか，再婚を勧める（つまり外部の存在になることを勧める）周吉ととみに対して，「いいんです。私は少し変わっているんです。このままの方が気楽で」と答えるのである。紀子もまた救助を待ちながら，そこにとどまっている存在である。普段は明るく振る舞っている紀子がとみを部屋に泊めた晩，布団の中でじっと虚空を見つめる場面は哀切である。

　『東京物語』の悲劇は助けが永遠に訪れない点にある。とみの亡くなった朝，周吉は海を見ながら，探しに来た紀子に「きれいな夜明けじゃった。……今日も暑うなるぞ」というのである。そう，毎日毎日は「暑く」続いていくだけなのだ，とでもいうように。いわば老夫婦の東京行きは「東京」という異境，外部，そして希望を求めての（それほど大仰ではないが，ある期待を求めての）旅行であった。しかし東京はとみが述懐するように「広いですのう。こんなところで迷子になったら見つかりませんのう」というような何もないところだったのである。『東京物語』に特権的，超越的な「神」や「運命」は現れてこない。どこまでいっても救助者のいる外部や約束の地，希望の地もなく，茫漠たる日常が続いているだけなのである。

　今まで挙げてきた2作品『マイ・ガール』と『ギルバート・グレイプ』にはアメリカ的（ハリウッド的?）な，「外には苦労があるかもしれないがチャレンジすれば幸せがあるかもしれない」「外部にいる特権的な救助者」というある意味「近代主義」があった。これは日本と西洋の違いなのだろうか，あるいは青春をテーマにする場合と老境をテーマにする場合の違いなのであろうか。その点は読者それぞれが見て判断してほしいと思う。

　ただ『東京物語』を代表とする小津の作品は暗い作品ではない。希望や救いと名づけられるようなものは表現されないのだが，暗くはないし，悲しい作品でもない。言葉では捉えることのできない，何か，たとえばもともとのヒューマンという言葉に通ずるユーモアに近いもの，そんなところがある。たとえば三男の敬三は出勤して同僚に両親を泊めたことを語り，二人は「孝行のしたい時分に親はなし」「さりとても墓に布団は着せられず」という使い古された決まり文句の川柳を口にする。敬三はたまたまの出張で電報を見るのが遅くなり母の死に目に会えない。葬式の途中抜け出した敬三の目に寺の何段にも並んだ墓地が目に入る。坂に並んだ墓群の異様に（と感じられる）長いショット，観客は明らかに敬三があの日の会話を思い出していることを考

えざるを得ない。そこで終われば陳腐なドラマで思い入れたっぷりな俳優の表情と観客の中に起こった共感的な感情，つまりメロドラマに終わらざるを得ない。しかし，敬三は傍らに来た紀子に「さりとても墓に布団は着せられず，か」とつぶやく。紀子は訳のわからないといった表情をする。ほとんど異様ともいえる墓石の羅列のシーン，感情を伝えないまま放り出されたセリフ，すれ違う思い。われわれの中に生じかけた敬三（の感情）への共感は宙ぶらりんのまま消滅する。小津作品では共感が持続することを拒絶しているように思える。けれどもそれがゆえに何か乾いたユーモアに近い，ほっとするもの，肯定的なものがわれわれの中に残る。それはもしかして情緒の中に解消されない確実な存在感というものなのかもしれない。

　この映画を紹介したのは，一つには，ごく普通の家庭であってもこういうドラマを生きているということが改めて感じられる映画だからである。その上，それを別に悲劇ともドラマとも思わず，「こんなものですよ」「そうかね」「そうですよ」として当たり前に生きていく強さを持っていることも。さらに付け加えれば，もしかして一瞬の動作，ちょっとした場面を捉える練習にもなるかもしれない，とも思う。あるメッセージを込めた演技は映画では普通であり，ストーリーを進め，テーマを明確にする目的に合致しているので，それは誰にでも理解しやすい。そうではないちょっとした動作のそのときだけの意味や，あるいはちょっとした動作のなさ。そういう感覚，場面への注意力が求められる映画なのである。その豊かさに気づくのは臨床の感覚に近い。

　『監督　小津安二郎』の序文で蓮實重彦は，書いた目的について「それが数多く存在することを希望する読者が……小津を見たいという欲望に駆られ，そのまま映画館に向かって走り出すか，あるいは小津が上映されていないことを許し難い不当な事態と断じ，故のない憤りに身を震わすこと」である，と語っている。私のこの小文はそんな大それたことは考えてもいないが，とにかく一度ぜひ見てほしいと思う。

■**作品情報**

原題：『東京物語』［1953 年（昭和 28 年），日本（松竹），135 分，モノクロ］
監督：小津安二郎
脚本：野田高梧，小津安二郎
出演：笠智衆，東山千栄子，山村聰，原節子，杉村春子，三宅邦子，大坂志郎，香川京子
参考文献：蓮實重彦：監督　小津安二郎　増補決定版．筑摩書房，2003．

第 IV 部

地域精神保健福祉

「地域介入による自殺対策」は二つの論考をひとつにまとめたものである。Ⅰは「地域精神医療と家系図」(『家系図と家族療法』(家族療法セミナー2)所収)，Ⅱは「地域介入による自殺対策：新潟県の実践」(『メンタルヘルスとソーシャルワークによる自殺対策』所収)で，ちょうど20年の開きがある。Ⅱの原著前半部はⅠと重なるところが多いのでひとつにした。Ⅰは日本の自殺対策に大きな足跡を残している「松之山プロジェクト」のシステム論的解説といってもよいものだが，このプロジェクトに参加したことから地域精神保健の大きな可能性に目を開かされたといっても過言ではない。プロジェクトを主導し誘っていただいた当時の新潟大学精神科助教授内藤明彦先生には感謝している。

「ひきこもりケースへの危機介入」はひきこもり関連であるが，社会的ひきこもりが注目されたのは新潟県柏崎の少女監禁事件と福岡のバスジャック事件であった。ちょうどそのとき私は新潟県精神保健福祉センター長をしており，その関係から厚生労働省のひきこもりに関する研究班（班長伊藤順一郎氏）の一員となった。そのため新潟県精神保健福祉センター時代はひきこもり関連の著作が多い。

残りの3編は精神障害者対策に関連するものをまとめた。いずれも新潟県のすぐれた地域実践を広く知らしめたい，という意図もあった。「地域資源のアセスメント」は『公衆衛生』誌に2回にわたって連載したものをひとつにしたものである。精神保健福祉センター時代だけでなく，新潟県の地域精神保健福祉に従事する優れた保健師，保健所精神保健福祉相談員，PSWたちと知り合い，一緒に仕事ができたのは私の大きい財産である。日本精神障害者リハビリテーション学会第10回大会を新潟で実施したとき，お礼の意味もあり大会企画として魚沼地区の保健師たちの地域精神保健活動を実録風の映像にまとめた（DVD『希望への階段：さつき工房を支えた連携とネットワーク』）。

地域介入による自殺対策

　ここでは，自殺対策の地域における実践例として新潟県の旧東頸城郡における二つの市町村（旧松之山町，旧松代町）での高齢者自殺の予防活動について地域精神保健の観点から述べる。この二つの実践を取り上げるのはいくつかの理由がある。まず筆者自身がこの2地域での活動に関わっており詳細を知っていること，二つの活動はその自殺率低下の効果が統計学的手法によって確認されていること，それから，その結果をもとに，特に旧松之山地区における活動手法は地域において自殺対策活動を展開する際にその後多くの地域や，あるいは厚生労働省の自殺対策活動ガイドラインでモデルとして取り上げられていること，などがその理由である。また，この実践は，比較的限定された狭い地域を対象にしており，しかもそこに長期に関わり，つまり住民と共に実践活動が継続され，単なる期間限定の研究や理念で終わっておらず，さらに医療・保健・福祉という分野を超えた連携が行われていることが特徴となっている。

　旧東頸城郡は2005年1月1日に安塚町，浦川原村，大島村，牧村の4町村が上越市に編入合併，さらに同年4月1日，残る松代町と松之山町が十日町市と合併した結果，郡としては消滅した。地理的には南は長野県に接し，特徴を一言でいえば豪雪と過疎の山村地帯である（図1）。合併しているため関連する地名，病院名については本来「旧」をつけるべきだが，以下の記載については便宜的に旧名をそのまま使用する。

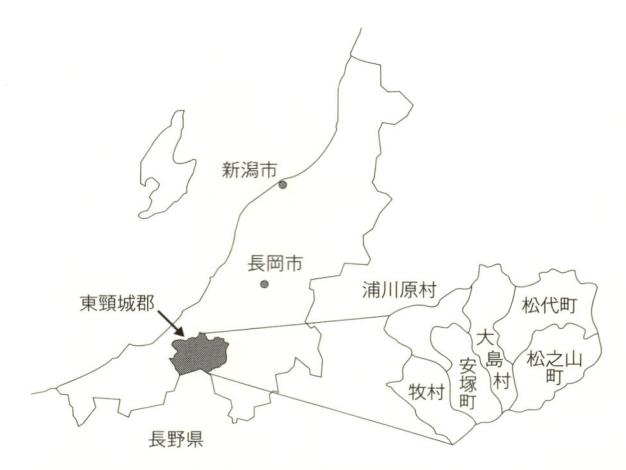

図1 旧東頸城郡および旧松之山町，旧松代町の位置（図中の町名は全部旧名）

I 松之山町における実践──地域精神医療と家系図

調査の開始

　新潟県では，精神衛生事故防止対策事業として東頸城郡をモデル地区に1985年度より，精神衛生センター（現・精神保健福祉センター），新潟大学医学部精神科教室，国立療養所犀潟病院（現・国立病院機構さいがた病院），大島保健所（現・上越保健所）共同で老人自殺率低下を目的とした「心の健康づくり」事業を開始した。1985年当時，新潟県の自殺率は全国第3位で，なかでも高齢者自殺が多く，特に東頸城郡においては全国平均の4倍を越えていた（表1）。同じ東頸城郡の中でも松之山町においては著しく高く全国の8倍強に達していたが，隣の大島村では全国平均並みであった（表2）［森田ほか，1986］。東頸城郡および松之山町における老人自殺率の高さは以前から注目されており，1968年には郡内の老人自殺の実態

表 1　自殺率（人口 10 万あたり）

			東頸城郡*		新潟県*		全国			
							1973 年		1983 年	
総計	男 女	計	55.9 50.8	55.3	29.5 20.5	24.9	20.2 14.8	17.4	28.9 13.4	21.0
65 歳 未満	男 女	計	30.0 14.7	22.5	23.9 11.4	17.6	— —	—	— —	—
65 歳〜 74 歳	男 女	計	148.5 131.6	136.4	67.2 64.7	65.8	— —	—	— —	—
75 歳 以上	男 女	計	424.1 368.1	388.9	128.3 124.3	125.8	— —	—	— —	—
再掲 65 歳以上	男 女	計	231.5 216.5	222.7	85.9 86.0	85.9	63.3 54.8	58.5	57.6 41.2	48.0
再掲 85 歳以上	男 女	計	652.7 563.5	588.7	173.8 139.8	150.4	107.5 72.8	83.5	111.9 70.9	84.3

＊：1973 〜 1984 年平均

をまとめた「生にそむくもの」という小冊子が出版され，さらに 1971 年からは東洋大学の社会学部が社会学的研究を行ってきていた。1985 年の松之山町の全人口は 4,345 人で，そのうち 65 歳以上の老年人口は 873 人（老年比率 20.9％）であった。1985 年当時，松之山町では町営診療所医師 1 名，保健師 3 名が保健医療を担っていた。東頸城郡内に精神科医療施設はなく精神科医もいなかった。

当初 3 年計画のこの事業は大きく三つに分けられる。第 1 に老人自殺の実態調査，第 2 に自殺率に顕著な違いのあった松之山町と大島村の 65 歳以上の老人全員を対象にしたうつ病の疫学調査，およびその結果に基づいたハイリスク者のフォローアップ，第 3 に社会的啓蒙活動である。

1. うつ病の疫学調査

初年度のうつ病の疫学調査は，「健康についてのアンケート」（Niigata University Self-rating Depression Scale : NSDS, 新潟大方式自己申告式うつ病診断尺度）［須賀ほか，1990］によるアンケートと「老人健康相談会」として行った精神科医延べ 40 名に

表2 町村別自殺率（人口10万あたり，1973～1984年平均）

		安塚町	牧村町	松代町	松之山町	大島村	浦川原村	東頸城郡
総計	計	63.0	37.9	62.5	86.3	16.5	36.9	53.3
	男	81.8	36.7	62.5	82.5	12.7	39.0	55.9
	女	44.0	39.0	62.5	89.9	20.2	34.7	50.8
65歳未満	計	21.0	17.1	31.7	26.0	9.8	22.5	22.5
	男	31.3	22.6	41.9	37.1	9.7	28.4	30.0
	女	10.0	11.5	21.7	14.9	10.0	17.0	14.7
65歳～74歳	計	267.3	89.1	131.2	167.8	39.9	84.7	136.4
	男	323.9	43.2	147.4	158.9	47.9	80.3	148.5
	女	220.2	121.3	118.1	175.0	68.4	88.0	131.6
75歳以上	計	358.9	357.3	432.1	781.3	70.8	173.8	388.9
	男	661.3	372.4	351.9	802.3	——	189.4	424.1
	女	176.9	346.0	478.8	769.5	108.2	164.7	368.1
再掲65歳以上	計	297.2	172.2	232.2	382.1	51.0	113.9	222.7
	男	420.4	147.6	207.8	353.8	32.6	112.7	231.5
	女	204.8	189.8	249.8	401.9	62.9	114.7	216.5

よる家庭訪問も含めた診断面接による。診断は研究用診断基準（Research Diagnostic Criteria：RDC）を用いて行った。NSDS の有効解答数は1985年度は松之山町82.8％，大島村91％，診断面接実施者は松之山町55.1％，大島村で59.9％で，実数ではそれぞれ483人と339人であった。面接実施者のなかのうつ病有病率は，松之山町8.9％，大島村6.78％で，統計学的に有意差は認められなかった（表3）[須賀ほか，1987]。松之山町が全国平均の8倍強であり，同じ東頸城郡の大島村は全国平均なみであるという高齢者自殺率の顕著な違いは，うつ病の有病率からは説明できないという結果になった。しかし高齢者自殺におけるうつ病，うつ状態の関与は重要であり，把握されたハイリスク者をフォローアップして行くことは自殺対策に有効と考えられ，松之山町の保健師，診療所医師との間にハイリスク者への危機介入ネットワークをつくる予防活動が開始された。いわゆる「松之山方式」の開始である［小泉ほか，1990；高橋，2003］。

表3 うつ病の有病率（面接実施者中における観察値）

		松之山町			大島村		
		面接実施数	うつ病者数	有病率%	面接実施数	うつ病者数	有病率%
major depression	総計	483	27	5.6	339	13	3.8
	男	179	10	5.6	105	3	2.9
	女	304	17	5.6	234	10	4.3
minor depression	総計	483	16	3.3	339	10	2.9
	男	179	5	2.8	105	4	3.8
	女	304	11	3.6	234	6	2.6
depressive state	総計	483	43	8.9	339	23	6.8
	男	179	15	8.4	105	7	6.7
	女	304	28	9.2	234	16	6.8

depressive state : major + minor depression

2. ハイリスク者のフォローアップ

1) うつ状態スクリーニング

　一次スクリーニングは原則として65歳以上の在宅高齢者全員に対して1年に1回「健康についてのアンケート」（NSDS）を配布し記入してもらう。例年回収率は90％近かった。これは地域性もあるが老人会の協力により配布，回収を行った点が大きい。カットオフ・ポイントを60／100点にしたNSDS一次スクリーニングでのうつ病陽性者は10～15％程度であるが，それでも100名を越える。そのため地域精神保健スタッフが精神科医の診断面接の前に訪問面接を実施するなり，何らかの方法で対象者を絞り込む二次スクリーニングが必要となる。松之山町の場合は最初の5年間は，一次スクリーニングで陽性とされたNSDSが60点以上の高齢者宅を精神科医と保健師が一組で訪問し，精神科の診断面接に保健師が同席した。1990年からは保健師が面接と日常的に訪問している情報から対象者を絞ることが可能になった。

2) 診断面接からフォローアップへ

　二次スクリーニング後に精神科医と保健師が一組となり対象者宅を訪問し，RDCを用いた診断面接を行った。訪問診断面接後，その日のうちに精神科医，診

療所医師，保健師がケースカンファレンスを行い，以後の処遇について検討し，必要な場合は精神科医療機関に紹介し，原則として2週間以内に，診断面接に基づいた処遇方針について，診療所医師および保健師に，抗うつ薬治療や保健師の訪問回数などを伝えた。さらに，夏期の訪問で自殺念慮があると診断されたうつ病高齢者は，同年11月と翌年5月にも精神科医と保健師が再度訪問するフォローアップ面接を行った。

3. 社会的啓蒙活動

3番目にあげた社会啓蒙的活動は，地理的に近いという点から初期には主として筆者が担当した。疫学調査と平行して「心の健康づくり相談会」と名づけた会を開催し，松之山町の老人会，婦人会，行政担当者の人たちと老人自殺の問題について話し合うことを繰り返した。1985（昭和60）年，1986（昭和61）年の2年間でお年寄りは500人以上，中年婦人層にも300人以上会ったことになる。

松之山町における高齢者自殺の地域集積性，時間的集積性については，それまでの社会学的調査により，度々自殺容認の風潮なるものが指摘されており，そこへのアプローチも重要ではないかと考えられたからである。相談会は1991年まで継続し，回数は延べ185回にのぼった。話し合いでは，高齢者自殺の問題を松之山町全体の問題として投げかけ，特に2年目に主として婦人会を対象として「相談会」を行った際にはライフサイクルから話をし，現在起きている事態は10年後の自分たちの事態であることを強調することで，全員の問題にすることを意図とした。最終的には「年を取っても安心して住める町にしよう」という，単なる自殺対策に終わらない「地域づくり」を目指したともいえる。

社会状況の変化と家系図

松之山町は他の東頸城郡の町村と同様に，豪雪と過疎がまず特徴としてあげられる。豪雪は道路が整備される前は「4月にバスが通ればそこは東頸城郡ではない」といわれたり，あるいは「一里一尺」という言葉に表わされるように，一里山へ入

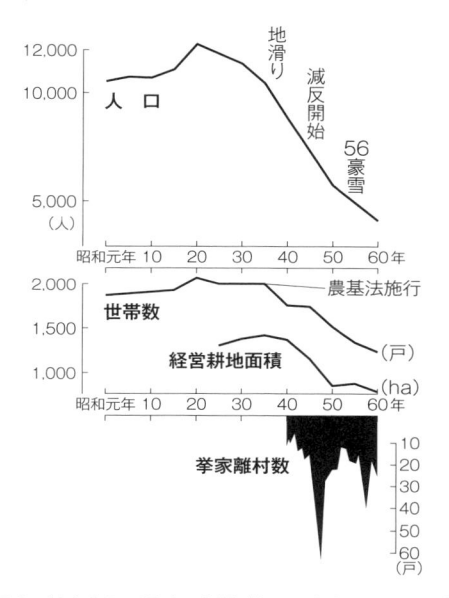

図2 松之山町の過疎の実態 [新潟日報報道部, 1985]

れば一尺積雪が増える所で, 平均降雪量は3mを越し, 大雪だった1984 (昭和59) 年, 1985 (昭和60) 年は松之山町では5mを楽に越している. このあたりでは屋根に積もった雪を降ろすのに, 平野部のように「雪下し」とはいわず, 「雪掘り」という. 降ろした雪が屋根よりはるかに上に行ってしまうからである. 過疎という点では東頸城郡全体では10年に20%もの人口が減少する状況であるが, 松之山町ではさらに深刻で, 最盛期12,000人を越えた人口が今では4,000人近くにまで減少している. 図2は松之山町の過疎の実態であるが, 特徴的なのは挙家離村といわれる一家あげて村を離れる人口流出の形態で, 日本の高度経済成長にともなって, 地滑り, 減反, 豪雪などをきっかけにして人口が減少していっていることが示されている [新潟日報報道部, 1985].

このような社会状況の変化は家系図にどのような影響を与えるであろうか. 図3はM町在住の人の協力を得て作成したものである. 家系図の中で山坊, 五坊, 与平などはそれぞれの屋号で, 同じ部落内ではほとんどが同姓であるため, 部落名と屋号により各々の家を同定しなければならない.

246 第IV部 地域精神保健福祉

図3

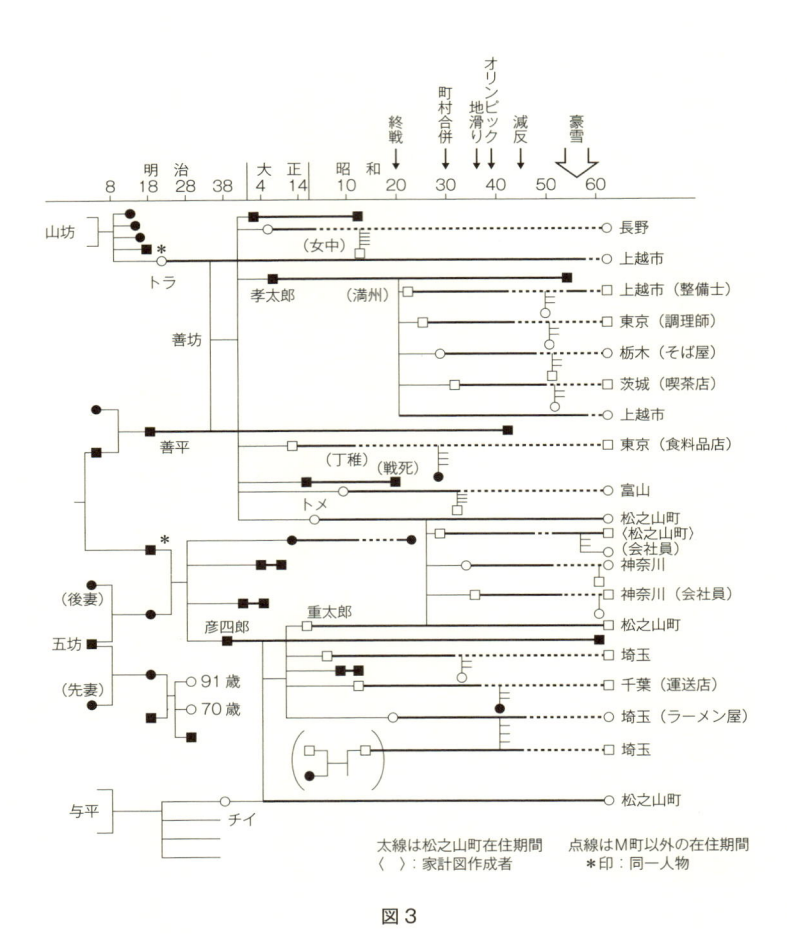

太線は松之山町在住期間　点線はM町以外の在住期間
〈　〉：家計図作成者　＊印：同一人物

　町からの人口流出は戦前と戦後では大きな違いがあり，戦前は次男，三男，あるいは女性が丁稚とか女中として家を離れている。ところが戦後のベビーブーム世代では全て18歳で，即ち高校卒業と同時に長男であっても家を離れている。善坊の直系を追っていってみると，次男である考太郎さんが長男の死によって満洲から帰ってきて家を継いでいるが，彼の長男は整備士として就職し，家には帰っていない。これは東京オリンピックをその開始とする高度成長の波に乗った，第一次人口流出，すなわち，長男であっても若い世代が農村に戻らないという流れの表れで，

これには減反政策が大きな影響を与えている。工業化，都市化に伴い，食糧管理制度の赤字解消を目標にして減反政策が1970（昭和45）年に施行された，この法律は松之山町に代表される東頸城郡，あるいは似たような山村にとっては大打撃であった。何故ならこのような地方は米以外の作物に土地が適しておらず，殆ど米作に依存しており，しかも耕地整備をして生産性を上げようにも，山腹を切り開いた田では整備や機械化が思うようには進まないからである。善坊直系の50年を縦に見てみると，子どもたちを都会に出した中年夫婦2人が90歳近いトラさんと農業に従事するという状態であったことがわかる。1979（昭和54）年に考太郎さんが死亡して長男が一時松之山町に戻って上越市に職を求めたが，1981（昭和56）年の豪雪の後，一家で同市に転出している。トラさんは94歳で生まれ育った村を離れ都会での新しい生活を余儀なくされ，また，この結果，善坊の直系は町から消えてしまうこととなった。

　別の挙家離村の形態を見てみよう。重太郎さんの妹は（　）内に示した松之山町の長男に嫁いでいたが，夫は出稼ぎに毎年出ていて，そこで人間関係を作り，1967（昭和42）年に，老父とともに転出している。このように出稼ぎで当たりをつけておいて時期をみて転出するというのが挙家離村ではよく見られるパターンである。この1965（昭和40）年代初め頃の挙家離村に一役買っていると思われるのが地滑りである。東頸城郡はもともと有数の地滑り地帯であり，なかでも1962（昭和37）年，1964（昭和39）年の松之山町の地滑りは大規模なもので，町の中心部を襲い，被害地域は500 haに達した。そのためそれまでは松之山町にあった県の出張所などは隣の町に移転している。また家系図には示さなかったが，チイさんの妹たちが嫁いだ家系で一家転出した家が2軒あり，ともに1986（昭和61）年で，これも3年続いた豪雪のあとである。

　このようにたとえば1965（昭和40）年には上からずっと数えていくと，チイさんまで17本の太線が数えられる。つまり，松之山町に在住している人がこの家系内では17人ということである。ところが1975（昭和50）年には11本，1985（昭和60）年にはこの家系図を作ってくれた人の赤ん坊まで含めて8本で，つまり8人になっている，まさに半減しているわけで，この状況はこの人の妻の方の家系を追っていっても，ほぼ同様の状態で，過疎，挙家離村の実態が家系図上に示されているといえるだろう。

この家系図をみていると，ほかにもいろいろ気がつくことがある。たとえば戦前では幼児の死亡が人口調節の役割を果たしていたが，戦後はそれがほとんど見られないこと，あるいは，松之山町を離れた人たちの行く先は関東方面に集中していること，また，仕事としては，整備，調理師，そば屋，喫茶店など，「手に職をつけて」という生き方の指針が強く働いていることなどである。しかし一番強く印象付けられるのは，戦争，高度成長経済，減反などの社会経済条件，あるいは豪雪，地滑りといった自然条件が，ほとんどダイレクトといってよいほど，家，あるいは家系を直撃していて，家族員や家自体の対応，変化を要求していることである。なかでも一番大きいのは農業構造の変化であろう。東京オリンピックに代表される高度成長は，これら農村の人々に，農業以外の手っ取り早い現金収入をもたらした。東京の地下鉄やビルの大部分が，これら出稼ぎの人々や農村からの流出人口によって作られている。今でも秋から冬になると急に道路工事が多くなるのに気づいている人もいると思う。そのような列島改造計画によって整備された道路は現金収入をもたらしたが，同時に挙家離村のための大型トラックを通すための道路になり，本来家を支え村をうるおすための出稼ぎが，家を捨てる準備のための出稼ぎになっていくという皮肉な事態を生じている。現金収入により都市化されていく農村は，当然，兼業農家を増大させ，兼業を続けるためには機械を導入しなければならない。しかし山村では百枚田と呼ばれるように小さな水田が多く，機械を導入しても平野ほど生産性が上がらない。そのためますます現金収入に依存するという悪循環が続き，そこにさらに減反が輪をかけている。

　こういった挙家離村において強調しておきたいのは，出て行きたくて出て行く人はほとんどいないということである。老人会や婦人会の人たちと話していると都会生活の辛さを口々に語る場面に出会った。たとえば「家が狭い」「土がない」「キャベツをスーパーで半分にして買ってくる」などなど。みんなできるなら松之山町を出たくないのである。

老人自殺の特徴

　さてこういう状況のもと老人自殺が多発していたわけだが，われわれは第1の活

表4 東頸城郡における老人自殺の特徴（1973〜1984（昭和48〜59）年，135人）

・月別自殺者数：ピークは5月10月
・時間別自殺者数：ピークは午前11時と午後2時
・2世代以上の家庭に多い（独居老人には一例もない）
・配偶者死亡の例が多い
・経済的要因が少ない
・女性に多い傾向
・身体的（慢性）を抱えている例が多い
・年齢とともに上昇

〈家庭内孤立〉という事態

動として老人自殺の実態調査を行い東頸城郡における老人自殺の特徴と考えられるものをまとめた（表4）［森田ほか，1986］。

1973〜1985（昭和48〜60）年の間に東頸城郡内の老人で自殺した人は165人で，全自殺者の約60%を占めている。65歳未満の自殺者と比べると，明らかに季節変動と，時間的変動が認められた。5月と10月にピークがあるが，これは農繁期であり，多発する時間帯はやはり家族が出払っている時間帯である。さらに独り暮らしの老人に一人も自殺者がおらず，二人暮らしにも少ないという事実をあわせて考えてみると，農繁期で家族がみんな出払ったあと身体病あるいは高齢のため家に残らざるを得ない老人が，いわば「家族内孤立」というべき事態に直面する様子がうかがわれる。

友人を自殺で亡くしたある老人は「無常の風が吹いたんだわね」といった。「無常の風」を言葉にすると「体がきかんくなって家族に迷惑をかけるくらいなら死んだほうがいい」という言葉になるであろう。村の各地区を回って話をするたびにお年寄りたちからこの言葉を聞き，あるいはこの言葉にうなずく老人たちに数多く出会った。会に出て来られるほど健康な老人たちでもそうである。また町の人たちが一致していっていたのは「あの家が」というような裕福で順調にいっていると思われている家に自殺者が出ているということであった。これは老人自殺の特徴にもあるように，経済的要因に関係しない，という点に当てはまるわけであるが，むしろ一人のお年寄りのいった「身上をあげるのにだけ一生懸命な家」という言葉が最も適切であろう。

これらの特徴および町を回った経験から自殺老人の典型と思われる老人像を描いてみよう。

3世代家族，一昨年，長年連れ添った妻を亡くした。持病のリウマチが悪化して去年まで出られた田んぼに今年は出られない。稼ぎ手の息子は仕事に出かける前に田んぼに出ていったし，嫁は朝から晩まで田んぼに出ている。今年は老人の日に喜寿の祝いをすることになっているが，近所の人も呼ばなくてはいけないし金がかかる。下の孫も今年から高校だ。昨日は少し草取りでもと思って外へ出たら「じいちゃん，そんなことまでせんでいいわね」と怒られた。よくお茶飲みをした隣のバアチャンも今年は一家で東京へ行ってしまった。——そして「無情の風」が吹いてくる。

老人をめぐるシステム

孤立といい，孤独といっても，システムの観点から見ると関わるシステムが一つひとつ脱落していく過程として考えることができる。図4は老人をめぐるシステムを図示したものである。図の近隣システムは部落内での世代を越えた結び付き，たとえば祭りや共同作業への参加を意味している。比較的若くて健康な老人の場合図4のように少なくとも八つのシステムが関係している。加齢あるいは身体病の合併などの条件が変わると（図5）まず自然システム（これは仕事とイコールで，農民にとっては非常に重要である）が離れかかり保健衛生システムが近寄る。老人クラブにも出席できなくなり，友人も減ってくる（高齢になればなるほど友人が減るのは当然だが，過疎，挙家離村という事態がそれを促進している）。近隣の共同作業にも参加できず，残るのは家族システムと保健衛生システム，即ち，保健師と医者の関わりが残る。このときにギザギザで示したように家族システムにもヒビが入るとすると，一瞬，全くシステムと無縁の孤立状態が生ずることになる。他のシステムが多く関わっているときにはそんなに大きな意味を持たない家族の間のちょっとした裂け目も，ほかに寄るべきシステムを持たない場合には重大なことになり得る。一方，独り暮らしあるいは老夫婦二人の場合（図6）自然システムについては他に

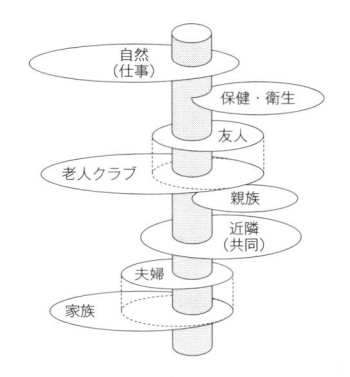

図4　老人をめぐる通常のシステム 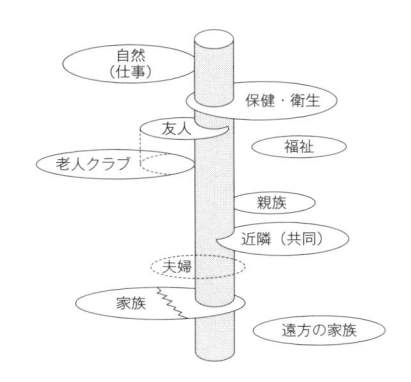　　　　　図5　加齢，および身体病合併の老人を
　　　　　　　　　　　　　　　　　　　　　　　　　とりまくシステム

やる人がいないのでかなり無理しても何とか農作業はしなくてはいけないし，家族のかわりに，遠方にいる家族が近寄ってくる。家系図の所で説明したように遠方の家族が帰郷する場合もある，さらに，福祉，あるいは他の行政システム，近隣システムも近寄るようになる。「孤立」ということが警戒警報になって周囲のシステムを引き寄せ活性化するかのように。もちろん，都会では逆であろうが，こういった山村のように緊密な共同体を構成してきたところでは「孤立」が最大の病理として映り，半ば自動的に社会システムの注意が「孤立」に向けられるといえる。人間という種は社会を作ることで種を維持し，進化してきたわけで，社会から離れるメンバーがあることは即，種の存続を危険にさらす事態につながることを考えると，これは当然かもしれない。統合失調症の社会からの「引きこもり」が特異な症状として注目されやすいのもこの点にあるのだろう。

　ともあれ，独り暮らしの老人に自殺がなく，多世代家族に多いのはこういう理由によると思われる。ここにおいて家族の持つ二面性，すなわちメンバーを保護するように見えて，実は他のシステムとの交流を妨害しているという役割がよく示されている。家族の中にいるときにはたとえ孤立していても他のシステムの注意を引かず，また注意を引いても手が出せない。老人クラブにしても自主参加であり，保健衛生システムにしても「病気」でないかぎり立ち入れない。そういうときに家族が保護する機能，あるいは他システムと交流する機能を果たさなくなるときが「家族内孤立」という事態であると考えられる。

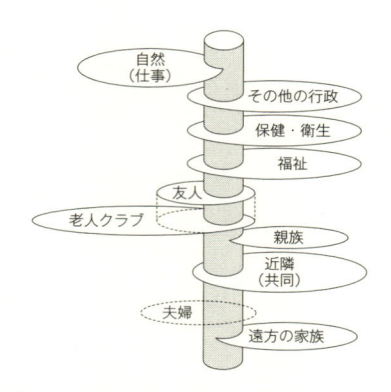

図6　一人暮らし，あるいは老夫婦二人の老人をとりまくシステム

システム論的アプローチ

　うつ病の疫学調査とそのフォローアップは病理を個人の中に見る点において，個人療法的であり，主として私の担当した第三の活動は病理をシステムの問題として考える点において，システム論的アプローチであるといえる．つまりこの松之山町への「治療」は個人療法も受けている「患者」の家族療法になぞらえることができるだろう（表5）．1985（昭和60）年度の「心の健康づくり相談会」は家族療法の場合の初回面接にあたり，前述した自殺の実態を何の修飾もなく提示し，参加者がどう考えるか聞いていく段階であった．つまり，松之山町は日本で一番老人自殺の多いところで，隣の大島村は全国なみ，うつ病は原因かもしれないが大島村とはそんなに差がない．どうも「身体がきかんくなったら自分で死んだほうがいい」と思っているお年寄りが多いようだ，と．その当時社会学者の指摘も含めてIPあるいは病理の存在場所として名指されていたものも表5に示した．自殺老人個人の資質の問題とする考え方は，老人たち自身に多く，自殺者は「精神力が弱い」「趣味がない」「老人クラブに出て来ないから」という「自分たちは大丈夫」という意味が込められている．また自殺者の家族を非難する声も多く聞かれた．いわく「老人を邪魔にする」「もう少し気を使ってくれれば」「家族自体がつきあいが悪い」極端

表5

クライエント：県の衛生部，町の保健課
主訴：老人自殺の多発
過去における解決努力：
1968年「生に背く者」小冊子出版
1968年 老人相談員設置
1971年 社会学的調査
IPあるいは病理の存在場所として名指しされたもの
　・自殺老人個人
　・自殺老人の家族
　・自殺容認の風潮（町自体が特殊）
　・弱者切捨ての行政（町当局）
　・過疎・豪雪等の社会条件
　・うつ病・うつ状態
　・不可解な何ものか
アプローチ：
　個人療法的アプローチ：うつ病の疫学調査とフォローアップ
　システム論的アプローチ：『心の健康づくり相談会』

な場合は「家系だ」というようなもので，これは老人たちだけでなく婦人会の主婦たち，行政の担当者などからも聞かれた意見であった．自殺容認の風潮については社会学者など外部の人々に多く，たとえば自殺を「ぶらさがる」ので「ひょうたん病」といいかえて話すような，自殺を深刻に受け止めず，むしろ長患いしなくてよかったねと受け取る風潮を指している．行政の怠慢という指摘は，たとえば，入学者の少ない小学校の建築に何億円もかけ，老人対策の予算は少ない，というようなことであり，そのほか豪雪，過疎の自然社会的条件については，ほとんどの人がそれを指摘していた．またうつ病は精神科医の指摘で，最後の不可解な何物かとは前述した「無情の風」に代表される一種のあきらめを総称している．

　これらIP（identified patient：とりあえず患者とされている人の意．ここでは，とりあえず原因とされているもの，という意味で用いている）と名指されたものはそれぞれみな妥当である．しかし，「治療」チームに加わっている，地元の保健師たちを除いて，誰も「原因」は指摘しても，この「老人自殺の多発」という事態を「自分の問題」として考えていない，あるいは考えたくないという点が共通して

いることが，この初回面接の時期を通じてわかってきた。そのため「自分たちの問題」「全員の問題」として考えてもらうことを目標にして，犯人探しよりも「何かできることはないか」「知恵を借りたい」というアプローチを続け，問題とされたそれぞれをひっくり返すことに努めた。たとえば自殺老人個人についての非難には「自己犠牲精神の表われ」「誰にでもある日本人的美点」，自殺容認の風潮すらも「哀しい生活の知恵」として肯定的に意味付けを変えていき，また自然社会条件にしても他の似たような条件のところでも老人自殺が少ない，という点で反論していった，特に2年目に主として婦人会を対象として「心の健康づくり相談会」を行った際にはライフサイクルから話をし，現在起きている事態は10年後の自分たちの事態であることを強調することで，全員の問題に変えた。また婦人層の共通した意識としては「今の年寄りはいい。私たちがみているから。でも私たちが年をとったときにはどうなるかわからない」という言葉に象徴される「将来への不安」を抽出することができ，この不安と世代を越えた「町に居たい」という希望を結び付けることにより治療可能性（予防可能性）の提示へとつなげることができた。

予防可能性

　治療（予防）可能性の一つの方向は大島村の老人自殺の少なさから考えられた。社会条件のほとんど変わらない隣の大島村では1977（昭和52）年以来，1986（昭和61）年度まで1人の老人自殺もでていない。これは逆の意味できわめて異常な事態であるともいえるが，われわれの活動と検討から一つの仮説が提出される。それは1978（昭和53）年に大島村に建てられた特別養護老人ホームの存在である。大島村には東頸城郡を管轄する保健所があり，その隣に特別養護老人ホームが建っている。もちろんこれは大島村だけの施設ではなく郡全体の老人のための施設であるが，目の前にあるとないとでは大違いで，しかも，当初建築に際してかなり抵抗があったのを事務長以下職員が大島村の1軒1軒を訪問して，内容を説明し，ショートステイなどの機能も了解してもらって建設したという経緯がある。老人を施設に入れることは本人あるいは家族両方に大変抵抗が強く，家族は周囲の目を気にし，老人は「捨てられる」と思う。事実，最初の入居者は泣いて抵抗したという。

しかし，入居後は，そこへ近所のお年寄りが見舞いに来たりして，暗いイメージが払拭されていった。隣の村とはいえ松之山町から特別養護老人ホームに行くには車で30分かかる。目の前にあってしょっちゅう行き来できるのとは大変な差が生ずるであろう。

自殺を選ぶ高齢者は「働いて家族のためにならなければ死ぬしかない」という二者択一の地点に立たされた結果，死を選ぶと思われる。それに対し，この地域における特別養護老人ホームの存在は「働けなくなっても家族に迷惑をかけないで生きていける」という第3の選択の可能性を象徴するものとして存在している。建築物は常に機能のみを意味せず一つの思想のメタフォリカルな表示であることを考えると，ごく少数の子どもたちのための何億円もかけた小学校は，過疎の実態をより鮮明に表現し，公共事業がなくてはやっていけない町の実態を象徴している。特老は「働けなくなっても村にいて大切にされる」という思想を象徴する。たとえそこに入居しようと思わなくとも，選択の可能性は，多いほうがよいのは当然であり，このことは現在の老人たちよりも婦人会の中年層に反応を呼んだ。

もう一つの可能性は独り暮らしの老人に自殺の少ない点に求められる。老人をめぐるシステムの所で述べたような家族内孤立へ直接アプローチしようとしても大変難しい。しかし家族内孤立をシステムの脱落していく過程として捉え，独り暮らし老人のときに活性化される他のシステムの潜在能力を家族のある老人に対しても活性化することはできないだろうか，という方向である。これは行政，婦人会，老人会，などのサブシステムの強化ということになる（表6）。

治療可能性の提示に対して具体的にどのような変化があったろうか。第3の選択としての施設を作る方向には，婦人会が年間にわたる全体の話し合いのテーマとしてこのことを取り上げ，独自の活動として実現にむけて意見をまとめて町当局に要求しようと動いている。また行政システムにおいても町の診療所を建て換えるのにともなって，寝たきり老人を診る施設を付属させる案が検討されている。サブシステムの強化としては老人会では従来一部の地区で行われていた，会に出られなくなった老人に対しての「友愛訪問」を他の地区でも行うことが語られ，婦人会では近隣システムの強化につながるボランティア活動が検討されている。行政当局でも1987（昭和62）年度から寝たきり老人を抱える家族に対し，援助金を出し，ホームヘルパーを1名増員した。また従来保健衛生だけが担当していたこの事業に他の

表6 システム論的アプローチ

- 事実の提示
- 犯人探しをやめること
- Positive reframing（肯定的再意味づけ）
    - 自己犠牲〈迷惑をかけるくらいなら死んだ方がいい〉
    - 努力の評価〈高度成長を支えた人々〉
    - 自殺容認の風潮も「生活の知恵」
- 公の場所で語れるようにすること：タブーの排除
- 治療可能性の提示：大島村の例
- サブシステムの強化

福祉，社会教育などの担当者も加わって一本化していく方向にも話し合いが持たれている。しかし一番大きな変化は，これらの活動を通じて，老人自殺の問題がさまざまな場所で，コソコソとではなく語られるようになったこと，いわば，タブーを排除し隠れたコミュニケーションを公にしたことであると考えられる。

おわりに

　この活動を通して感じたことは，われわれはいつか老人になるはずなのに，それを現実のこととしてはなかなか実感できないということである。たとえば65歳以上を「老人」として一括するけれども，老人会の人に高齢者を訪問することを提案すると，なかなか難しいという。というのは主として老人会で活動しているのは60歳代，70歳代のお年寄りで，高齢者とは15〜20歳の年齢差があり，これは1世代の差である，高齢者は，どこの鼻たれ小僧かと思い，young old は自分たちの親と話すようなもので話が合わないというわけである。またわれわれは簡単に3世代家族，4世代家族とかいうけれども，聞くほうのお年寄りにすれば自分たちは一世代余計だといわれているように感ずるのだという。

　家族内孤立をもたらす家族の無理解や無神経を指摘するのはとても簡単なことである。しかしわれわれが日常「老人」とひとまとめに呼んだり，3世代，4世代と

いうときに老人を邪魔者と考える意識とどこかつながっているように思う。家族内孤立をもたらす家族へわれわれのアプローチが届くためにはわれわれ自身の老人に対する意識を変えなくてはならない。

　また，この「邪魔者」意識は，働き者の日本人に共通してある「働かざるもの食うべからず」という否定しようとしてもしきれない意識と通底しているように思う。われわれが享受してきた日本の高度成長経済はこの原理を担う「日本的」として抽出されるメランコリー親和型気質によるところが大であることは各所で指摘されており，その病理として中年のうつ病が代表として話題に上がることが多い。私の実感としては東頸城郡における老人自殺は，中年のうつ病と同じ根を持っているように思われる。私は大学卒業後千葉県の船橋市の病院に勤務していた。船橋市は東京のベッドタウンとして，また京葉工業地帯をひかえて，一時は人口増加率が日本一だった所で，いわば私は一つの事態の裏と表，入口と出口を眼の当りにすることができたわけである。その経験から，都市部で発生しているさまざまな病理，たとえば不登校，家庭内暴力，中年のうつ病などという事態が日本という共通するシステムの中で起きていることとして，この老人自殺の多発と表裏一体であると確信している。

　松之山町は上越新幹線と関越自動車道のおかげで上越地区では一番東京に近い町であった。一つ山を越して新幹線に乗れば2時間で東京に着くのである。この老人自殺の多発という事態は，遠く離れた僻地で起こっていることではなく，すぐ隣で起きていたことなのである。

II　松代町における実践と全体の結果

松之山町の取り組みの結果

　松之山町における高齢者うつ病のスクリーニングとハイリスク者のフォローアップは図7のようにまとめられる。Iで述べたように，100名を越えるNSDSによる一次スクリーニングのうつ病陽性者を地域精神保健スタッフが対象者を絞り込み，その二次スクリーニング後に精神科医と保健師が一組となり対象者宅を訪問しRDCを用いた診断面接を行う。その日のうちに精神科医，診療所医師，保健師がケースカンファレンスを行い，以後の処遇について検討し，必要な場合は精神科医療機関に紹介し，原則として2週間以内に，処遇方針を診療所医師および保健師に伝え，具体的なケア計画を立てた。さらに，夏期の訪問で自殺念慮があると診断されたうつ病高齢者は，同年11月と翌年5月にも精神科医と保健師が再度訪問するフォローアップ面接を行っている。

　図8は1970〜1986年までの17年間と1987〜2000年までの14年間の東頸城郡6町村における65歳以上高齢者自殺率の平均値の変化を表している。松之山町の高齢者自殺率は予防活動開始後の14年間では平均96.2人（人口10万対），介入前の4分の1以下，県平均なみに減少したといえる［高橋，2003；高橋ほか，1998］。また社会的啓蒙活動の結果として婦人会を通して町議会に特別養護老人ホーム建設や，ホームヘルパーの増兵，在宅入浴サービス，冬期間ひとり暮らしの高齢者が入居できる共同住居などが提案され，後に実現している［高橋ほか，2003；後藤，1988；津端，2000］。

スクリーニング
「健康についてのアンケート」(NSDS) 調査
面接対象高齢者の選定
↓
精神科医による診断面接
自殺の恐れのあるうつ病高齢者の発見
↓
ケースカンファレンス
精神科医……治療方針の決定
　　　　　　診療所医師と保健師への助言
診療所医師…治療計画の作成
保健師………保健福祉的ケア計画の作成
↓
追跡とケア
精神科医……標的高齢者の定期的診断面接
診療所医師…日常診断でのうつ病治療
保健師………うつ病高齢者の病状観察
　　　　　　保健福祉的ケアの実践

図7　松之山町スクリーニングからケアへの流れ［大山，2003 より引用・改変］

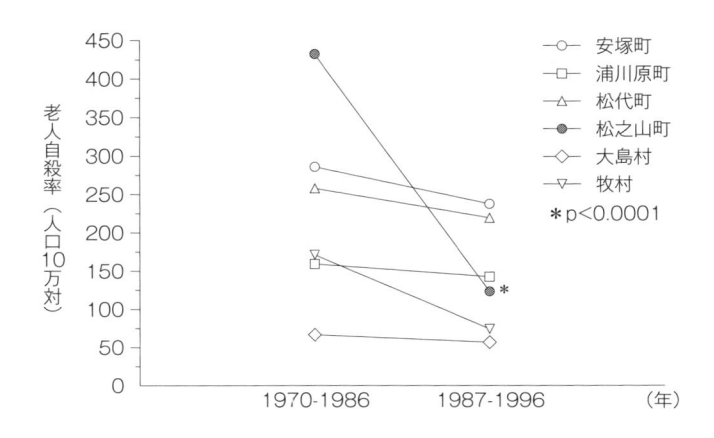

図8　旧松之山町 65 歳以上高齢者自殺率の変化［高橋ほか，1998］

縦軸：老人自殺率（人口10万対）
凡例：安塚町，浦川原町，松代町，松之山町，大島村，牧村
$*p<0.0001$
横軸：1970-1986，1987-1996（年）

松代町の実践

1. 自殺対策活動開始まで

　松代町における高齢者自殺対策の活動は1988年からである。松代町は松之山町の隣に位置し、高齢者の自殺率も高い。松之山町への関わりが始まって翌年、またその翌年も松之山町では自殺数が激減したこともあって松代町でも同様の事業を実施して欲しいという要望が出された。しかし松之山町に限定されていた県のモデル事業は終了し、また新潟大学精神医学教室も精神科医を松之山町以外に派遣する余裕はなかった。そのため、犀潟病院、上越保健所、松代町の3者による活動としてスタートすることになった。はからずも松之山方式のダウンサイズ・モデルの有効性を検討する機会となったのである。

　1988年当時、松代町もこの地区の他町村と同様過疎・高齢化は進んでおり、1988年人口は6,026人、老年人口比は約19%であり、65歳以上自殺死亡率は1973～1984年の平均で232.2（人口10万対：男性／女性は207.8／249.8）を示し、松之山町、安塚町に次ぐ高齢者自殺死亡率の高い地域であった。精神科医療機関が地区内にないのは松之山と同様であるが、当時町内には内科のみの県立病院と2軒の個人診療所があった。松代町の高齢者福祉サービスとしては、介入前より友愛訪問や高齢者リハビリテーション教室が実施されており、1988年からは高齢者デイサービスが導入され、1993年に老人デイサービスセンターが開設された。1990年より高齢者を対象としたボランティア育成プログラムが導入された。

2. 自殺対策活動：スクリーニングとフォローアップ

　1988年4月より、①うつ状態スクリーニングと陽性者の保健医療的フォローアップ、②公共教育・啓発、からなる自殺対策活動が開始された。事業主体は同町住民課であるが、犀潟病院と上越保健所が協力し、町内3医療機関との連携のもとに実施された。

一次スクリーニングは松之山と同様，65歳以上の高齢者のうち，長期不在者，認知症や寝たきり老人を除く者に対して，NSDSを年1回7月に実施した。老人会の協力の下，原則として，配送，留置によりNSDSの自記式回答を求めた。未回答者については，基本健診時，あるいは訪問面接により保健師，上越保健所精神保健福祉相談員，犀潟病院PSWが対面して回答を得た。

　NSDSカットオフ・ポイントは60点である。次に一次スクリーニング陽性者に対し，二次スクリーニングとして，8月から9月にかけて精神科医による診断面接を実施し，RDCによる大うつ病，小うつ病の基準を満たすこと，または面接によりうつ状態や自殺危険性が疑われる者に絞り込んだ。以上の結果を基にケースカンファレンスを開き，一般医紹介，保健師の面接・訪問，異常なし，のいずれかの対応方針を定めた。対象者全員の対応が終わるのは10月で，一般医紹介となった陽性者は旧町内の3件の一般医療機関によりフォローアップが行われ，これには犀潟病院精神科医1名がコンサルテーションを行った（図9）。

3. 社会啓発的活動

　また，うつ病教育と自殺への偏見是正を目的とした高齢者に対する健康教育，福祉関係者に対する専門家研修および一般住民に対する啓発が犀潟病院の精神科医またはPSWによって行われた。この高齢者自殺対策活動の一環として実施された健康教育，専門家研修および啓発に関するプログラムでは，夜間に行われる集落の集会などでの講演が1年に町内の3割程度の区域ごとに65歳以上住民を対象に実施され，約3年で町内全集落を網羅し，その他に町役場などでの講演が行われた。主な教育内容は，うつ病のサインと治療可能性，相談窓口へのアクセス方法，群発自殺の説明などであった。福祉関係者に対する専門家研修のうち，福祉職長向け研修ではうつ病の症状と治療内容，専門機関への紹介の仕方などが具体的に伝達され，また，福祉ボランティア向けに先の健康教育が実施された。一般住民への啓発活動として，介入開始時に一度，全町域対象の集会が開催され，その後は広報が用いられた。いずれの活動においても，同町の高齢者自殺率が高いこと，うつ状態が自殺の最大の危険因子であること，うつ病は治療可能であること，および，自殺容認の風潮を変える必要があること，が住民に伝達された。さらにこれらを通して，高齢

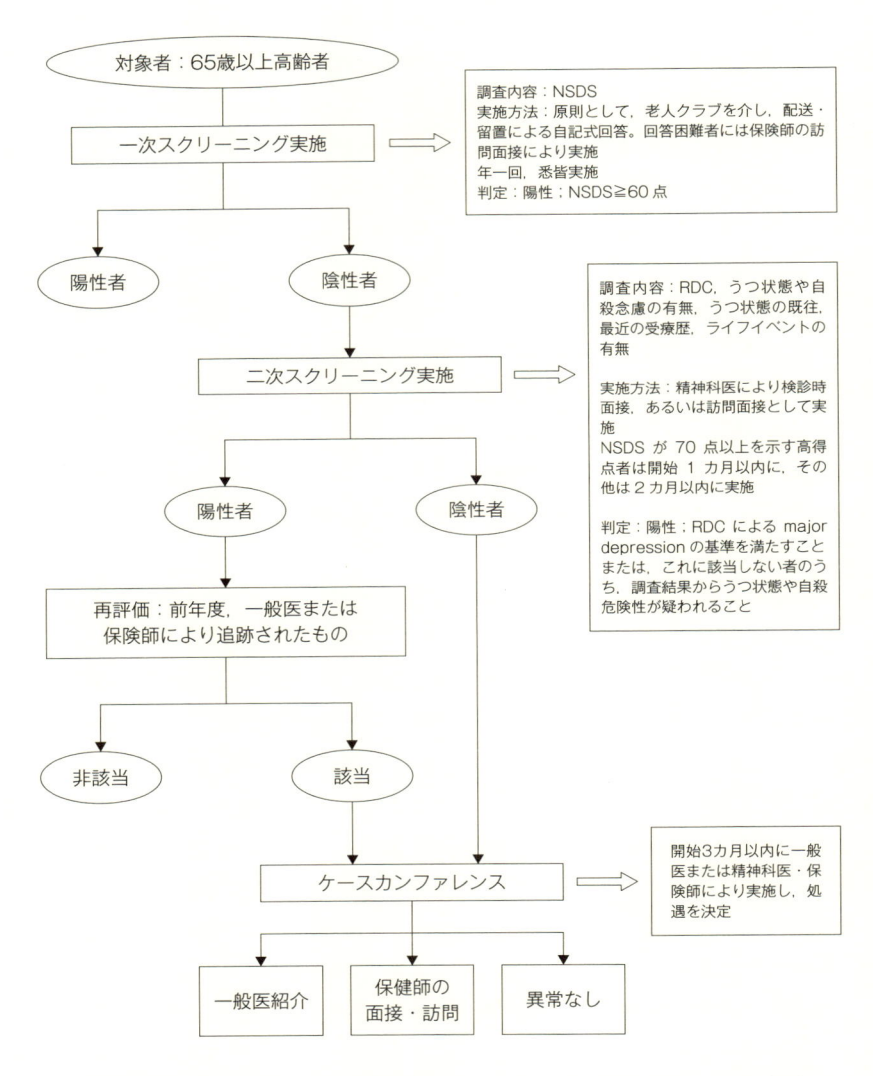

```
対象者：65歳以上高齢者
        ↓
   一次スクリーニング実施  → 調査内容：NSDS
    ↓         ↓              実施方法：原則として，老人クラブを介し，配送・
  陽性者    陰性者              留置による自記式回答。回答困難者には保健師の訪
              ↓                問面接により実施
        二次スクリーニング実施  年一回，悉皆実施
          ↓        ↓          判定：陽性；NSDS≧60 点
       陽性者    陰性者
          ↓                    調査内容：RDC，うつ状態や自
   再評価：前年度，一般医または    殺念慮の有無，うつ状態の既往，
   保健師により追跡されたもの     最近の受療歴，ライフイベントの
       ↓        ↓              有無
   非該当    該当
              ↓                実施方法：精神科医により検診時
          ケースカンファレンス    面接，あるいは訪問面接として実施
       ↓     ↓     ↓           NSDS が 70 点以上を示す高得
   一般医紹介 保健師の 異常なし    点者は開始 1 カ月以内に，その
           面接・訪問            他は 2 カ月以内に実施

                              判定：陽性；RDC による major
                              depression の基準を満たすこと
                              または，これに該当しない者のう
                              ち，調査結果からうつ状態や自殺
                              危険性が疑われること

                              開始3カ月以内に一般
                              医または精神科医・保
                              険師により実施し，処
                              遇を決定
```

図9 松代町において施行されたうつ状態スクリーニングと陽性者のフォローアップの流れ

表7 観察期間（10年間単位）における松代町・川西町の性・年代別65歳以上自殺数と観察人年

対象地域	年齢（歳）	ベースライン3期 (1978年4月-1988年4月)		介入期 (1988年4月-1998年3月)		Breslow-Day検定			修正Mantel-haenszel検定			年齢調整発生率比*	
		自殺数	観察人年	自殺数	観察人年	χ^2	自由度	p値	χ^2	自由度	p値	推計値	95% CI
男性 介入地域 松代町													
	65-74	6	3194	7	3679	0.92	2	0.63	0.02	1	0.89	1.02	0.49-2.13
	75-84	5	1414	4	1681								
	85-	2	214	5	287								
対象地域 川西町													
	65-74	3	4073	6	4948	3.92	2	0.14	0.55	1	0.46	0.69	0.32-1.50
	75-84	11	1995	5	2459								
	85-	0	350	1	550								
女性 介入地域 松代町													
	65-74	2	4167	2	4352	2.95	2	0.30	8.78	1	0.003	0.30	0.14-0.67
	75-84	17	2128	6	2609								
	85-	2	450	0	722								
対象地域 川西町													
	65-74	4	5413	4	6352	0.45	2	0.80	0.65	1	0.42	0.68	0.32-1.45
	75-84	6	2742	7	3945								
	85-	3	482	2	1079								

＊発生率比（incidence rate ratio）

者を取り巻くサポートネットワークづくりとして，既存の地区組織の活用（民生委員，老人会），高齢者の自助活動，ボランティアの開拓が図られた．

4. 介入研究としての結果評価

　大山らはこの松代町の活動の評価を行うために，松代町の隣に位置し，人口規模も同程度で環境も類似し同様に高齢者の自殺率の高かった旧川西町（現十日町市同地域）を対照地区として統計学的検討を行っている［Oyama et al, 2006］．松代町，川西町における介入前または介入後10年間平均65歳以上自殺死亡率を男女別に比較した（表7）．二つの観察期間で得られた10年間平均65歳以上自殺死亡率比についてMantel-Haenszel法によって年代で調整し，統計学的分析を実施した．介入前後における男性自殺死亡率には変動が認められなかった．松代町の女性の分析結果をみると，ベースライン期に対する介入期の10年間平均同自殺死亡率比は0.30（95%信頼区間：0.14 − 0.67；修正Mantel-Haenszel法 χ^2 値 8.78, p : 0.003）と有意で

あった.すなわち,介入前から介入後にかけて同自殺死亡率は 70% の減少を示した.他方,対照の川西町においては,介入前後 10 年間平均 65 歳以上自殺死亡率比は男女とも有意ではなかった.また県全体と比較して松代町に認められた介入前後間の自殺死亡率減少量は,同時期の新潟県全域における同死亡率減少の大きさを上回っており,全体状況の影響はないことも確認された.松代町の活動においても,高齢女性の自殺率低下については効果があり,自殺は約 4 分の 1 に減少したといえる.

松之山町と松代町の違いについて

松代町における活動では 65 歳以上男性の自殺死亡率に変化はなかった.表 8 に松之山町と松代町の比較を示した.面積はほとんど変わらないが,人口は松代町が多く,結果として老齢人口も多くなり,NSDS の 60 点カットオフによるうつ病陽性者も 20～30 名松代町の方が多い.両町とも保健師は 3 名だが,1 名あたりの人口では松之山約 1,400 名,松代約 2,000 名で世帯数では約 100 戸ほど違うことになる.つまり地域保健を担う保健師のケースロードに違いがある.ちなみに,保健師の担当世帯数は県内の他の市町村,特に市部の保健師と比べると圧倒的に少ない.これは以前両町の人口が 1 万人を超えていた時期に設定された保健師数が過疎により 3 分の 1 近くに人口が減少しても維持されていたからである.このことは両町の自殺対策活動にとっては大きな利点であった.また医療機関は松之山町は診療所 1 カ所だが松代町は 3 カ所である.これはフォローアップやハイリスク者の危機介入を地元医療機関に依頼するときに,松之山町ではほとんどの高齢者がこの 1 カ所の診療所に通院しているため非常にやりやすいという利点があった[高橋,2003;後藤,1988].

ただ一番大きな違いは,表 8 にみられるように精神科医が関わる密度の違いである.NSDS アンケートについてはほぼ同様に実施されているが,松之山町では精神科医による診断面接と地元保健スタッフとの検討,方針決定はアンケート回収後 2 週間以内を目標に,新潟大学精神科医局を中心に毎年 10 数名の精神科医を動員して行われた.それに対して松代町では,犀潟病院常勤医師 1,2 名によるものであり,集中して実施することができず勤務の合間にできるだけ行うという体制にならざるを得ず,結局すべてのハイリスク者への検討と方針決定には 3 カ月を要した.うつ病

表8 旧松之山町と旧松代町の比較

	面積 (km²)	人口 (1985年)	65歳以上人口 (高齢化率)	高齢者自殺率 (人口10万対 1973～1984)	医療機関	保健師 (町内在住)	一時スク リーニング	診断面接（RDC）	フォロー アップ	コンサルテー ション医
松之山町	96.31	4,345	873 (20.9%)	382.1	診療所1	3 (3)	NSDS (約90%回収)	精神科医15～20 (実数) 2週間以内	精神科医 年2回	1名
松代町	90.47	6,026	1,145 (19.1%)	232.2	診療所2 県立病院1	3 (2)	NSDS (約90%回収)	精神科医2～3名 (実数) 2ヵ月	地元 一般医	1名

の病相は3カ月程度で変化するので，アンケート時と面接時で状況が違っている場合もあると考えられた。また松之山町におけるうつ病と診断され治療，あるいは要注意とされた例に対しての年2回のフォローアップ面接はかなり効果的と考えられたが，松代町の場合は精神科医のマンパワーの面からフォローアップについては地元医療機関および保健スタッフへのコンサルテーションにとどめざるを得なかった。

一方，教育・啓発に関しては実施体制や内容について若干の違いはあるものの，地域住民の参加，町内全域のカバーなどにおいてはそれほどの差はないように思われる。予防という側面で考えたときに，早期発見・早期介入の二次予防および三次予防と考えられるフォローアップが松代町では不十分であっても，一次予防との組み合わせで，少なくとも高齢者の女性については効果的であったといえる。またこれら集団の教育的アプローチへの参加者は圧倒的に女性が多く，松代町では男性参加も考慮して夜間に実施したりもしたが，やはり参加者は女性が多かった。これら女性の集団活動への参加の多さを考えれば，少なくとも女性の場合はハイリスク者への網の目の粗い部分は集団活動への参加により補えるともいえるかもしれない。

地域精神保健としての方法論

松之山方式といわれる，①何らかの自記式アンケートによる一次スクリーニングを行い，ある程度ハイリスク者を絞り込み，そのなかで精神科医を含むチームが医療を必要とする対象者をさらに絞り込んで地元の医療機関と協力して治療，フォローアップする。②さらに地域の意識を高めるために何らかの啓発活動を地域精神保健福祉の枠組みのなかで行う，というやり方は，最初に述べたように地域におけ

表9　活動初期の頃に高齢自殺者の原因として上げられたもの

- 自殺高齢者個人
- 自殺高齢者の家族・自殺容認の風潮（町自体が特殊）
- 弱者切捨ての行政（町当局）
- 過疎・豪雪などの自然社会条件
- うつ病
- うつ状態
- 不可解な何ものか

る自殺対策活動のモデルとなっている。

1. 心理教育的方法

　1973〜1985年の間の東頸城郡における高齢自殺者の特徴については，Ⅰでの表4にまとめ［森田ほか，1986；後藤，1988］，身体病あるいは高齢のため家に残らざるをえない高齢者がいわば家庭内孤立というべき事態に直面することを述べた。
　また，表5の中に当時高齢者自殺の原因あるいは病理の存在場所として名指しされていたものを改めて表9に示した。
　しかし，先に述べたようにみな「原因」は指摘しても，「自分の問題」として考えていない，あるいは考えたくないという点が共通していた。そのため「自分たちの問題」「全体の問題」として問題を共有するために教育啓発活動が必要だったともいえよう［高橋ほか，2003；後藤，1988］。
　地域精神保健活動は，個別事例へ医療・福祉スタッフと共同してケアすることと，それと同時に地域の問題解決能力を高めることが重要である。それには事実をきちんと提示し，それを地域住民が共有し，そのことについてのコミュニケーションを促進することが必要である。2町で行われた「健康づくり相談会」は，集落単位で行われたことにより，ほとんどその地域全体（特に女性）が参加したといえる。このような①事実（情報）を伝え，②参加者が話し合いにより問題解決能力を高め，③自分たちが主体的に考える方向を促進する，という方法論は精神障害者に対するリハビリテーションや地域精神保健活動で有効とされる心理教育の方法論と共通する構造をもっている［後藤，2001］。

2. 中年期の自殺対策：今後の課題

　高齢者自殺の特徴にもあるように，経済的要因に関係せず，むしろ一人のお年寄りのいった「身上をあげるのにだけ一生懸命な家」という言葉に表わされる。日本人に共通してある「働かざるもの食うべからず」という意識と通底しており，働きざかりの中年のうつ病と同じ根をもっているということをⅠで述べた［後藤，1988］。
　ゆえに働き盛りの年齢における自殺対策にも，①適切な規模に地域が限定される，②医療・保健・福祉の適切な連携が図られる，ことが可能であれば十分に，この2町で実施され効果が確認された方法は有効性をもつと考えられる。
　つまり「企業」もひとつの「地域」であると考えれば，もちろん修正は必要だが同様の方法論が考えられる。現実に職場のメンタルヘルスはその方向に進んでいる。たとえば2006年安全衛生法が改正になり，過重労働とされた労働者に対しての医師の面接が義務づけられ，うつ病スクリーニングが行われるようになってきている。
　最後に，この2地域での活動では自殺対策活動には重要な問題として指摘されているポストベンションについては，ほとんど行われていないことを反省とともに指摘しておきたい。しかし両町とも「自殺」という言葉が公共の場で普通に使用されるまで何年もかかったことに現れているような文化的背景を考えると無理からぬことでもあり，日本全体においても自殺対策活動の今後の課題であり，地域精神保健の課題でもある。

文献
後藤雅博：地域精神医療と家系図. (石川元 編) 家系図と家族療法, 金剛出版, pp. 125-145, 1988.
後藤雅博・小熊隆夫・森田昌宏：老人のうつと自殺：過疎地域での経験から. 社会精神医学, 11 (2)；127-132, 1988.
後藤雅博：心理教育の歴史と理論. 臨床精神医学, 30 (5)；445-450, 2001.
小泉毅・磯野靖男・山川かおる　他：老年期の精神保健活動：老人自殺多発地域における老年期うつ病の疫学調査と自殺予防活動. 臨床精神医学, 19；53-61, 1990.
森田昌宏：老人自殺多発地域における老年期うつ病の疫学調査. 社会精神医学, 10；130-137, 1987.
森田昌宏・須賀良一・内藤明彦　他：新潟県東頸城郡における老人自殺の実態. 社会精神医学, 9；

390-398, 1986.

新潟日報報道部：ムラは語る．岩波書店，1985.

Oyama H, Goto M, Fujita M, et al : Preventing Elderly Suicide Through Primary Care by Community-Based Screening for Depression in Rural Japan. Crisis, 27（2）; 58-65, 2006.

須賀良一・森田昌宏・小熊隆夫 他：新潟大学式うつ病自己評価尺度（NSDS）の老年期うつ病のスクリーニングテストとしての有用性について．臨床精神医学, 19 ; 279-286, 1990.

須賀良一・森田昌宏・内藤明彦 他：新潟県東頸城郡松之山町における老人のうつ病の疫学調査：有病率，罹患率について．社会精神医学, 10 ; 359-364, 1987.

高橋邦明：高齢者自殺予防活動の事例（1）：新潟県松之山町における取り組み．(大山博史 編) 高齢者自殺予防マニュアル, 診断と治療社, pp. 159-175, 2003.

高橋邦明・内藤明彦・森田昌宏 他：新潟県東頸城郡松之山町における老人自殺予防活動：老年期うつ病を中心に．精神神経学雑誌, 100 ; 469-485, 1998.

田村健二：昭和58年度新潟県東頸城郡における老人自殺調査．東洋大学社会学部紀要, 1984.

津端正子：新潟県松之山町における老人の自殺予防を主眼とした訪問活動．生活教育, 44 ; 11-16, 2000.

ひきこもりケースへの危機介入
—— 緊急時対応の実際と原則

はじめに

　精神保健領域で「危機（crisis）」という場合，通常，成熟的危機，状況的危機，偶発的危機に分ける。成熟的危機は Erikson, E.H. が「人がその各発達段階において，社会的環境からの要請に適応しようとする心理的努力」と定義したもので，多くの場合，人は適応的にそれらの危機をクリアして次の発達段階に進む。状況的危機は，対象の喪失（死，離婚，失恋など）や，病気，事故，受験の失敗など，いわゆる生活上のストレスフルな出来事で個人の心理的失調や家族の混乱を来たす可能性のある状況である。偶発的危機は地震，大洪水，大規模な飛行機事故，戦乱など，地域の多くの人々に甚大な被害をもたらす出来事である。

　一方これらの危機に対処することを援助しようとする危機介入（crisis intervention）は，精神保健上は一次予防（発病の予防）に位置づけられる。予防的精神医学の方法論の確立に寄与した Caplan, G. は，危機とは「その出来事に際して以前に習得された問題解決手法で乗り切れぬような事態」と定義し，危機介入の具体的な方法として，「専門家による直接の介入，他の相談者を仲介にする間接的な介入，によって，その人に応じた，物質的，心理社会的，社会文化的援助を行うこと」としている［Caplan, 1965］。現代的にいえば発達上の危機をクリアし，状況的なストレスに対処し，大きな出来事による PTSD を予防することを目的にした介入である。

　しかし，ここでのテーマである危機介入は，ひきこもりの経過の中で，あるいは

最初に援助をしようとするときに、何らかの直接的な介入を、それもそれほど時間をおかずに、援助側が考慮しなければならない局面を指している。いわば精神保健上は二次予防（早期発見、早期治療、罹病期間の短縮）的な意味合いを帯びている。救急あるいは緊急という事態といってもよいかもしれない。これらは、多くの場合、①暴力、②家族の疲弊、③精神障害を思わせる症状、④自殺の危険性、⑤他害を予測させる言動、などがある場合であろう。

Erikson の発達課題に基づく危機理論でいえば、ひきこもりは一種の青年期の発達的危機として考えられる。しかし、ひきこもりが長引いているときには、そのこと自体が、状況的危機ともなる。通常の疾病や障害という状況的危機であれば、ある種の対応のガイドラインは設定しやすい。「こういう症状がこれ以上になったら入院しましょう」という場合であるが、ひきこもりの経過の中での緊急あるいは救急的事態への対応の難しさの一つは、そのようなガイドラインが可能な単一の精神障害ではないという点である［狩野ほか、2000；近藤、2000a］。

本書の各所で述べられているように、ひきこもりという事態は多様なアプローチが必要とされ、そのことは緊急の介入が必要とされる事態においても、あるいはそうであるがゆえになおさら多面的なかかわりが要求されるのである。

事例から

以下に述べる事例において、直接的危機介入に関して困難な事態や混乱を生じる場面の例をいくつか取り上げて検討してみようと思う。おそらくこういった混乱は各地で大なり小なり起きていると思われ、重大事件として報道された事例においてもいくつかの点で共通していると考えられる。個人が特定されないよう、かなり一般化し、かつ状況設定を変えてある点はご了解いただきたい。また、援助機関や相談機関の「関わり方」について焦点を当てているため、心理的内容や家族の関係性については極力簡単に最低限の記述とした。

● 事例 H：強制的入院（医療保護入院）の例

都市部のマンション暮らしの高校2年生。妹1人、両親との4人家族。もとも

との几帳面で潔癖性のところが中学生の頃から強くなり，2時間もかけて入浴するようになった。同時に家庭内暴力の形で，特に試験の時など母親への暴力が始まる。父親はそのことについてはかなり叱責し，厳しく接した。そのため父親を避けるようになった。高校生になり，体も大きくなったため，父親は警察関係に知り合いがいたため，暴力がひどいときは近所の派出所に電話して警察官から来てもらうようにした。警察官は来て注意はするものの，そのときはおさまるので，それ以上は介入しなかった。学校ではほとんど問題ないため，学校に相談してもなかなか信じてもらえなかったという。学校から保健所への相談を勧められて，保健所に相談し，今度問題があれば警察の協力で入院も可能である，との助言を受け，高校1年の2学期，器物破損などがあった機会に，警察同伴で車で1時間程度のところにある公的な精神科医療施設に医療保護入院となった。

　入院してからは強迫症状はそれほど強くなく，1週間後に家に外出したとき，二度としないと両親に約束し，退院を懇願したため退院となる。主治医は地元のクリニックに紹介したが，1回受診しただけで通わず，冬休みを過ぎて不登校，家にひきこもりとなり，登校を勧める親に対して学校を受け直すために勉強するといい出した。しかし母親に勉強を聞いてわからないと暴力になる。以前同様，そのたびに警察官に通報，おさまるという繰り返しになったが，かなりエスカレートして来たため，母親は遠方の親戚の家に避難した。そのなかで再び戸を壊すようなことがあり，警察官と父親同伴で前と同じ病院に受診，主治医はやむなく医療保護入院とした。今回は外出許可も出ず，1カ月経過し本人は精神医療審査会に「病気ではない，と主治医もいっているのに退院できず，薬も増えている」と退院請求を出した。両親としても，入院時主治医からの説明で，行為障害で，よい治療法がないといわれており，期待していた心理療法も2週間に1回で，他に何もしないで入院しているのは無意味であると治療形態に不満であった。しかし家で同居は無理とも思っている。

●事例1：家裁送致となった例

　祖父母，妹1人の6人家族，都市近郊の農村地帯で，近くに精神科医療機関はない。目立たないおとなしいまじめな子として育つが，父親はしつけの厳しい方であった。祖母はかなり口うるさく嫁姑の折り合いは悪い。中学2年生のときに口

論になって祖母を叩いたことがある。高校1年生の2学期頃から口数が少なくなり，イライラする様子が多くなった。家人と口をきかなくなり，夜遅くまで起きていて，学校へ行けなくなることが増えてくる。3学期になり完全に不登校，昼夜逆転の生活で，ときどき夜中にベッドや壁を殴ったりする。親面談で担任からカウンセリングを勧められ，電話帳で探して精神病院のサテライトクリニックに母親が相談受診する。そこでは病気か思春期の一時的な問題か専門家でなくわからないので，車で30分程の市中の公的相談機関でセカンドオピニオンをもらうよういわれる。このときは本人も受診し，周囲に敏感で被害妄想的なところもあり，病気の可能性が高いので地元の医療機関で薬物療法でフォローしてもらった方がよいということで，元のクリニックに戻された。

クリニックに受診すると「薬は飲みたくない」というので処方されず，その後受診しない。アドバイスに沿ってできるだけそっとしておいたが，昼夜逆転でテレビゲームに没頭し，イライラしていて，ちょっと注意すると「目が据わって」きれる状態になることがだんだん多くなった。クリニックの主治医に相談すると，往診はできないが，今度暴力があったら警察に通報するように，連れて来たら入院をさせる，とのことだった。ちょっとしたことで，祖母に暴力的になり，止めに入った妹と父親に，そばにあった金槌で殴りかかることがあったため，警察に通報し保護される。保健所経由でクリニックの親病院に連絡するも，満床なので入院できないと断られる。警察では制止した警官にも殴りかかったため，重大犯罪につながりかねないとして，医療少年院も考慮して家裁送致とし，鑑別所に送られた。

●事例J：訪問や電話の介入例

18歳，男子。ひとりっ子で父親はかなり高齢。両親と3人暮らし。極めてまじめな性格で，正義感が強く，中学時代，先生の注意を守らない生徒に注意したりするため孤立，いじめを受ける。中学3年時はほとんど不登校，高校は入学式だけ行って不登校になり退学。好きなアニメのレーザーディスクや漫画週刊誌の収集に没頭，アニメをビデオで時間通りに録画することを母親に強要，時間がきっちりしていなかったり，画面に乱れがあったりするとふすまや壁に当たったり，母親に暴力的になったりする。両親は新聞に出ていた遠方の不登校児のための民間援助機関を訪れ，家族の勉強会に参加し，家庭訪問を勧められカウンセラーを派遣して

もらった。1回目は，最初は派遣されたカウンセラーの顔も見ず返事もしなかったが，カウンセラーはチャットやパソコン通信で友人を作る方法もあることなどを話した。漫画やアニメは規制せず，好きなことをさせるようにアドバイスされた両親は，欲しがるものは買い与えたが，暴力や母親への強要は変わらなかった。そのうち小遣いをたっぷり持って好きなビデオやレーザーディスク，漫画などの買い物がてらカウンセラーを派遣した相談機関に通うようになる。カウンセリングの様子を聞くと「普通に会話をしている」とのことであったが，いわゆる「荒れる」状態は変わらなかった。それに加え，近くの小学生の登下校時の声がうるさい，殺したい，などともいうようになった。母親は心身共に疲弊し，自律神経失調症の治療を受け始めた。カウンセラーにはいつ電話してもよいとのことだったので，母親に向かって「荒れ」ているときに，父親はカウンセラーに電話をし，本人は電話でカウンセラーに注意されるとおさまる，ということが繰り返された。1年程同様の経過で，両親としては少なくとも1カ月に1回でも外へ出ることはよいと思って，交通費，小遣い，カウンセラーの費用を支払っていたが，非常に費用がかかることと，ある日そこから帰ってきた途端に玄関先で荒れ出したことから，意を決して，それまで世間体があるので行かなかった地元の公的な相談機関を訪れた。

　これらの事例に共通していることとして，①家族が専門家の援助を求めて彷徨するが，期待通りの援助が得られていない，②それぞれの援助者の努力が単独であり，連携していない，③援助者が過度に防衛的であるか，逆に巻き込まれるかしていて，援助がその場限りになっている，④治療，援助の全体的な方針が示されていない，などがあげられる。

1. 強制的入院の適応と問題点

　現在，大部分の精神科病院や精神科病棟は，事例Hのような事例に対して効果的な入院治療ができる体制にはない。一つには，日本の精神医療状況と深く関連していることだが，多くの場合長期入院で慢性の入院患者が多く人手も少ない。一般医療は入院者16名に対して医師1名が医療法で定められているが，精神病床と結核病床は48人に対して1人でよい。必然的に手がかからない患者が歓迎されるし，

病棟の治療プログラムやスタッフの教育も「精神障害」に合わせて作られている。また児童，思春期あるいは青年期の専門あるいは訓練を受けた精神科医が少ない。

鑑別所送致になった事例Iでは，一見クリニックの医師が「逃げ腰」のようだが，結局「自分のところでは的確に治療する場所がない」「入院してもちゃんとした治療を行う責任がとれない」ということの表明であると解される。それであれば，そういう場所に紹介すればいいのであろうが，一般の精神科医はその情報を持っていないということを意味している。これは日本のどこでも起こりうることであろう。

通常のルートでは精神障害と診断され，自傷他害がある，あるいはその恐れが強いときには措置入院を適用することができる。措置入院は精神保健指定医2名の鑑定結果が一致して措置該当であることが必要であるため，現状ではかなり明確な精神障害による自傷他害以外は適用しにくい。また予測としての「恐れ」だけでは措置入院にならないのが現状である。つまり多くの場合，ひきこもりから家庭内暴力となっても，明確な精神症状に基づき，なおかつ重大な結果が生じていないと措置にはならない。多くの精神科医は閉じこもって部屋にサバイバルナイフをコレクションしていても，そこに明確な「妄想」「自殺未遂」「幻覚」などがなければ措置入院には踏み切らないであろう。

しかし社会防衛的な意味で，公的な病院は医療保護入院を引き受けざるを得ない場合がある。医療保護入院は精神保健指定医1人の診察と保護者の同意による入院で，これも一種の強制入院であるが，特に警察が関係している場合，なかなか断りきれない。そういう場合に佐賀の事件のように，治療者が経過の中で主体的に選択した入院ではなく，圧力に屈した形の入院になってしまうと，治療者はさせられ体験になり，治療上不自然なことが起きやすい。事例Hの場合がそれに当たる。筆者自身は事例Hのような場合に一概に入院が適応ではないとは思わない。ただ緊急対応のために入院を選択したとしても，治療の一貫性を保つためには，入院治療の目的，効果，限界を，本人，家族に明確にし共有した上で，入院後すぐに治療契約のやり直しをすることが重要であると考えている。その際，ケースマネジメントを効果的に行う機会である，くらいのところで割り切っておくことも一つの方法である。あるいは，治療や相談を継続している場合であれば，医療保護入院も含めた戦略を最初から家族と立てておくことも必要となる。

2000（平成12）年の精神保健福祉法の改正により，通常34条移送といわれる，

「緊急に入院が必要な精神障害者」を精神保健指定医が診察し必要となれば，行政で移送できる制度が設けられた。これは，主として在宅，単身の精神障害者が治療中断により病状の悪化を来したり，家族の説得や協力でも受診が難しい場合を想定しているもので，いわば今はあまり行われなくなった往診入院に近い形態である。それだけに十分に事前調査や地域精神保健福祉の努力を行った上で最終手段とすべきであるとされており，明瞭な精神症状の悪化と，入院すれば改善するという確実な予測が要求されているので，多くの場合，ここで検討している「ひきこもり」は対象とはならないであろう。

2. 訪問と危機介入

塚本［1994, 2000］は，増大する青年期の「ひきこもり」を対象とした訪問面接の重要性を説いている。彼はひきこもりを呈する青年期強迫性障害の患者の訪問による精神療法過程を報告し，①安全保障感を喪失しないために，面会拒否の保証と慎重なインフォームド・コンセント，②特別な治療者にならないように，穏やかな理想化転移関係を維持する，③行事やレクリエーション活動を含め，複数の人が重層的にかかわる，④通常の治療関係（外来や入院）へ持ち込むことを急がず，チームでかかわる，ことを重要なものとして上げ，青年期のひきこもりに対して訪問面接の有効性を主張し，また研修教育としても有効であると述べている。

塚本がいうのは日常的な訪問活動の必要性であって，「暴れているから何とかするために行く」わけではない。いわゆる家庭内暴力は外部の人が存在しているところでは納まることはよくある。特に警察官が呼ばれた場合はそうであろう。暴力の抑止力として警察官や治療者が呼ばれることが続くと，事例H，J（この場合は電話であるが）に見るように，それは悪循環を形成し，かえって家族の無力感を助長することが多い。緊急の入院と同様，あらかじめの意味づけと援助計画の中に位置づけることが必要である。警察官の場合，直接よりも保健所を介在させる方がよい。そうすることで地域精神保健と警察官も含めたネットワークを作ることができる。やはりここでも治療や援助のプランナー，ケースマネージャーが必要なのである［近藤, 2000b］。

事例のその後

　事例 H は，退院請求の審査が行われ，医療保護入院は継続となったが，医療保護が必要な根拠は弱いこと，より心理社会的な側面での治療の建て直しを行うよう審査会からの付帯意見として助言が行われた。ソーシャルワーカーも入って自立支援施設への入居も含めて検討され，さまざまな紆余曲折はあったが，結局地元での何回かの緊急的，短期間の入院を経て，ある程度信頼できる主治医と出会い，何年かの経過の後，社会復帰施設で生活している。

　事例 I は，少年鑑別所に入所当初から，落ち着きのなさが顕著で，少年鑑別所の嘱託精神科医の診察が求められた。嘱託医はかかわった医療機関と連絡をとり，家庭裁判所の調査官と協議した。このままでは医療少年院送致の可能性もかなり高いことがわかり，嘱託医は要医療の意見書を提出，審判後にすぐに，遠隔地ではあるが児童思春期病棟のある精神科医療機関に受診，入院できるよう，紹介状とともにその病院の医師との連絡を行った。通常の診察，意見書の業務だけではなく，個人的ネットワークを使用した介入である。審判後そのまま受診，医療保護入院となり，薬物療法も含め治療が奏効し，短期間の入院で学校に復学した。

　事例 J は，相談を受けた援助者が家族療法的な対応を行った。初回の面接では，今一番困っていることは，カウンセラーへの断り方と断った後の心配であること，電話やカウンセラーへの受診にしてもある程度親のいうことを聞いていることもあるし，暴力に対しては両親が協力できる場面では少なくできるなど，親の力を発揮できている部分もかなりあること，などが確認された。そして，とりあえず，家の経済状態をきちんと伝えて，カウンセラーについてどうするか本人も含めて検討することを目標にすることとした。一方の選択肢として入院治療も考慮に入れつつ，「家族ができていること」を確認して相談を継続するうちに，本人も一緒に相談に訪れるようになり，本人の希望で大検のための予備校に通い，家庭内暴力は影を潜め，最終的には通信制の高校を卒業した。

　「事例から」で述べた一時期だけを見れば，3 例とも失敗，あるいは困難な経過に思える。しかし，混乱の時期はまた一種の転換点でもある。困難な事態は多くの

場合，援助者も含めたシステムの悪循環により生じている，というシステム・コンサルテーションの視点からいえば，そういう時期には，その治療システムの外部で交通整理をしてくれる人が必要なのである。そのような介入が治療者や援助者も含めたシステムに対して行われることが，混乱の時期を成長への契機と変えることとなる。これもまた危機介入である。

緊急時対応の原則

「はじめに」でも述べたように Caplan, G. [1965] は，危機とは「その出来事に際して以前に習得された問題解決手法で乗り切れぬような事態」と定義した。その際，それは個人の人格だけでなく，家族，地域社会，文化などに大きく依存しているとして，危機介入としては「過去の解決法を強め，伸ばす方向の助力」が必要であることを強調している。そのなかでも，家族内危機については，①危機に立ち向かえるように助けること，②事実の発見を助けること，③誤った安心感を与えぬこと，④他に責任転嫁をするような慰め方をしないこと，⑤助力を受容するよう勧めること，を上げている。この危機介入に際しての家族援助の原則は，ひきこもりの緊急事態への対応の場合でも有効性があり，現在の多くの家族援助の方法と共通性がある。

この原則を具体的に考えると，「過去の解決法を強め，伸ばす方向の助力」と①は，最近多くの家族支援について強調されている，家族の今までの解決努力の尊重とエンパワメントに該当する。②，③，④は，状況について悪い点だけでなくよい点も含めて，クライアントと検討し，援助者側の限界も含めて方針を作成し，援助者，医療機関などに魔術的な期待を持たせないように，共同作業として進めていくことを意味している。そして⑤は，そのような援助を受けることへの罪悪感に配慮しつつ，さまざまな社会資源やネットワークを活用できるように情報提供と援助を行うことである。

2001（平成 13）年，家庭裁判所調査官研修所から注目すべき報告書が出されている。1996 ～ 1999（平成 8 ～ 11）年までの 3 年間に起きた少年による殺人事件および傷害致死事件の中から，単独で事件を起こした 10 人，集団での事件 5 事例から 10 人を取り上げ，家庭裁判所の調査官による記録を主にして，家庭裁判所関係

者の他，教諭，臨床心理士，精神科医，保護観察官，社会学者らなどにより，さまざまな側面から分析，検討を行った研究報告書である［家庭裁判所調査官研修所，2001］。

そのなかで，単独で事件を起こした少年を，①幼少期から問題行動が認められた，②思春期に入って大きな挫折を体験，③何らかの精神障害が背景に予測される，の3タイプに分け，家族関係，本人の交友関係，犯行様態などの特長を分析し，最後に共通して見られる特長として，④追いつめられた心理，⑤現実的問題解決能力の乏しさ，⑥自分の気持ちすらわからない感覚，⑦自己イメージの悪さ，⑧ゆがんだ男性性へのあこがれ，を抽出している。なかでも注目すべきは，④の「追いつめられた心理」として，実際に自殺を試みたり，考えたり，周囲に自殺を相談したりしていた少年が10例中7例に認められたことである。報告書では「追いつめられたときに，その状況を何とか打破しようとして，あたかも負けそうになったゲームをリセットするかのように，過去の自分や否定したい自分を抹消しようとする心理が生じているのではないか」と指摘している。逆にいえば，周囲（特に家族）がこのような追い詰められた気持ちを持っていることに気がつくか気がつかないかが重要であるといえるだろう。

もちろんすべての重大事件のケースがひきこもりだったわけではないし，すべてのひきこもりケースが暴力，重大事件にいたるわけではない。しかし，この報告書の観点は，ひきこもりで暴力や反社会的行動にいたる少年，青年たちに関して有益な視点を与えてくれる。こういう本人の「気持ち」に気づくことも，Caplanのいう「事実の発見」の一つである。暴力をふるう気持ちを理解するのは難しいが，「死にたいほどつらい」気持ちを理解するのはむしろ容易なのではないだろうか。経過の中で強制的入院が考慮されるような直接的介入に際しては，家族の余裕を取り戻すために被害を最小限にすることが必要であるが，その余裕は，実は家族として本人のこういった点を共有するためにこそ必要なものである。けれども家族が「暴力にならざるを得ない本人の気持ち」に思いを至し，客観的に考えることができるようになるためには，日常の暴力というストレスが軽減している必要がある。少なくとも，家族が耐え過ぎて大きな悲劇につながるような状況は回避すべきである。そのためには暴力，いらつき，暴言，支配など，外的な行動化がある場合には，それがどんな場合に中断し，弱まり，減少するか，を詳しく話してもらい，少なくとも次回までの間に，それらの行動による家族への被害が減少するような方策を考える，

ということを筆者は推奨している［後藤，2001］。事例にあるように家族が避難する場合もある。それも一つの対処として，「責任放棄」という考えを持たないことが肝心である。家族もそうしたくてしているものではないし，離れているからといって心安まっているわけではないのである。要は，その状態をどう次の展開のために生かすかであり，それが危機介入の基本である。

おわりに

　主として精神保健上の危機介入の概念に沿って，ひきこもりの経過の中での緊急対応について述べてきた。基本的には，長期経過の中で家族，本人のダメージが少しでも少なくなるような短い介入を考えることが原則であり，そのためには主治医あるいは主たる援助者は，緊急対応や危機状況のときにはケースマネージャーとして関わり，社会資源や援助者，家族のネットワークを効果的に動かすことが必要となることを強調した。
　一方，発達上の危機と同様，そういう緊急，危機の状況はそれまでの悪循環を転換し，成長するための一つの重要な契機でもある。「ひきこもり」への対応の最終的な目標が「再社会化」であるとすれば，医療関係者，保健関係者，司法関係者，などが同時に関わる危機状況こそ，最も「社会的」な場面であると考えられる。精神医療，精神保健に関わる機関，警察など，特殊と受けとめられやすい機構も社会の一つの構成要素であり，そこで出会うのは「普通の」人間と「普通の」人間関係であるべきである。つまり治療関係，保健福祉などの援助関係，司法の関係であっても，それぞれの専門性はあるが，社会（人），他者と触れる契機なのである。援助する専門機関の側としても，そんな風に「社会と触れる一つの機会」くらいに考えて，どこか一つの機関が担う，という方向で考えないこともまた必要なのではないだろうか。

文献

Caplan G : Principle of Preventive Psychiatry. Basic Books, 1965.
後藤雅博：家族への援助を通したひきこもりへのアプローチ．mindixぷらざ，7（2）；8-13, 2001.

狩野力八郎・近藤直司　編：青年のひきこもり：心理社会的背景・病理・治療援助．岩崎学術出版社，2000．
近藤直司：ひきこもりケースの理解と治療的アプローチ．家族療法研究，17（2）；87-91, 2000a．
近藤直司：本人が受診しないひきこもりケースの家族状況と援助方針について．家族療法研究，17（2）；122-130, 2000b．
家庭裁判所調査官研修所：重大少年事件の実証的研究報告書．2001．
塚本千秋：ひきこもりと強迫症状を呈する青年期患者への訪問治療．精神神経学雑誌，96（8）；587-608, 1994．
塚本千秋：ひきこもりと訪問と．（狩野力八郎・近藤直司　編）青年のひきこもり，岩崎学術出版社，pp. 172-184, 2000．

生活の場づくりを通しての地域精神保健活動

新潟県の社会復帰関連施設

　表1は1993（平成5）年における各種社会資源のうち，新潟県が上位にあるものの全国状況である［全国精神障害者家族連合会，1994］。

　A, Bは1993（平成5）年度までの社会復帰施設とグループホームの数で，新潟県の人口は約250万人で日本の人口の50分の1でしかないのに，法定の社会復帰施設とグループホームの実数は全国の約1割である。両者を合わせた数の人口10万対（表1A+B）では，2位の栃木県を大きく引き離している。

　図1は新潟県におけるこれらの法定社会復帰施設（グループホームは除く），小規模作業所，家族会数，精神保健相談員数，それにデイケア（社会復帰講座）実施保健所数の年次推移を表したものである。デイケア実施保健所数が1989（平成元）年から減っているのは，保健所の統合が行われたためである。図1からは，社会復帰施設やグループホームも突如としてできたわけではなく，他の先行するこれら社会資源のバックグラウンドの発展的形態として位置づけられることが明らかである。1965（昭和40）年に精神衛生法（現在の精神保健法）の一部改正があり，精神衛生相談員を保健所に配置することが可能になった。新潟県では翌年から相談員の採用を始め，1974（昭和49）年には全保健所への配置を完了，その後は複数化を進めている。

　家族会の伸びについては，当時から病院のPSWや保健所の精神保健相談員，保

表1　社会資源

		1位	2位	3位	4位	5位
A	社会復帰施設					
	実数（158）	新潟（15）	東京（13）	埼玉（10）	栃木（9）	千葉（7）他3道府県
B	グループホーム					
	実数（86）	新潟（9）	長野（6）	埼玉（5）	群馬（4）他2県	
A＋B						
	実数（244）	新潟（24）	埼玉（15）	大阪（14）	東京（13）	栃木（12）
	人口10万対	新潟（0.97）	栃木（0.61）	佐賀（0.57）	滋賀（0.48）	長野（0.46）
C	小規模作業所					
	実数（831）	東京（185）	神奈川（80）	大阪（58）	北海道（44）	新潟（33）
	人口10万対	島根（2.18）	東京（1.59）	宮城（1.42）	新潟（1.33）	山口（1.15）
D	家族会数					
	実数（1278）	新潟（101）	北海道（90）	宮城（60）	東京（47）	山梨（45）
E	家族会員数					
	実数（64,559）	岡山（4,994）	新潟（4,114）	兵庫（3,289）	山梨（2,989）	熊本（2,850）
	人口10万対	山梨（346.6）	岡山（257.9）	山形（173.4）	秋田（170.6）	新潟（166.0）
F	精神保健相談員数					
	実数（434）	大阪（90）	神奈川（77）	愛知（44）	新潟（27）	兵庫（25）
	人口10万対	和歌山（1.28）	新潟（1.08）	大阪（1.05）	神奈川（0.96）	山梨（0.93）

健師が中心となって相談会，懇談会などを積極的に開き家族会の結成を呼びかけ，これが1970（昭和45）年に新潟市で開催された精神衛生全国大会を契機に，家族会として組織化されていく。そして同年8月には新潟県精神障害者家族会連合会が結成され，全家連新潟大会が盛大に行われ，一挙に家族会運動が進展した。図1にあるように，その後の家族会の組織率の伸びは著しい。『精神保健相談員活動20年の歩み』では，1976（昭和51）年県内最初の家族会運営による小規模作業所の設立経緯が詳しく述べられている［新潟県精神衛生相談員会，1987］。それによれば，「決して突如としてできたものではなく（1）保健所，市町村，病院の連携が基盤，（2）家族会という運動母体，（3）地域の協力者，など日頃の精神衛生活動，ネットワークがなかったならば困難だったと思う」とある。（1）の連携では，①保健所のデイケア（社会復帰講座）のスタッフとして複数の保健所管内の保健所保健師，市町村保健師，相談員，県立病院のパラメディカルが関わっていたこと，④事例検討を主とする病院，町村保健婦，福祉事務所，保健所職員の「地域精神衛生連絡会」が月1回行われていたこと，また（2）の家族会に関しては，地域家族会と同地域の病院家族会が連絡協議会を結成しており，事務局が保健所に置かれていたことが大

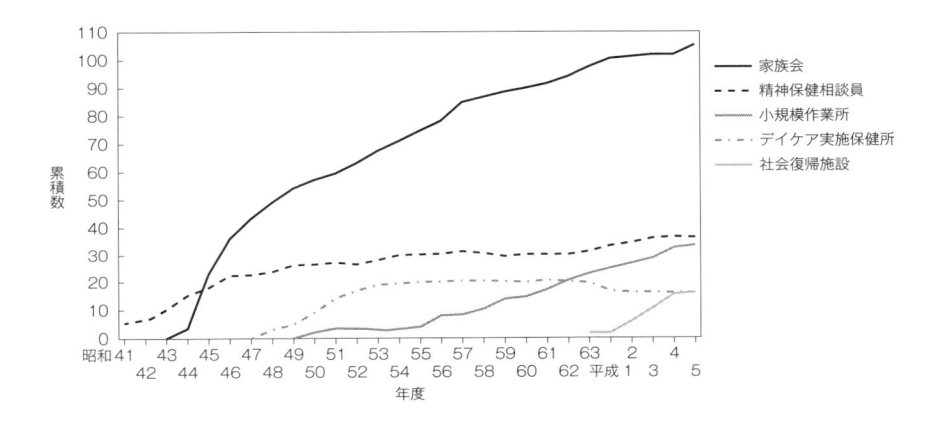

図1　新潟県の社会資源年次推移

きい。さらに，このいわばパイロット的な作業所づくりのノウハウが，多数の相談員，PSWという職種のネットワークと，家族会という組織のネットワークを通じて全県的に伝わり，1981（昭和56）年の新潟県単独事業「精神障害者回復途上者適応作業訓練事業」に対応していったことも重要である。上記のように，新潟県では共同作業所に代表される地域での施設づくりは，①行政主導に近い家族会の組織化（市町村，病院に事務局），②家族会連絡協議会の結成（保健所に事務局），③精神保健相談員と保健所デイケアの充実，④それらを通して，病院，市町村，保健所，家族会の連携による作業所づくり，⑤行政的認知・助成と進んできている。また住民の反対がほとんどないことが特長であり，このことからも行政担当者と地域との十分な連携がうかがえる。

社会復帰施設

　15の社会復帰施設の中味は援護寮，福祉ホーム，授産施設がそれぞれ5施設ずつで，設立主体で見ると9施設（そのうち社会福祉法人は3施設）に五つの医療法人が関係している。どこでもそうであるが，今のところ社会復帰施設やグループ

ホームの設立の主体は、先進的な考えを持つ経営者やリーダーのいる医療法人である。これらの医療法人は大体において、それまでにデイケアや共同住居、作業所との連携・支援など社会復帰活動の歴史があり、それらを通して地域精神保健への関わりが強く、PSW や心理職などパラメディカル・スタッフの充実に配慮している、などの点において共通点が見られる。

残りの6施設のうち3施設は、共同作業所が法改正後授産施設となったものである。そのうち、村上の「やまびこの家」は広域事務組合が運営主体であり、全国で類例がない。この成り立ちにはやはり地域家族会の事務局が役場にあったこと、先行する共同作業所の運営での保健所、家族会、市町村、協力者の連携が重要であったこと、が明白に現れている。他に、国立精神療養所である犀潟病院（現・国立病院機構さいがた病院）を母体にした福祉法人立で援護寮、福祉ホーム、授産施設の三つをそろえた「夕映え耕房」がある。犀潟病院は昭和40年代より社会復帰に力を入れてきており、犀潟リハセンターとしてデイケア、共同住居、ホステル、保護工場を有し、法人設立に際しての職員 OB からの寄付の多さは特筆に値する。これもまた全国に類例がないが、先行する社会復帰や地域精神保健活動の結果であるといえる。

精神保健センターの役割

個々の施設づくりに精神保健センター（現・精神保健福祉センター）は直接タッチしていない。センターの性質上モデル事業としての役割でなければ、施設づくりに関しては間接的支援となることは当然である。1994（平成6）年現在、新潟県ではセンターの施設づくりについてのかかわりは、①協力組織の育成として、母体となるべき家族会の組織化、強化の援助（家族教育などでの施設づくりの必要性の啓蒙を含む）、②社会復帰施設協議会、作業所連絡会など各施設間の連絡、ネットワーク形成への援助、③施設職員の研修、④全県的に見た施設づくりの計画、が主たるものである。特にこれだけ施設数が増えてくると、②③が重要である。施設ができることは人的資源も増えることを意味している。つまり現在までに精神保健、精神医療の分野に 200 人近くの新しい人たちが参加してきたことになる。しかし、職員は多様であり、ほとんど精神科や精神保健の知識や経験のない人たちから専門

家まで幅広く，しかも日常的にメンバーに接する機会が多いわけで，教育研修の要望は周囲からも勤めている職員自身からも強い。

今後の課題

　たとえバックグラウンドは病院であっても，病院ではなく，また保健所のような行政機関でもない地域の中にある施設は，今後の精神保健にとって重要な地域交流やノーマライゼーションの拠点である。現にそのような動きは新潟県内各地で見られている。上越の「つくしの里」の地域交流の活動は全国的にも有名であるし，中越地区では患者のセルフヘルプグループの事務局が福祉ホーム「越路ハイム」に置かれている。新潟市でも社会復帰施設の協議会が独自に地域への交流，啓蒙活動を行っている。そのような組織的な地域交流でなくとも，共同作業所，社会復帰施設の全てが，その地域での保健師，相談員，家族会員，メンバー，病院職員などの顔を合わせる場所，検討会などの拠点としての意味合いを有しており，今後の新しい動きの母体となることが予測される。施設のメニューが多くなってくると，メンバーは必然的に多くの機関と関わることになる。そこでの今後の問題は家族をも含めてトータルなリハビリテーションのプランとその評価や，マネージメントをどこが行うかということが重要である。いわゆる（主治医，患者という治療関係ではなく）ケースマネージメントをどこがやるかということである。基本的にはどこがやってもいいわけであるが，地域精神保健から考えると，保健所にその役目が求められるかもしれない。新潟県ではこのことの必要性がすでに真剣に論議されている。

結論

　それぞれの都道府県で特有の状況があり，施設のつくり方は違うであろう。しかし，施設は突然できるのではなく，先行する社会復帰活動，地域・保健活動の積み重ねの結果であることは共通していると思われる。そういう点から新潟県の施設のでき方を見ると，特に人的交流の部分が重要であるといえる。家族や障害者自身と

行政担当者や専門家が「何が必要か」話し合えるパーソナルな関係と,「こういうのもある」「こういう方法を他ではやっているようだ」という情報の共有ができる設定がまず出発点に必要で,そういう環境づくりに地域家族会と精神保健相談員,病院ソーシャル・ワーカーが重要な働きをしてきたように思われる。そして,今まで述べてきたように,施設を作ることは単に生活の場の数を増やすだけでなく,①施設を作る活動を通して,それまでに存在していた社会資源の力を引き出す,②地域における社会復帰活動やノーマライゼーションのネットワークの拠点を作る,という意味が重要であると考える。

文献
新潟県精神衛生相談員会:精神衛生相談員活動20年の歩み.1987.
全国精神障害者家族連合会:精神障害者社会復帰ハンドブック.1994.

地域資源のアセスメント：戦力分析

　1995（平成7）年に精神保健法が改正され「精神保健及び精神障害者福祉に関する法律」に変わった。1987（昭和62）年の改正以来の地域精神医療促進の方向性は変わらず、福祉領域も加わったことでなおその方向性は加速されている。また精神保健においても地域保健法の成立により精神保健の領域に市町村の役割がより明確に規定されることとなった。そのため、以前にも増して今後の精神保健福祉の有効な発展のために地域評価の実際的方法が必要とされてきている。本論では地域評価つまり効果的な地域プランづくりのための精神保健福祉の戦力分析について述べて行きたい。

地域資源アセスメント上の問題点

　具体的な地域評価には，いくつかの基本的な問題がある。①地域の評価というとき，どこを範囲とするか。市町村，2次医療圏，都道府県，当然それぞれによって評価の基準も指標も違ってくる。②範囲が決まったとしてもどういう評価項目にすると今後の計画にとって有効なのか。③評価の基準をどこに置くのか。標準的な達成すべき数値目標があるのか（つまり絶対評価），あるいはモデルとなるべき地域があってそれに対しての比較を行うのか（つまり相対評価），などである。
　ここでは地域評価というときに市町村の戦力分析を通した保健所単位の範囲を考えて進めていきたい。しかし精神保健福祉の戦力とは具体的にどういうものであろうか。単に社会資源といわれる施設や医療機関を数え上げることではなく、また，

表1　対統合失調症の世界戦略［WHO, 1988］

発展途上国における低コスト low dose （low cost）戦略

①組織化（organization）（+medication）
②（患者と家族への）教育（education）（patient & family）
③ストレス軽減（stress reduction）
④社会雇用（social vocation）
⑤ユーザー活動（セルフヘルプグループ）（consumer（user）group）（self help group）

国のノーマライゼーション7カ年プランに従って，その数値目標が実現しているかどうかを評価することでもない。実際的に地域で精神保健福祉を実践する際に役立つものでなければならない。いわば，今後どこに力を入れていけばいいかということをわかるためのガイドラインとなることが目標である。そのためには国あるいは国際的な未来の方向性，これまでの先進地域のモデルに沿った方向に，地域独自の歴史性と現状を踏まえて今あるものを生かせる評価項目が必要となる。

対統合失調症の基本戦略

しかし精神保健福祉といっても領域は広い。ここでの戦力分析は結局のところ，精神障害者の社会復帰，社会参加の促進に役立つ戦力ということになり，具体的には精神障害者といっても主として対統合失調症の戦略のありようが問われる。

表1はWHOが1988年から展開している発展途上国における低コストを目標にした対統合失調症の基本戦略である。精神科医療機関や精神科医が少ない発展途上国の心理社会的な戦略というべきだが，もちろん基本として現在のわれわれの活動にも十分参考になる。①の組織化は医療機関を含めて地域にある施設や行政機関の組織化である。医療機関を含めた社会資源の有効なシステム化の必要性は費用対効果の観点からは日本でも同じである。②の教育は患者と家族への精神障害（ここでは主として統合失調症）についての正確な知識，治療，対応についての情報を伝えること，③のストレス軽減は患者本人のストレスへの対処技能の向上を含んでいる。④，⑤のユーザー活動と社会的雇用（保護的就労や職業リハビリテーション）は説

明の要はない。

　これらが地域精神保健活動の中でバランスがとれることが極めて有効であろうことは日本でも大きな違いはない。つまり，これら5項目は地域での戦力を分析し評価するカテゴリーとして十分参考になる。しかし，これは評価項目とするにはあまりにおおざっぱすぎる。全体の目標，いわば国レベルの施策の参考となるべきものである。

都道府県レベルでの指標

　1987（昭和62）年の精神保健法改正以来の地域での精神障害者の社会復帰態勢の充実度は都道府県で大きな差がある。もちろんそれ以前も差があったのだが，社会復帰が法律上明文化されて，なおそれが意識されるようになってきた。われわれは1995（平成7）年度に研究体制を組み，地域において精神障害者の社会復帰を促進する要因を調査し都道府県別に比較することを試みた［後藤ほか，1998］。その評価項目は，各都道府県の，財政力指数，病床数（人口比換算），精神保健法32条申請数（人口比換算），訪問看護実施率，日本精神医学ソーシャルワーカー協会会員数（人口比換算），家族会数（人口比換算），社会復帰施設数（人口比換算），自助グループ数（人口比換算），作業所数（人口比換算），作業所への補助金事業開始年，作業所運営費補助基準額（15名定員換算。補助率を導入している自治体では都道府県負担分に換算）の11項目である。お気づきのようにこれらのデータは全て公表されており，だれでも手に入り得るものである。基本的に人口差による影響を排除するために各都道府県の人口で除した値を利用した。

　まず1994年の各項目の数値により主成分分析（バリマックス回転）を行った。結果は表2に示したが，3因子が抽出できた。第1因子は，自治体の財政力に関係していると解釈できる。なお病床数は負の因子となっていた。これは財政の因子は，人口に大きく関係しており，人口比で換算すると病床数は人口の多いところほど少ない関係になるためと思われる〔人口と病床数（人口比換算）の相関係数は-0.44〕。また，作業所への補助金事業開始年も負の因子となっているが，これは財政的に豊かな自治体であるほど，早期に補助金事業を開始している傾向にあることを示して

表2　主成分分析による因子

第1因子
　財政力指数
　作業所補助金（利用15名・補助率換算）
　病床数（人口比換算）
　作業所補助金開始年
第2因子
　社会復帰施設数（人口比換算）
　作業所数（人口比換算）
　家族会数（人口比換算）
　自助グループ数（人口比換算）
第3因子
　精神科ソーシャルワーカー（PSW）数（人口比換算）
　訪問看護実施率
　32条申請（人口比換算）

いる（財政力指数との相関係数は-0.47）。第2因子は、社会福祉関係の資源の因子と解釈できる。第3因子は、医療関係の資源の因子、それもマンパワーに関しての因子と解釈できる。この因子分析の結果をもとに、因子得点を算出し、それをもとに47都道府県をクラスター分析（グループ間平均連結法）にかけた。結果は、大きく6グループに分かれた（表3）。

　グループ1は、精神保健福祉士の平均値が高く、社会復帰施設数の平均値が少なく、比較的、第3因子（医療関係の資源の因子）の平均値が高い。グループ2は、いずれの指標においても、精神保健医療、福祉に関してプラスの指標は見られなかった。いわば標準的な都道府県といえるかもしれない。グループ3は、財政力指数、作業所数、作業所運営費基準額（15名規模、補助率換算）の第1因子の値が高い。また作業所補助金事業の開始も早く、財政に恵まれた東京の特徴を示している。グループ4は、グループ3に次いで財政力指数や作業所運営費基準額の平均値が高いものの、32条申請数、PSW数、家族会数、社会復帰施設数の平均値が少ない。因子との関係では、第1因子の平均値が高いものの、第2・第3因子の平均値は低い。いわば人口が多くてサービスの追いつかない都会型である。グループ5は、家族会数、作業所数、社会復帰施設数、自助グループ数など第2因子（社会復帰関係の資源）の平均値が高い値を示している。自治体の財政力や医療関係資源とは別

表3　クラスター分析による都道府県のグループ類型結果

グループ1：	富山・石川・北海道・山梨・高知
グループ2：	茨城・岐阜・埼玉・千葉・兵庫・静岡・群馬・奈良・三重・福岡・山形・愛媛・鳥取・岩手・熊本・宮崎・青森・佐賀・福島・秋田・大分・徳島・長崎・広島・宮城・福井・香川・栃木・和歌山・山口
グループ3：	東京
グループ4：	愛知・大阪・神奈川・京都・滋賀
グループ5：	新潟・岡山・島根
グループ6：	沖縄

のバックグラウンドを予測させるグループである。グループ6は，財政力指数，作業所数，自助グループ，作業所補助金事業開始年，作業所運営費基準額などの第1因子，第2因子が低く，訪問看護実施率，32条申請数，PSW数など第3因子が高い。病床数の多さを反映しているかもしれない。タイプとしては1グループに近い。もう少しおおざっぱにタイプ分けをすれば〈1と6〉，〈2〉，〈3と4〉，〈5〉という4グループに大別できそうである。

　これは現在誰でも入手可能なデータを利用した都道府県の地域評価ということができる。この結果から大胆に推論すると，日本では都道府県で，地域の社会復帰の態勢に関して都市型と地方型があり，そのなかで地域の社会資源に関しては充実しているところとそうでないところがあるといえそうである。それ以外のどの指標も特別平均値以上とはいえない都道府県が大半を占めているが，そのなかで政令都市を抱えているところがかなりある。この調査は1994年の数値であり，1995（平成7）年の改正の前なので平均化されてしまっていると思えるが，今後大都市特例によって百万人以上の都市は都道府県と同じく位置づけられることを考えると，これらグループの特徴も変わってくる可能性は大きい。さらに1，6，4グループにしても第2因子が平均以下だが，その他の因子が補っている形の特徴であるとも考えられ，むしろこれまでのかかわりの歴史的な，つまりその都道府県の独自性を示しているともいうことができる。大まかに自分たちの都道府県が全国的にどういう位置にあるのかを，何かの形でイメージしておくのは，より狭い地域の評価や分析をしなくてはいけないときに，樹を見て森を見ずということにならないためにも必要な

ことと思える。いわば実際的な地域評価のためのバックグラウンドを知ることであり、また、それぞれで戦略を立てるときにどこに先進地のモデルを求めるかということにもかかわってくることであろう。

市町村活動レベルの指標

　ここまで近年の精神保健福祉対策の変化を背景に、地域の戦力分析を行うための基本的な方向性と大まかな全国レベルでの地域差を理解する必要性を述べた。次に市町村の精神障害者保健福祉対策の活動レベルを一定の指標を通して評価することを実際に新潟県を対象として行い、地域の差を把握する方法を検討するとともに、諸条件、活動状況などに違いのある他県の結果と比較し、指標の有効性と、さらに検討すべき点について考察する。
　表4は全家連精神保健福祉研究所による「市町村における精神保健・福祉施策の現状と展望」に掲載された市区町村の精神障害者保健福祉対策の活動レベルの指標（竹島正作成）である。この指標は、A：促進的な外的条件、B：市町村の事業実施体制、C：事業の実施状況、のそれぞれに6項目ずつで18項目よりなる。それぞれの項目は実施されていると評価されれば1点、そうでなければ0点として評価される2段階評価である。評価者は各保健所で市町村の活動を良く知っている精神保健福祉相談員が行うようになっている。

新潟県における地域活動評価

　新潟県には112市町村あるが、得点平均は7.05で、Aの外的条件の平均は2.89、Bの実施体制は1.68、Cの実施状況は2.48となっており、Bが低い傾向にあることがわかる。図1に項目別の市町村数をグラフで示した。全体を見ると、該当市町村が多い順に「家族会が結成されている（A-1）」「保健所、精神保健福祉センターなどの援助（A-5）」「家族会、患者会への援助（C-1）」「精神保健福祉の研修会への参加（B-4）」「作業所やグループホームの運営補助（C-3）」であった。また該当市

表4　市町村の精神保健福祉の活動指標

A：促進的な外的条件
1) 精神障害者家族会が結成されている
2) 精神障害者本人の集まりや活動がある
3) 家族会や精神障害者本人の組織が陳情などによって行政への要求や要望などを伝えている
4) 地域精神保健福祉活動に支持的な医療機関が市町村内にある
5) 保健所，精神保健福祉センターや研究機関などの援助がある
6) 精神保健福祉に関心を持ち支援を行う地域住民グループがある

B：市町村の事業実施体制
1) 保健福祉センターなど保健福祉を総合的に推進する事務所と職員を持っている
2) 精神保健福祉を専任で担当する職員が配置されている
3) 障害者福祉の策定にあたって精神障害者家族，本人あるいは関係機関の専門職員が委員として参加している
4) 市町村の職員が精神保健福祉の研修会に参加している
5) 精神保健福祉を担当する課（窓口）がはっきりしている
6) 精神保健福祉以外の分野でも，保健福祉に積極的な姿勢がある

C：行われている事業の状況
1) 家族会や患者会に援助を行っている
2) 精神保健ボランティアの育成を行っている
3) 作業所やグループホームの運営補助を行っている
4) 精神障害者のいる所帯が，ホームヘルパー派遣の除外対象になっていない
5) 精神保健福祉の普及啓発のための事業を行っている
6) 行われている事業や補助額について，毎年見直しや検討が加えられている

町村が少ない項目は「専任で担当する職員の配置（B-3）」「精神保健ボランティアの育成（C-2）」「支持的な地域住民グループの存在（A-6）」「精神障害者所帯がヘルパー派遣の除外対象になっていない（C-4）」「障害者福祉の策定にあたっての当事者，関係機関の参加（B-3）」「保健福祉を総合的に推進するための事務所（B-1）」「支持的な医療機関（A-4）」「当事者本人の集まりや活動（A-2）」などであった。このことから，新潟県における市町村の精神保健福祉活動を全体としてみると，大部分の市町村で研修などに参加して保健所，精神保健福祉センターなど県の行政との連携はあり，またその活動状況として家族会と作業所への援助活動が多くの市町村で実施されている。しかしそこだけにとどまっている傾向があり，専門の窓口や人

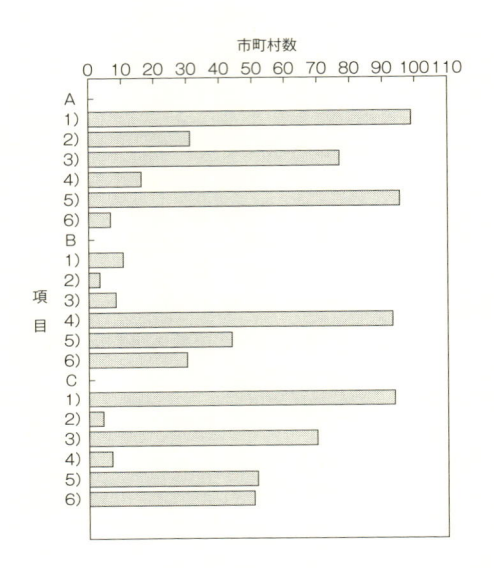

図1 市町村精神保健福祉活動指標

表5 保健所別平均得点

村上	新発田	新津	巻	三条	長岡	小出	六日町	十日町	柏崎	上越	糸魚川	相川	新潟
7.3	4.5	9.5	7.5	6.4	6.4	9.6	9.2	11.2	8.4	5.2	7.3	4.8	15

的配置，一般住民をも巻き込んだ独自の活動などのノーマライゼーションに関連する部分はまだ乏しい状況であるといえる。一方保健所管内別にも検討することが可能で，平均得点（表5）を見ると，新潟，十日町，小出，新津，六日町各保健所管内の順で高く，新発田，相川，上越，三条，長岡で平均を下回っている。総じて県南部の魚沼地区といわれる十日町，小出，六日町に活動性が高い市町村が多いことがわかる。

　さて次は各市町村の評価であるが，図2のように各市町村の得点分布を（ここでは3段階に分けたが）図示すると地域差がよりはっきりする。11点以上の評価の

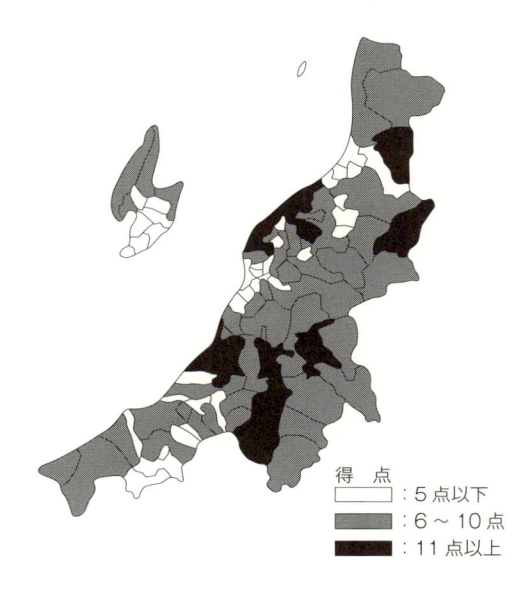

図2　新潟県における市町村の精神保健福祉の活動指標

高い市町村は14（6市8町村）であり，市部の割合が高い。そのなかでも新潟市，十日町市，小千谷市，小出町，守門村が高得点であった。保健所管内別平均得点で見た実態がよりはっきりする。

他県との比較

同じ指標により別のA県での評価が行われている。A県は前回述べた都道府県類型では第1グループ（特徴として比較的医療的因子に偏っている）に所属していた県である。A県と当県の概況は表6のとおりである。人口は新潟県が約3倍で，高齢者率，万対精神科病床，精神保健福祉士協会会員はA県が高い。1保健所当たりの人口はA県がほぼ半数であるが，保健所専門職員は新潟で1保健所約1.9人に対して，A県では配置のない保健所が多い。社会復帰施設数，共同作業所数，家族会数は新潟県がはるかに多い。

表6 県の概況（1994年）

	新潟県	A県
人口（単位千人）	2,482	814
市町村数	112	53
高齢者率	17.8	19.9
保健所数	15	0
人口万対精神科病床数	31.2	51.6
社会復帰施設	15	0
共同作業所	28	4
家族会	112	26
保健所専門職員数	28	2
PSW協会会員数	48	25

　図3は各項目に該当した市町村の割合を両県で比較したものである。
　〈A：促進的な外的条件〉精神障害者家族会の結成率，家族会，患者会の陳情活動，市町村を授助する保健所，精神保健福祉センターなどの機関の存在とも新潟県が高く，A項目全体の平均でも新潟県が高い（$p<0.01$）。しかし，両県とも精神保健福祉活動に支持的な医療機関が市町村内にあるところは少なく，地域医療との連携に困難を有している。また患者の自助グループ活動や地域住民の参加もこれからの課題である。〈B：市町村の事業実施体制〉全体の平均では逆にA県のほうが高い（$p<0.01$）。各項目では，精神保健福祉を担当する課（窓口）がはっきりしている，保健福祉センターを持っている，精神以外の分野での積極性，の項目ではA県が高かった。しかしながら，両県とも専任職員が配置されている市町村，障害者福祉の計画策定に精神障害者や家族の代表，あるいは関係機関の職員が委員として入っているのは少数であった。〈C：行われている事業の状況〉平均は新潟県のほうが高い（$p<0.01$）。家族会や患者会への援助，作業所やグループホームへの運営補助，普及啓発事業，既存事業の見直しや検討の実施など，主要な取り組みが新潟県ではすでに多くの市町村で実施されている。しかし，「精神障害者をホームヘルパー派遣の除外対象にしていない」という項目だけは，A県に高かった。

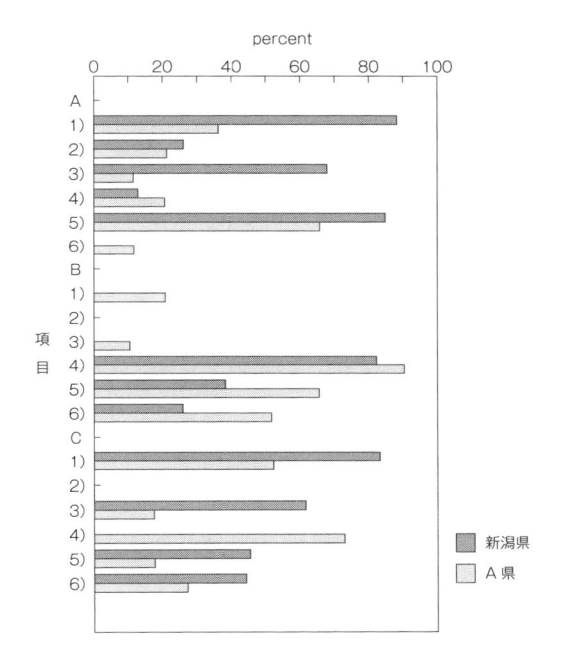

図3　市町村精神保健福祉活動指標

考察と課題

　今回この活動指標を2県において実施し比較を試みたわけだが，両県とも各市町村レベルの活動評価としては実際の活動状況とかけ離れたものではなく，保健所レベルで各市町村と各保健所管内の活動評価に一定程度役立つことがわかった。
　たとえば，よく知られているように新潟県は精神障害者社会復帰施設，作業所などの設置数は日本有数である。しかしまだそれに関してもかなりの地域差があるし，今後は単に施設の充実にとどまることなく，全体としての市町村活動評価から専門窓口，専門職員などの事業実施体制の充実とともに，ボランティアや地域住民を巻

き込んだ活動，ホームヘルパー派遣の可能な体制など市町村レベルでのノーマライゼーション推進の方策が課題であることがわかる。また，40を越える精神科医療機関があるにもかかわらず，精神保健福祉に支持的な医療機関のある市町村は16であり，医療の地域格差とともに医療機関との連携が以前にも増して課題となることが示唆される。活動指標の高い地域は古くからの市町村レベルの地域活動と新しい社会復帰活動がうまく連携している地域であり，それらでは新潟市近辺と柏崎市が都市部の形態の，そして魚沼地区が農村，山間部の形態の県内のモデルとして考えられるかもしれない。保健所管内で評価の高いところに保健所の支所活動の継続が指摘されている。一方，中越地区，上越地区では歴史的な各市町村の取り組みの不足のほかに圏域の広さのため先進的な医療機関があるにもかかわらず，それが市町村活動になかなか反映しないという問題点を抱えていると思われる。

一方，A県についての分析では事業実施体制の充実している点や，精神障害者の所帯がホームヘルパー対象所帯に入っている点については長く続いていた駐在保健師活動の歴史的な影響が指摘され，今後として保健所の担当地域のスケールメリットの検討が重要であることがわかった。

このように今回試みに使用した活動指標は，実際の活動状況とかけ離れたものではなく，それぞれの市町村にあった取り組み方を検討するのに十分有効なものであると考えられた。これはA県の担当者の分析でも同様であった。ただ活動レベルの指標として活用するには，項目のさらなる検討が必要と考えられる。たとえば，項目ではBの6のような主観的な項目も一部含まれており，また市の保健所の場合は評価する保健所職員が市職員であるため，他の市町村とは客観性の度合いが違うなどの問題点が存在する。また，前回述べた社会復帰を促進する要因のうち財政的要因に該当する市町村の財政的条件，たとえば全予算に対する精神保健予算の割合などの条件も指標の項目として取り上げる必要，あるいは個別に評価する必要があろう。

おわりに

以上具体的な指標を用いた地域評価の試みについて述べた。これは試みではあっ

たが，新潟県においてもA県においても，これら全県的な地域評価を元にした各地域の比較は精神保健福祉計画作成に際して，精神保健福祉センター，保健所，市町村のそれぞれの担当者にとって共通のベースを形成するのに大変役に立った。今後必要とされる効率的な行政のネットワークのためには，共通ベースとなる地域（市町村）評価のための有効かつ実際的な指標を作ることはどうしても欠かせないものであろう。

文献

後藤雅博，岩崎晋也，高畑隆他：地域における社会復帰促進要因に関する研究．厚生の指標，45（8）；15-20, 1998.

地域ぐるみの心理教育

はじめに——心理教育とは

　近年，欧米で統合失調症のリハビリテーション・プログラムの一つとして，家族あるいは患者と家族双方への心理教育的アプローチ（psychoeducational approach）といわれるものが再発の防止に効果があるとされてきており，日本でも各地でその導入が試みられている。このアプローチは単純にいえば，専門家と家族，患者が病気についての知識を共有し，かつ対処技能の向上を図ることで再発につながるような不適切な行動を防止しようというものである［Anderson et al, 1986；後藤，1991a, 1991b.；遠藤ほか，1994；McFarlane, 1983］。

　このアプローチは心理教育的家族療法（psychoeducational family therapy）として紹介されてきた［Anderson et al, 1986］。しかし家族を治療するのではなく，家族にもまた援助が必要であり，かつ適切な援助さえあれば家族は最も有効な治療協力者になる力がある，という観点に立つことと，また再発防止に焦点を当てている点で従来の家族療法的アプローチとは相違している。

　心理教育的援助の基本は知識・情報の共有と対処技能の向上であるが，その構造としては「統合失調症は，これこれこういう病気ですから，悪化や再発を防ぐためにはこれこれこうしましょう」ということに尽きる。この構造は身体疾患の場合の病気の説明と同じであり，インフォームド・コンセント（informed consent）やノーマライゼイション（normalization）への動きがその背景にある。

表 1 統合失調症への心理教育的アプローチ：諸家の特徴

共通構造：①教育的部分（知識伝達の講義やワークショップ，パンフレットなど）＋②家族療法的部分（心理的，社会的サポートと対処技能を学ぶこと）

	頻度	期間	参加者	方法
Goldstein, et al	1週1回	6週	単家族含患者	crisis-oriented family therapy
Leff, et al	2週1回	9カ月	家族のみのグループ その後単家族	最初4回の教育プログラム（単家族）あり social treatment package
Falloon, et al	1週1回	3カ月	単家族含患者	behavioral family management
	2週1回	3カ月		
	1月1回	3カ月		
Anderson & Hogarty	2週1回	6カ月	単家族，ワークショップはグループ	psychoeducational family therapy + SST
McFarlane, et al	2週1回	1年	複合家族グループ	psychoeducational multiple family therapy
	1月1回	1年		
犀潟病院	1月1回	1年	家族のみのグループ	psychoeducational family group（workshop あり）

　いわば精神医療が開かれていくのに伴い必然的に生じてきたアプローチであるともいえよう。またもう一つ重要な要因として統合失調症に代表される精神障害の生物学的説明がかなりの程度可能になってきたことが大きい［Anderson, 1989］。

　しかし，ただ知識や情報を伝えるだけでは単なる教育である。心理教育では再発に関連するといわれる家族のEE（感情表出）［Leff et al, 1985］への注意を払い，問題解決技能訓練を併用して対処技能の向上を図ったりするような治療的側面があること，さらに継続してミーティングを持つことによる実際的，心理的援助の側面が含まれることが従来の家族教育や指導と異なっている。表1は諸家の心理教育の違いで，患者も含める場合，単独家族，複数の家族など形態はさまざまである。しかし教育的部分と継続的な援助と治療の部分があることは共通している。

　表2，3は，筆者らが1989年以来国立療養所犀潟病院（現・国立病院機構さいがた病院）を中心に行ってきたAndersonら［Anderson, et al, 1986］，McFarlaneら［McFarlane, 1983；遊佐，1988］の方法を参考にした心理教育のプログラムである［後藤，1991a］。知識，情報の伝達は表2のように，まずワークショップの形で多人数に対して行うことが多く，大体は精神科医が統合失調症についての現在の知識と情報を生物-心理-社会的（bio-psycho-social）枠組みの中で講義の形で伝える。しかし単に知識を得ることよりも，統合失調症の原因は家族にないことを理解し，それどころか再発防止に重要な役割を果たせると知ることで，家族自身が自責から解放され専門家や他の家族との共同作業へ参加するきっかけになることがワークショップの最も重要

表2 ワークショップ・プログラム

```
         ジョイニング（世間話，お茶など）
10：00
         参加者自己紹介とワークショップの説明
         講義「統合失調症について」
           ①歴史，疫学  ②生物学的基礎
           ③注意覚醒モデル  ④ストレス－脆弱性モデル
10：50
         コーヒーブレイク・自由討議・質疑応答
11：00
         講義
           ⑤薬物療法  ⑥EEについて  ⑦遺伝
12：00
         昼食・歓談
13：00
         「家族へのガイドライン」の説明
         （再発に結びつくストレスを避けるために家族にでき
         ることは何か）
14：00
         質疑応答。自由討議。
```

表3 通常のセッションの基本構造

```
         プレ・ミーティング（スタッフ）
                    ↓
         ジョイニング（世間話，お茶など）
                    ↓
         前回の課題とその間の出来事の報告
                    ↓
         必要な生物－社会的情報の提供
         「患者さんの回復のために」を参照する
                    ↓
                   休憩
         インター・セッション（検討すべき問題の決定）
                    ↓
             みんなで問題を検討
                    ↓
         必要とされる対応法の決定か問題の解決策を見つける
                    ↓
              それぞれの課題設定
                    ↓
                フリータイム
         アフター・ミーティング（スタッフのみ）
```

な目的である。

　ワークショップの後，継続的な心理教育のセッションが持たれる。病棟の場合では，参加者は大体7〜8家族で，頻度は1カ月に1回，1年を1クールとしている。欧米に比してセッションの間隔が長いのは欧米では平均在院日数が短く急性期や退院直前の患者家族を対象とするのに対して，筆者らの場合，大部分が慢性の入院患者を対象としていたからである。毎回，まずスタッフも含めた世間話から始まり，次にそれぞれの家族から今一番問題だと思っていることを話してもらい，司会役のスタッフがそのうちのいくつかを取り上げ，必要があればその問題について生物学的な説明をし，それについてどう対応するかを全員で考え対処方法を決めて次回にその報告を，という構造である（表3）。時間は2時間程度である。このときに主として問題解決技法を採用すると行動療法的家族療法［井上，1994；Liberman, 1988］となり，心理的なサポートを主にすると家族集団療法となる。

地域への心理教育の展開

　この比較的長期の患者家族を対象とする形態は入院患者家族に対してと同様，地域の保健所や市町村，あるいは作業所などでの家族教室に十分応用可能である。む

しろ，欧米の短期間で集中的なやり方よりも地域在宅の患者家族に適している。

1989年以来犀潟病院では，院内のプログラムのほかに，筆者を含めて病院スタッフと地域のスタッフの共同で心理教育的アプローチを地域で展開してきた［後藤，1992］。また筆者が現在在職している精神保健センターではデイケアでの，および保健所との共同での心理教育的家族教室を試みており，これらを合わせて新潟県では地域での心理教育は現在，6市町村と3保健所において実施されている。

1. 地域での心理教育——糸魚川市

1992年から犀潟病院，保健所，市の共同で病院から60kmほど離れた糸魚川市で心理教育的な家族教室を実施した。糸魚川保健所管内は新潟県内唯一精神科の病床がなく，市には作業所もなく社会資源が乏しい地区であった。スタッフは当時犀潟病院在職中であった筆者と同院の精神保健福祉士2名，保健所の精神保健相談員，市役所の保健師で，対象者は相談や訪問など何らかの形で保健師など地域スタッフとかかわりがあった家族である。

参加家族は地域の場合は必ずしも統一的にはできない。糸魚川でも病院に比して極めてバラエティに富んでおり，診断も知的障害の方がいたり，ご自分はてんかんで操うつ病の妻の家族として出席された方，統合失調症の息子を持つご自身も精神障害の母親なども参加していた。しかし，心理教育の基本である〈生物－心理－社会的〉観点と〈ストレス－脆弱性モデル〉はどの疾病にも応用が可能であり，統合失調症を例に話しても違和感はなかった。

病院とのかかわりも，ほとんど医療中断の人や，家族が薬だけもらいに行っている人などさまざまである。なかでも最初の年には地域家族会の会長が参加したが，娘である患者はここ数年医療にはかかっておらず，しかも就労して良好な状態を維持しているなど，極端な例の場合もあり，あらゆる面での多様性が地域での心理教育の特徴であるといえる。

最初にワークショップを行い，あと継続セッションを1，2カ月おきに6回行った。当初の参加予定者は11名であったが，冬場の天候不順のときは参加家族1名というときもあった。2年目も形態は同じであったが，最初のワークショップを家族会の総会の講演という形式をとり，また，何回かを1日の設定にして午前は作業

所など施設見学やレクリエーションを行い，午後にミーティングという形式にアレンジした。その結果，参加者は7〜10名程度に安定し，最終的にはここを核として家族会が強化され，念願であった作業所が糸魚川市に開設された。現在家族教室は作業所を中心として行われている。

2. 地域での心理教育──守門村

　守門村は新潟県の南東部に位置し，人口5,782人（1987年）の豪雪地帯の山間の村である。守門村では医療センターの保健師を中心とした活動により1979年村単位の精神障害者家族会が結成され，1983年には作業所が開設された。作業指導員は開設当初から配置しておらず，家族会，保健婦の援助のもとメンバーの自主運営であり，さらに一般住民と行政が積極的に支援している点に特徴がある［五十嵐，1991］。

　守門村と犀潟病院とは120km離れているが，地域精神保健活動の交流が断続的にあった。家族会，作業所の今後の展開に行き詰まりを感じていたメンバー，家族，協力者らは犀潟病院での心理教育プログラムの存在を知り，その導入を犀潟病院のスタッフに要請した。それを受けて1ないし2名（主としてPSW）が病院から協力する形で「障害者の住みよい村にするための勉強会」という名称で，1990年7月からおよそ2カ月に1回のプログラムを開催することになった。参加者は同村のこれまでの活動の特徴を重視し，家族だけでなく患者や協力者もその対象とした。協力者とはそれまでの作業所活動を支えてくれていた一般住民，母子保健推進員，食生活改善委員などである。初年度最初の2回をワークショップとし，その後を例会として開催したが，平均で毎回20名近くの出席があり，そのうち患者は3〜8名，家族は6〜10名，協力者は1〜4名であった。患者と家族が一緒ではお互い本音が語れないのでは，ということから患者のみ，家族のみの会も設定したが両者とも単独開催の継続は希望せず，その後は行われていない。

　この例会の一環として，年1回作業所の運営資金のためと一般住民との交流を目的にしたわらび探りを行い，40名以上の参加を見ている。1992年7月からは「村の主だった人たちにも私たちの体験を知ってもらいたい」「わかってもらうためには，自分たちのことが表沙汰になってもかまわない」という例会出席者の複数の意

見を受け，精神障害者協力者養成講座を家族会と役場の共催で開始した．内容は家族教室のワークショップと同様であるが，出席者は村長，助役，教育長，課長など役場の職員，村会議員，民生委員，母子保健推進員など年3回で述べ108名の参加があった．これら行政のトップが参加することは家族やメンバーに大きな力を与え，またこの講座に対して村の予算計上がなされた［酒井，1992, 1993］．協力者や家族の新規参加者が着実に増え，ストレス-脆弱性モデルの精神障害の知識が行政担当者にも浸透していったことが報告されている［酒井，1992, 1993］．この守門村の例は従来の地域精神保健活動に心理教育をドッキングさせ応用していくことでより広く新たな展開をもたらした例といえよう．

3. 地域での心理教育——保健所の場合

保健所では全国的に昭和40年代から家族教室や家族懇談会が行われ地域家族会の組織化に役立ってきた．また，精神保健センターや大都市のデイケア・センター，リハセンターでも多くは家族教育のプログラムや集団療法的なミーティングのプログラムを持っていて，地域精神保健においてはこういった家族教室は重要な社会資源である［田中ほか，1992］．保健所の家族教室は治療的部分より援助的部分が強調されるが，教育的部分と継続的な援助や問題解決，対処能力の増大を目的としたミーティングの2本建てでいく点では構造的には心理教育と同じである．

前述したように新潟県精神保健センターでは，保健所との共同で同様の形態の心理教育的家族教室を開催してきている．今回誌面の都合で詳細については省略するが，このような2次医療圏での公的機関における家族教室は，たとえば，開催頻度や対象者，他の活動との連携の必要性などの点では病院における均一さと市町村での多様さとの中間的な特徴を示すようである．

地域での心理教育の特徴

以上述べたように，基本的な構造や考え方は同じでも実際に地域で行うときにはいくつかの考えなければならない問題点がある．以下にそれを列挙する．

1. 目的と頻度

　ワークショップは共通だが，継続的なセッションは地域の場合，家族の日常生活に無理のない程度の頻度にする必要がある。また目的は再発予防や危機介入よりも家族への援助そのものや病気によってもたらされている狭まった社会関係の回復が主となる。また危機介入も1カ月単位で対応可能な持続的な問題に焦点が当てやすい。

2. 対象と継続性

　病院では対象を統合失調症に限るとか，入院後何年までに限るとか統一したグループにしやすい。しかし地域の場合は前述のように病名，罹病期間，医療とのかかわりの程度もさまざまである。また医療機関もいくつか別である場合が多い。そのため，ある病院からスタッフが家族教室に協力する場合には，現在参加者がかかっている医療機関との治療関係を損なわないように配慮する必要がある。
　Andersonは心理教育の大きな目的の中に治療継続を図ることを挙げ，施設依存を高める，とまでいっているが［Anderson et al, 1986］，地域においては，ときとしてほとんど医療機関にかかっていなかったり中断しているケースも参加してくる。動機づけもさまざまであるため，家族が継続的に参加できるようにするためには何らかの工夫やセッション自体の魅力も必要である。

3. スタッフ

　病院の場合，スタッフは患者をよく知っている医師，看護師，精神保健福祉士，臨床心理士らが主体になる。保健所では精神保健相談員，保健師が主体であるが，町村や作業所中心のときは，生活ぶりや日常的なことが病院よりかえってよくわかっているスタッフが参加する場合が多い。多くの場合，保健所などに精神科医が常勤でいるわけではないので，地域の場合に問題なのは精神科医に代表される専門家，指導してくれるスーパーバイザー，医学的な説明をする人を頼まなければならない点である。そのための予算も必要となるし，地域の医療機関のスタッフの参加

も必要である。

4. 家族会との関係

　病院の場合は，病院家族会がある場合は大体，出席者は家族会に入会している。実際，犀潟病院で始めたときも病棟の家族会活動の一環としてスタートした。しかし地域の場合，地域家族会はない所もあるし，あっても大概の場合，高齢化して弱体である。そのため特に保健所の場合は高齢の家族会員と比較的若い未加入の家族が参加するという形が多いようである。そういう場合はスタッフが特にそう意図しなくても家族会の強化に直結する。たとえば新潟市の保健所の家族教室は数年継続の後，参加者全員で今まで新潟市にはなかった地域家族会を結成した。

5. 他の活動の必要性

　地域開催の場合は家族教室という比較的学習のニュアンスが強いセッション以外に，たとえば守門村のわらび採りのような，あるいは糸魚川の施設見学のような別メニューが必然的に要求されてくるようである。それだけ家族のグループが社会性の強いグループになりやすいといえる。

6. プライバシーの問題

　病院での開催の場合，家族は比較的秘密保持には気を使わなくてもすむ。しかし，地域の場合はもしかして同じ町内の人もいるかもしれない，という家族の心配は強く，特に家族会に入会していない比較的若い家族の場合は顕著である。そして，それは当たり前のこととして受け止め，秘密の保持と，いいたくないことはいわなくてもいいという保証は地域開催の場合は特に必要である。
　ただ現実には多くの家族の感想から，最初そういう気持ちであったが，やはり話したことが他の家族から共感的に受け止められ，また，同じような体験をしていることを聞くことで，その受容されるという体験が知られたくない気持ちを上回ることは確かなようである（表4）。

表4 実施場所による心理教育の違い

	病院	保健所	市町村
特徴	治療的	援助的	援助的
目的	再発防止	再発防止	再発防止
	危機介入	生活維持	地域交流
	退院促進	家族会強化	家族会強化
参加者	限定的・均一	やや多様	多様
患者病名	共通	やや多様	多様
間隔	比較的頻回に可能	1, 2カ月	1, 2カ月
			まちまち
治療機関	1カ所	多様	多様
スタッフ	Dr. Nr. PSW Cp	PHN, PSW 外部講師	PHN, 作業所職員など外部講師

おわりに——心理教育の効果と課題

 以上，筆者らの経験を主に新潟県における心理教育的アプローチの地域への導入と展開を述べてきた。その経緯はまず病院で，あるいは精神保健センターで実施し，そこで心理教育の基本精神と知識とノウハウを身につけたスタッフが地域からの要請に基づいて地域での開催を援助し，その後徐々に家族は自助グループ化に向かうように，家族教室自体は地域のリハビリテーションの核に，あるいは一つの転換点になるように地元のスタッフと協力していく，という形をとってきている。
 心理教育の効果は，①正確な知識・情報の獲得と同じ体験をした仲間に受け入れられることにより，家族がスティグマや自責感から解放される，②精神障害者を抱えることにより孤立しがちだった家族自身が再び社会的な関係を取り戻す，③他の家族へ助言したり助けられたりすることで自信と自尊心を回復する，④グループ体験によってコミュニケーション技能が増大する，⑤再発に関連するような危機への対処能力が向上することと薬物療法の維持，といわれる［McFarlane, 1983］。そしてこれらを通して高いEEを示すような行動が軽減するのであろう。この点では，病院でも地域でも変わりはない。しかし，これ以外に今まで述べたように地域で心理教育を実施する際には他の効果も期待できる。たとえば家族会の強化，地域交流の促進，地域のスタッフの精神障害についての理解の促進，地域のニーズを掘り起こす

場所になること,などである.ただ経過でもわかるように,心理教育単独で可能なことは限りがある.それまでの地域での取り組みや特徴を生かして初めてその効果があるといえよう.

また実際問題として,保健所や市町村では事業として予算はかろうじて組めるかもしれないが,病院で家族教室を行ったり地域に出かけていく場合は全くのサービスである.ゆえに今後の課題としては,病院においてはリハビリテーションのプログラムとして認知され,診療報酬上点数化されること,地域においては援助事業として制度化されることがぜひとも必要とされるであろう.そして,そのためには日本においても心理教育的介入や援助の効果についての実証的研究が必要とされる.

文献

Anderson CM, Hogarty GE & Reiss D : Schizophrenia and the Family. Guilford Press,1986.(鈴木浩二・鈴木和子監訳:分裂病と家族:心理教育とその実践の手引き[上].金剛出版, 1988.)

Anderson C, 鈴木浩二・鈴木和子抄訳:再発予防と家族療法(Ⅰ).家族療法研究, 6 ; 25-45, 1989.

遠藤雅之・田辺等:心病む人への理解:家族のための分裂病講座.星和書店, 1994.

Falloon IRH, Liberman RP : Behavioral Family Interventions in the Management of Chronic Schizophrenia. In McFarlane WR ed. Family Therapy in Schizophrenia, Guilford Press, pp. 117-141, 1983.

後藤雅博:長期入院患者を持つ家族への心理教育的複合家族療法.家族療法研究, 12 ; 11-19, 1991a.

後藤雅博:家族のサポートプログラムとしての心理教育的アプローチ.こころの臨床ア・ラ・カルト, 10 ; 46-48, 1991b.

後藤雅博 他:精神分裂病圏の家族に対する心理教育的集団アプローチ その1-3.第12回日本社会精神医学会抄録集, pp.26-28, 1992.

五十嵐松代:精神障害者が堂々と胸をはって歩ける守門村をめざして.第26回公的扶助研究全国セミナーレポート集, pp.363-370, 1991.

井上新平:分裂病の非薬物療法の現状2:家族療法.臨床精神医学, 23(8); 1994.

Leff J, Vaughn C : Expressed Emotion in Families. Guilford, 1985.(三野善央・牛島定信訳:分裂病と家族の感情表出.金剛出版, 1991.)

Liberman RP. Ed. : Psychiatric Rehabilitation of Chronic Mental Patient, 1988.(安西信雄・池淵恵美監訳:リバーマン実践的精神科リハビリテーション.創造出版, pp.271-331, 1993.)

McFarlane W : Family Therapy in Schizophrenia. Guilford, 1983.

大島巌 編:精神科リハビリテーションと家族の新しい動向.悠久書房, 1990.

酒井昭平:在宅精神障害者の家族等に対する心理教育的家族教室に関する活動及び研究.メンタ

ルヘルス岡本財団研究助成報告集4, pp.131-134, 1992.
酒井昭平:新潟県守門村における地域ぐるみの地域精神保健活動に関する活動及び研究. メンタルヘルス岡本記念財団研究助成報告書平成4年度, No.5, pp.99-102,1993.
田中英樹 他:地域精神保健実務実践シリーズ第1巻.(全国精神保健相談員会 編) 精神保健「家族教室」. 萌文社, 1992.
遊佐安一郎:ウイリアム・マクファーレンの慢性分裂病の心理教育的複合家族療法プロジェクト1:心理教育的家族療法プロジェクトの内容. こころの臨床ア・ラ・カルト, 7;387-396, 1988.

第 V 部

災害とメンタルヘルス

「序にかえて」にも書いたが，第Ⅴ部は急遽別の章立てにしたものである。当初は「新潟県中越地震における災害時精神保健医療対策」は第Ⅳ部に入れる予定であったが，『精神療法』誌から「喪失の精神療法」の特集で依頼を受け，「災害と家族支援」を書き下ろしたこと，それと単に地域精神保健領域の一つとして扱えるものではないと思ったからである。東日本大震災の支援に際しては，第Ⅰ部から第Ⅳ部までのすべてのアプローチと経験が役に立ったし，今後も役に立つと信じている。家族療法も心理教育も精神科リハビリテーションも地域精神保健福祉も，今ある健康な部分を生かして再生，そして回生をはかるものだからである。

新潟県中越地震における
災害時精神保健医療対策

福島　昇*
後藤雅博

はじめに

　2004年10月23日新潟県中越地方をマグニチュード6.8の直下型地震が襲った。最終的に死者68名，重軽傷者4,795名，避難者約10万人，住宅損壊120,604棟，被害総額3兆円に上るとみられる（2009年10月5日現在）。震災発生直後から多方面にわたる被災者の精神保健医療対策が実施されてきているが，今回震災発生から約1年後までの間に行われた対策を概括し，そのなかで見えてきた課題について報告するとともに本特集のテーマに関連して若干の考察を行う。

中越地震の特徴

　災害はそれぞれ独特である。災害の特長は災害自体の特性（地震なのか水害なのか，同じ災害でもその型，持続，強度，範囲）と被災地の特長（季節，地勢，人口動態，社会資源も含めた社会経済的背景，文化など）によって決定されるのであろう。それゆえ対策もまたそれぞれ新しい工夫が必要になる。「災害は進化する」といわれるゆえんである。
　中越地震の災害自体の特長は，①強度の直下型地震であること，②強い余震の継

*新潟県精神保健福祉センター（当時）

続（震度5以上の強い余震が約2カ月の間に18回も発生した），③地震につきものの火災が少なかった，などである。被災地の特長としては，①多くが中山間地であったこと，②高齢化の進んだ農村部を多く含むこと，③豪雪地帯であり冬を控えていたこと，などである。

その結果として阪神・淡路大震災に比べて死傷者の数こそ少なかったが，1年を経過しても復旧しない居住不可能となった集落や農用地も多く，生活基盤に与えた影響は甚大である。また話題になった「エコノミークラス症候群」は，ほとんどの家が車を所有し，家族のまとまりを重視し，家を離れたくない，という地域・文化的特性と，完全に倒壊した家屋が少ないにもかかわらず，余震が長く続き，危険で家には入れない，という震災の性質から生じた。また阪神・淡路大震災では直接死5,502名，関連死940名であったのに対し，中越地震では死者68名中直接死16名，関連死52名で，関連死の割合が高い。これも火災，倒壊が少なかったこと，高齢者が多く慢性疾患を抱えている被災者が多かったこと，認定が市町村単位で行われていたという災害と地域事情の反映でもある。

こころのケア対策

1．災害発生直後から2カ月後までの対応

1）災害発生直後の活動

地震発生直後には当然のことながら，まず生命の危機の回避と衣食住の確保が優先され，精神保健医療活動の必要性はそれほど高くない。2，3日して状況がやや落ち着いた後に，精神保健医療支援のニーズが高まる。ごく初期に，外部からの組織的支援が入る前からすでに，市町村保健師，地元の精神科医療機関，県保健所精神保健福祉相談員などの連携によって，在宅の精神障害者への対応を中心としたケア活動が始められていた。新潟県中越地方は平時から精神保健福祉分野における地域連携が活発に行われていた地域であったことが幸いした。

ただ今回の場合，地震発生直後に緊急を要した対応としては，病棟倒壊の恐れが生じた十日町市中条第二病院からの入院患者の移送がある。一つの精神科病院が地

震で入院者全員の移送を必要とした例は，おそらく今までにない事態である。中条第二病院からの要請で，10月23日地震当日夜には近隣の精神科病院が80名の受け入れを了承し，新潟県福祉保健部健康対策課の調整で，新潟県立精神医療センター体育館に一時的に60名が避難し，そこからさらに下越の病院に転院した。道路が寸断された中での移動は困難を極めたが，10月24〜28日という短期間に139名の入院患者の移送が行われた。

2) こころのケア対策会議の活動

一方，被災地から離れた新潟市では，災害発生直後から精神保健福祉医療関係者による支援の方策が検討されていた。しかし，被災地の状況に関する情報が入ってこなかったため，なかなか具体的な対策を決めることができなかった。まずできることとして10月24日に災害専用相談電話（ホットライン）を開設した。10月26日には，新潟県立精神医療センター，新潟大学精神医学教室および新潟県精神保健福祉センターが被災地に入って，「こころのケアチーム」として活動を始めた。

新潟県の防災計画には精神保健に関する具体的な記載がなかったが，それを補うものとして「災害時こころのケア対策会議」が存在していた。これは同じ2005年7月13日の新潟・福島集中豪雨の時につくられたもので，新潟県内の精神保健福祉医療関係機関・団体の代表が集う会議である。被災6日後の10月28日には第1回目の会議が開かれ，中越地震における精神保健医療対策は「こころのケア対策会議」の下に集約されることとなった。その対策は大きく五つの柱に分けることができる（図1）。以下，これらの活動について順を追って説明していきたい。

●「こころのケアチーム」の活動

県内外から派遣された精神科医療チームのほとんどは，新潟県が派遣地域，期間の調整を行い，名称も「こころのケアチーム」で統一して活動を行った。このことは，活動地域に偏りや空白が生じることを防ぐとともに，住民に対して安心感を与える効果があった。主たる活動期間は2004年10月26日〜2005年1月22日で，最大で一時に23チーム，平均で13チームが活動し，延べで6,451件の診療・相談が行われた（図2）。これらのチームは，救護所や避難所における診療活動もむろん行ったが，活動の重点はむしろ訪問などのアウトリーチ活動に置かれていた。

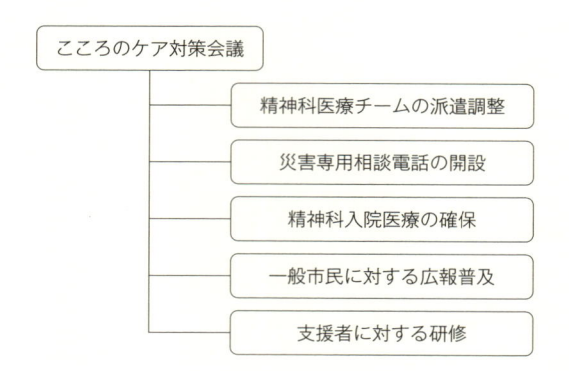

```
┌─────────────────────┐
│ こころのケア対策会議 │
└──────────┬──────────┘
           ├──[ 精神科医療チームの派遣調整 ]
           ├──[ 災害専用相談電話の開設 ]
           ├──[ 精神科入院医療の確保 ]
           ├──[ 一般市民に対する広報普及 ]
           └──[ 支援者に対する研修 ]
```

図1　こころのケア対策5本柱

「こころのケアチーム」の活動はすべて地域保健スタッフとの密接な連携の下に展開された。特に保健師（応援保健師を含む）と「こころのケアチーム」が連携して行った訪問活動は，保健師のフットワークと精神科スタッフの専門性が相補的に作用して，特に有効であったと評価された。「こころのケアチーム」の活動記録からは，不眠（28%），不安（28%）などのストレス反応の他に，高血圧（7%）や感冒症状（5%）といった身体的問題にも数多く対応しており，精神科医療に対する抵抗感を減らすためにも，専門性にこだわらず身体的な問題を媒介とした活動が展開されていたことがわかる。

●専用相談電話（ホットライン）

　ホットラインには2004年12月31日までで987件の相談が寄せられた（図2）。相談内容をみると，「余震への不安・恐怖」と並んで「子どもへの対応」に関するものが相談件数の上位となった。このことから，余震が頻発したことの影響と，地震が子どもの心に与えた影響の大きさを見て取ることができる。ホットラインに寄せられた相談情報を受けて，「こころのケアチーム」が訪問を行うといった連携活動も行われた。

●精神科入院医療の確保

　精神科入院医療の確保は大きく二つの対策に分けることができる。一つは，先に

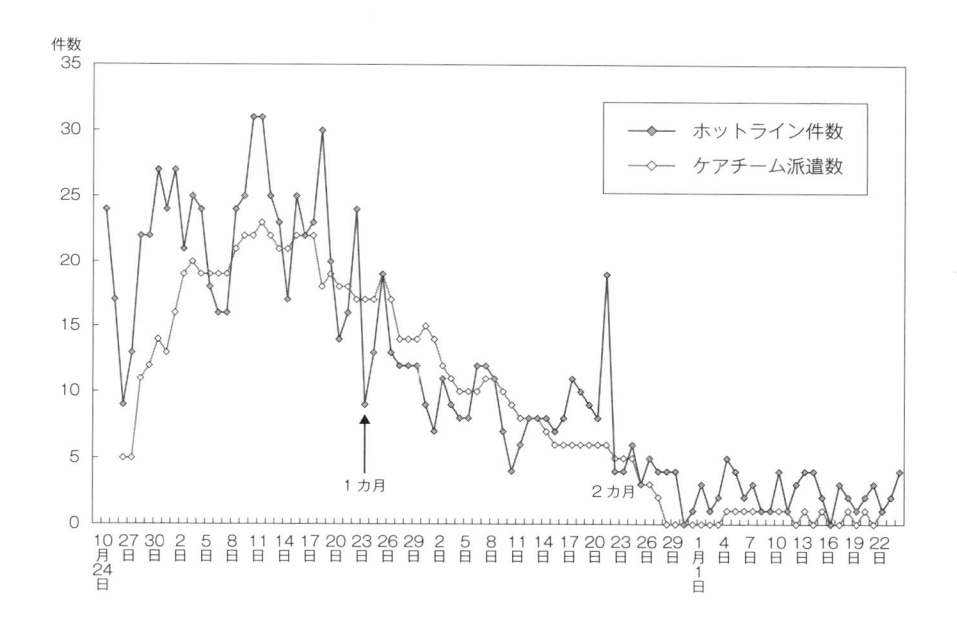

図2 こころのケアホットライン相談件数およびケアチーム派遣の推移（新潟県健康対策課）

述べた中条第二病院からの入院患者の搬送である。もう一つは，被災地区で入院医療が必要となった場合の救急体制である。通常の精神科救急医療システムとは別に，新潟県立精神医療センターが24時間体制で受け入れを行い，新潟県精神科病院協会所属の民間病院が後方支援を担った。2005年1月31日までに62人が入院し，県立精神医療センター入院患者のうち10人が後方支援病院に転院した。

●広報普及と研修

　新潟県精神保健福祉センターは，心の健康に関するリーフレットを十数種類作成し被災者と救援者に配布した。その他にも「こころのケアチーム」が独自にリーフレットを配布したり，一般住民を対象としたミニ講話を行うなどの活動を行った。また「こころのケアチーム」の精神科医師らによって，地元の医師，保健師，保育士などに対して，災害時の心の健康に関する研修やコンサルテーション活動も行われた。

2. 3カ月後から1年後まで

　殆どの「こころのケアチーム」は2004年内に活動を終了し、それ以降は市町村単位を基本として、地元精神科医療機関との連携による精神保健医療対策が行われてきた。たとえば、市町村が行う心の健康調査から抽出されたハイリスク者に対する訪問活動や、心の健康に関する相談会の開催などがある。被災後1年の時点で心の健康調査を実施する予定の市町村もある。また、過労などによる職場でのメンタルヘルス不全も問題になってきており、メンタルヘルスに関する講演会を開催する企業や自治体も目立つ。これらの活動を支援するために、2005年8月1日に「こころのケアセンター」が開設された。

　「こころのケアセンター」は新潟県中越大震災復興基金事業の一つであり、委託を受けた新潟県精神保健福祉協会が設置したものである。新潟市、長岡市、小千谷市の3か所に設置され、相談、広報、調査研究活動などにより、中越地震ならびに7.13新潟豪雨被災者の心の健康の維持・増進を図ることを目的としている。

　その他、臨床心理士会と教育庁による子どものこころのケアについても地元市町村との協力で継続されている。

阪神・淡路大震災後10年の変化と課題

1. 災害時のこころのケアへの意識と経験の拡大

　先に述べたように、今回「こころのケア」は比較的スムーズにチームが組まれ対策が立てられた。これは先に述べた新潟県の事情にもよるが、一方、全国からの数多くの支援チームに表されるように、阪神・淡路大震災以後、多くの災害あるいは事故の時に「こころのケア」が必ず報道されるような、社会全体の理解と「災害時の心のケア」への関心の高まりと無縁ではない。さらに、長期的ケアのために復興基金を利用して「こころのケアセンター」が設立されたことも兵庫県の先例に基づいている。ただ、県の災害対策の中に明確に位置づけられてはいなかったように、

まだ日常的，行政的な認識は不十分であるし，この点では全国でもかなり地域差があるのではないだろうか。これは精神障害をめぐるノーマライゼーションの問題とも共通する。

2. 精神科救急医療システムと保健医療の地域連携

ここ10年の間，精神医療そのものも大きく変化している。精神科急性期病棟，退院促進事業に代表されるような急性期主体，短期入院，地域精神医療への動きである。なかでも精神科救急システムの整備は全国で進んでおり，その多くは地域ごとの精神科病院の輪番制を採用しており，新潟県も例外ではない。こういった日常的な連携の積み重ねは，従来も存在していた，地域での精神科医療・保健の連携を促進している。もともと新潟県は病院間の連携は良好なほうであったが，さらに精神科救急システムに代表されるような日常の連携が緊急時に発揮されたと思われる。

3. 情報について

阪神・淡路大震災の時には兵庫県精神保健福祉センターからの全国へのFAXによる情報が大きく貢献した。今回県外，県内を含めて「こころのケアチーム」が活動するにあたっては，電子メールやメーリングリストを利用した情報交換が頻繁に行われた。セキュリティの問題をはらんでいるものの，多忙な中にあっても大量の情報を迅速にやり取りできるこれらの手段は非常に有効であった。

4. コミュニティを意識した避難所，仮設住宅

今回中越地震では，山古志村の1村全戸避難に象徴されるように避難所の時点から元のコミュニティをできるだけ存続する形が採用された。都市型の神戸で，全く見ず知らずの人々が隣人となった仮設住宅において，まずコミュニティを作ることから始めなくてはならなかった苦労から学んだことが大きい。これはこころのケアだけでなく，地域保健サービスのやりやすさなど，さまざまな側面に効果を上げた。仮設住宅や復興住宅における孤独死の問題は阪神・淡路大震災では大きく取り上げ

られ，今回も長期的課題の最大の注意点としてケアにおける大きな関心事であった。しかし，現在われわれが把握している孤独死という概念に該当する事例は2例だけである。「孤独死」については神戸においては大きな話題となったが，実際には，被災地において，震災前後で「孤独死」は増加していないという報告もある［後藤，2004］。仮設や復興住宅に孤独死のリスクが高い人たちが残る率が高かったということが実態で，その多くは病死であり，「孤独な生」の問題であるとされている。

先例に学んだ仮設住宅における適切な保健活動と，以前のコミュニティを最大限存続させる考え方により，地域に残存していた家族を含めた地域共同体の力を発揮させることが「孤独死」（孤独な生）対策の上で効果を上げている。

5. コーディネートの問題

被災地には「こころのケアチーム」以外にも医療チーム，歯科医師チームなど数多くの支援者が入ってくる。それらの活動のコーディネートは市町村の保健師が主体となって行うが，その他にもマスコミの取材やボランティアにも対応しなくてはならず，その作業量は膨大となる。阪神・淡路大震災後10年を経て，大規模災害時には全国から迅速かつ大量の支援が集まるようになったが，支援が増えるほどコーディネート作業の負担が増大することとなる。中越地震においては全国から保健師の応援があったが，それでも地元の保健師などに過剰な負担がかかった。今後は災害コーディネーターのような災害時の支援に対する効率的なコーディネートのあり方を検討する必要がある。

6. 地域精神保健福祉について

地域精神保健福祉サービスはここ10年でずいぶん変化した。特に中越地区はその先進地域で多くの社会復帰施設があり，特に生活支援センターは魚沼・柏崎地区を加えると6カ所ある。やや被害の少なかった魚沼地区の生活支援センターを中心にして，災害直後から利用者，地域の在宅精神障害者の安否確認や被害の大きかった社会復帰施設やグループホームへの支援が行われ，また種々の個人的つながりを生かした地域医療や地域保健との連記した活動も行われた［酒井，2005］。しかし

「こころのケアチーム」の中にはこれら福祉領域の機関・施設は位置づけられておらず，自主的，個人的な活動にとどまっているように見受けられる。

現在これら地域精神保健福祉に従事する職員は増加しつつあり，地域における大きな人的資源である。長期的な精神障害者への対策には欠かせないが，今後こういった災害時，緊急時にも医療，保健と連携して活動できる体制を構築していくことが望まれる。これには医療，保健サービス，行政サービスの側の意識改革がまず必要である。

7. 支援者のメンタルヘルス

従来は支援者のメンタルヘルスの問題は消防士，医療関係者など災害現場で直接救出活動にあたる職種についての PTSD に関連したものが主であった。しかし，今回山古志村の一般行政職員の交通事故死が，震災による過重労働の結果の関連死として認定された。これは異例のことではあるが，小規模自治体が多い被災地における実情の直接的な反映である。

これら職員のメンタルヘルスに注目して，われわれは新潟県職員のうち本庁および被災地域に勤務する職員 3,582 名を対象として「震災対応職員健康実態調査」を行った。回答率 96.8％の 3,466 名より回答を得た。そのうち震災対応業務従事，自宅半壊以上，自宅外生活の 3 項目のうちいずれかに該当していた場合には，2005 年 2 月現在バーンアウト状態の職員や，メンタルヘルス不調の職員が 350 名以上おり，いずれも地域機関でその割合が高かった。これらの職員は体調不良や自覚症状の悪化，睡眠障害，飲酒量増加や受診疾患の継続受診ができなかった者が有意に多く，メンタルヘルスのみならず基礎疾患の悪化など身体症状の増悪を起こす可能性も高いことが予測された［関ほか，2006］。保健師，土木関係者を代表とする被災市町村の市役所や役場の職員は自ら被災しながら，あるいは避難所から通勤しながら，災害救助だけはなく多くの復旧と復興の業務をこなし，それは 1 年後の現在も続いている。県職員以上のストレスが予測されるが，自分たちのことは後回しになっている。災害対策の中に，こういう一般行政職も含めた支援者の休養とメンタルヘルスの確保についての項目はぜひ必要と考える。

8. 高齢者家庭の課題

　今回，被災地の多くは高齢化の進行している地域であり，震災は高齢者に対して避難所生活・臨時施設入所・遠方の家族との生活などの環境変化から，自立度の低下（介護保険の申請の増加と介護度の上昇），糖尿病，高血圧など持病の悪化など直接的な影響を与えた。さらに重要なことは家族構造の変化である。避難などで高齢者が不在中に生活が変化してしまい，家庭に戻るときに高齢者も若い世代も双方に再適応が必要という二次的なストレスがある。また今まで高齢者に役割を与え，支えていた地域共同体の変化により，ある意味家庭内だけでなく地域全体としての次の世代への代替わりが促進されている。当初，そのような代替わりは高齢者の孤独を強め，うつ状態を増加させることが懸念されたが，1年後の現在，震災により促進された代替わりの問題はむしろ中高年世代を直撃しているように見受けられる。災害発生時に生じた直接的な心理的ストレスはもちろん大きかったが，その後の生活困難から生じるストレスは働き盛りの被災者の心身に与える影響も甚大である。震災後の豪雪による疲労もまたそれに輪をかけている。

　復興が進んでいく時期は，それぞれの状況が違ってきて，住居，職などの差違が現実的に突きつけられる幻滅期といわれる［太田，1996］。地域のコミュニティをできるだけ残したかたちの仮設住宅は，前述のような被災者を支える効果も地域保健のやりやすさもあったが，逆に幻滅期にあっては差違を大きく意識せざるを得ないようにも働いている。これもある意味新しい課題といえる。

おわりに

　今回の中越地震に際しての「こころのケア」は他の身体科で支援に当たった医療チーム，あるいは県外から支援に来てくれた経験ある支援チームにも評価されている。その一つの要因は，先に述べたように 7.13 集中豪雨に際して「こころのケア対策会議」が作られていたことで，経験の大事さが改めて認識された。もう一つは，支援チームに対して情報を 1 カ所に集約して，新潟大学医学部精神科と協力して県

庁健康対策課が災害コーディネーターの機能を果たした点である。さらに全体として特筆すべきは被災地の保健師たちの地域保健活動であり，「日常できていないことが緊急時にできるわけはない」という日常の活動と連携の重要性を改めて意識させられた。

　加藤は被災者支援について，その本質を「被災者が現在の暮らしの中で感じている孤立感を緩和するということにある」として，「人やコミュニティとのつながりの中で，被災体験から始まった激変を，自分の人生の連続性の中に組み込めること」をゴールであるとしている［加藤，1998］。被災者においても，自らも被災しながら支援に当たっている地元支援者にとっても，このゴールはたやすくはない。ある保健師は，1年以上経った今も「こんな震災がなければよかったのに」という考えがまず出てきて，被災者の気持ちと一緒になってしまい，ただ聞いているだけしかできない，と嘆く。しかし，われわれはそれが当たり前ではないかと考えて支援すべきであろう。どんなことが一番助かったかと地元スタッフに聞くと，災害直後大混乱で初めての事態で何もわからなく動いているときに，外部の支援者から「それでいい」といわれることが一番助かった，という答えが返ってきた。

　たとえば「こころのケアセンター」がつくられた。しかし，この新しい組織によって全てが解決することなどはない。「こころのケアセンター」を含めた地元の力を生かす道が必要で，個別性と地域の特性が大きく左右する長期的な支援においてどのような形が望ましいのかは今われわれが直面している最も大きな課題である。しかし避難所で余震に怯え不安や不眠を訴える人たちに我々が行った「それは当たり前です。誰でもそうなります」という努力を肯定し，現状についての情報提供という方法は，地元の力を生かす，邪魔をしない支援にもぜひ必要なことに思われる。

文献

後藤武：阪神・淡路大震災 医師として何ができたか：医療救護・復旧・復興10年の道のり．じほう，2004．

後藤雅博：新潟県における精神障害者の地域ケア：施設づくりを中心とした地域連携．心と社会，30；112-116, 1999．

加藤寛：震災後の取り組み：こころのケアの行方．（日本家族研究家族療法学会阪神・淡路大震災支援委員会 編）喪失と家族のきずな，金剛出版，1998．

酒井昭平：各施設の初期活動と精神障害者社会復帰施設協議会の取り組み．季刊 地域精神保健

福祉情報 Review, 52 ; 12-17, 2005.
須賀良一：新潟県中越地震での取り組み．新潟大学医学部精神医学教室同窓会誌, 28 ; 11-13, 2005.
精神障害者リハビリテーション学会第10回大会実行委員会制作，後藤雅博監修：連携とは／実践で見えてきたもの：映像とインタビューで構成する市町村の役割（VHSビデオ）．中島映像製作所, 2003.
関奈緒・齋藤玲子・鈴木宏 他：中越地震における県職員のメンタルヘルス．第25回社会精神医学会抄録集, 2006.
太田保之 編：災害ストレスと心のケア・雲仙・普賢岳災害を起点に．医歯薬出版, 1996.

災害と家族支援

―― 家族療法の視点から

はじめに

1. 日本家族研究・家族療法学会としての取り組み

　1995年1月の阪神・淡路大震災に際して，日本家族研究・家族療法学会は4月下旬，被災地の各援助機関（病院，診療所，保健所，学校，児童相談所，心理相談など）のスタッフを対象とした「家族支援」ニーズ調査（11.7％，111名の回答）を行った。多くが専門家の支援を必要とする家族がいる，と回答しており，それに基づいて，5月31日の日本家族研究・家族療法学会第12回大会の自由討論会「阪神・淡路大震災のあとで，私たちにできることは何か：長期的な家族援助の方法を巡って」を経て，8月3日には「ケア・スタッフのための家族援助講座：震災後の家族への援助」第1回ワークショップを実施した。以後1998年4月まで18回のワークショップを開催し，それらの経過のまとめとして『喪失と家族のきずな』［日本家族研究・家族療法学会阪神淡路大震災支援委員会，1998］を上梓している。

　その経験を踏まえ，本学会では今回の東日本大震災に際して息の長い地域再生と家族再生への支援，現地支援スタッフ支援を実施することを目的として，2011年4月13日の評議員会で東日本大震災支援委員会（委員長筆者）を立ち上げている。2011年中の活動としては，日本社会福祉系学会連合東日本大震災対応委員会への参加，日本精神神経学会災害対策本部会議への参加など関連団体との連携や，8月

表1　災害が夫婦・家族関係にもたらす長期的影響

・被害者（victim）の問題を深刻に受け止め損ねることや無理解
・過保護的振る舞い
・周囲が対応に迷うこと
・性的，情緒的な極端な衰弱
・社会的，職業的な深刻な変化
・別居や離婚の増加
・ホームレスの増加

20日「家族臨床に関わるケア・スタッフのための実践支援講座」として福島において現地スタッフ（教育・児童福祉・地域保健福祉・警察）の報告も含めたワークショップの実施などを行っている。もちろん個々の会員は被災地の会員も含めて個別にあるいはそれぞれの職種の団体での支援活動に家族療法的視点を生かした援助に従事している。

災害と家族

　上記『喪失と家族のきずな』の総論で楢林は，De Clercq, M.［1995］の論文から，災害が夫婦・家族関係にもたらす長期的影響を表1のようにまとめている。また家族全体としての立ち直りに関して Raphael, B. の古典的名著『災害の襲うとき：カタストロフィの精神医学』［Raphael, 1986］を引用して，家族全体の適応を促進するためには，①家族ができるだけ共にいること，②家族同士が自由に感情を通わせること，③トラウマ体験の感情面でのワーキングスルーを促進すること，④家族ぐるみの活動を企画すること，⑤被災家族の一般的反応のパターンとそれへの対処についての教育，⑥被災した家族同士がお互いに苦労や経験を話し合うこと，⑦休息の時間を作り出すこと，⑧子どもたちの多様なニーズと反応パターンに気づくよう家族を啓蒙すること，を重要としている。またこのような適応を実現するために，場合によっては専門機関の援助を必要とする脆弱性のある家族の特徴は表2のようにまとめられており，必要によっては家族セッションをもち，家族成員間の被災を巡る

表2　脆弱性のある家族の特徴

・夫婦間あるいは家族としての機能に既存の問題がある家族
・災害が「とどめの一撃」になるほど，すでに多くの問題を抱えていた困窮家族
・自立できないほど正常状態からずれている家族
・圧倒的な喪失と心傷を受けたり，構成員が離ればなれになっている家族
・生き残り罪責感に深刻に影響されている家族
・災害によって分裂・解体し機能を失っている家族

情緒面での交流，災害体験の共有化，お互いのニーズの確認，立ち直りの目標設定，そのためのお互いの協力，役割の明確化などを話し合い，家族自らが立ち直りへの意欲の回復を目指す必要性を指摘している［楢林，1998］。

現在家族社会学の領域で「リスク・ファミリー」という概念があり，それは特定のリスク・危険に直面した家族，リスク・危険への対処がうまくいかず「疲れ果てた」家族，個人化が進み相互ケア機能が低下した家族，などに用いられる。まさに今多くの被災家族，やむをえず離散している家族は「リスク・ファミリー」になる可能性を有しているといえよう［井上，2010］。

家族療法の視点とリジリアンス

家族療法とは家族をひとつのシステムと考え，家族員個人が示す症状や問題行動を家族内での相互関係の文脈に置き直してとらえ，症状そのものや患者個人ではなく，相互関係やコミュニケーションへの介入によって，システム全体の変化を通して症状や問題の解決を図ろうとする治療法である。初期の家族療法は，1930年代から1940年代にかけてアメリカでの精神力動論に基づく精神疾患の家族病理の研究を背景とする「家族病因論」に基づいていた。しかし，そのような一方的見方は認識として妥当でなく治療としても効果的ではなかった。1960年代からは，家族をひとつのシステムとして見て，その構造，機能，また核家族だけではなく源家族をも含めた発達段階を考えるシステム論的家族療法が発展してきた。一方家族のコミュニケーションへの注目は，機能不全の原因を追及するよりも解決に注目するソ

リューション・フォーカスト・アプローチ（SFA）に結実した。また精神疾患の生物学的研究の進展，精神科リハビリテーションと地域精神医療の発展により統合失調症を代表とする精神疾患の家族病因論は退けられ，英国における感情表出（EE）研究を基礎として，知識・情報を患者や家族と共有し，ストレス対処能力の向上を図ることで再発を防ごうという心理教育的アプローチが発展してきた［後藤，2005］。

SFAは家族をシステムとしてみる観点は維持しているが，「たまたま今回の問題を巡る家族の解決努力が悪循環に陥っているだけである」と考え，うまくいった場面を探し出して強化すること（例外の利用）や「もし奇跡が起きて問題が解決したら」（ミラクル・クエスチョン）等に代表される「変化」や「解決」に焦点を当てる方法である。家族心理教育は疾患や障害に関する適切な知識や情報を提供し，家族の問題とそれに付随するストレスへの対処技能が向上するよう援助することで，家族が自尊心や自信を回復し，協働して治療に当たり，主体的に問題に立ち向かえるようエンパワー（empower）することを目標とする。

当初，家族療法は機能不全や問題に関して悪循環に陥っている家族全体の機能改善を目標としていた。しかし，家族療法誕生以来60年を経て，一見非機能的に見える家族でも，多くの場合解決能力を持っており，適切な援助さえあれば家族自身で乗り切っていけることがわかってきている。そのため，どの立場の家族療法を行おうとも現在では家族療法の目標は家族の持っている力への支援であり，家族と協働することであると考える治療者が多い。さらに1990年代以降ポストモダンの思想的風潮の中で社会構成主義を理論背景とするナラティヴ・セラピーが家族療法だけでなく精神療法全般に影響を与えている。ナラティヴ・セラピーでは家族やクライエントが解決能力を持っているというSFAからさらに発展して，治療者が無知の姿勢でクライエントや家族の「語ること」に耳を傾け，会話のやりとりにより新しい現実を構築していくことが推奨される。そのために外在化や手紙，家族やクライエントも治療チームの一員として治療計画に参画してもらう協働やリフレクティング・プロセス，必要な人と思えば誰でも治療に参加することのできるリ・メンバリングなどの方法が特長である［小森，2003］。

この家族自身の有する力をリジリアンス（resilience）とよぶことが多く，いわば現在の家族療法のメタフレイムワークとなっている。日本家族研究・家族療法学会では2005年第22回大会のメイン・シンポジウムにおいて「しなやか（resilient）

な家族を目指して：深化する家族療法の技法と理論」というタイトルで家族療法の現状についての検討を行った。シンポジウムでは児童精神科領域（病理より発達の視点，複数の治療の同期，指導），家族心理教育（エンパワメントとリカバリー），ナラティヴ・セラピー（クライアントとの共同研究），カウンセリングの共同責任性など，多様な臨床場面におけるクライアントや家族のリジリアントな側面と，そことどう協働するか，あるいは協働することで見えてくるリジリアンスが語られた。

アメリカの権威ある家族療法ジャーナル「Family Process」は 2011 年，50 巻（つまり創刊 50 周年）を迎えその第 1 号に特集を組み，編集にあたった Imber-Black, E. は巻頭言「Family Process : From Beginnings to Tomorrow」でこの 50 年を回顧し，「発足当時の家族全体との治療，相互関係性への注目，三者関係，複合家族グループ，社会的ネットワーク，遺伝などは現在の治療へと続く縦糸だが，ジェンダー，階級，人種，文化の違いによるマイノリティーと家族構造の多様性，違ったモデルのマッチング，研究と実践の大きな文化的差違などが後で出てきている」として，その号に掲載されている「国を超えて居住する家族が IT 機器を利用してヴァーチャルな家族関係を維持しているリジリアントな対処」についての研究論文をその好例としている ［Imber-Black, 2011］。現在の家族療法的視点では，家族システムという見方はするものの，機能的，非機能的のような客観的なラベル貼りではなく，より広いジェンダーや階級，文化的なコンテキストからの検討と，家族の行動は全て対処行動であるというリジリアンスの視点が重要なのである。

そのような観点からは，先に述べた「災害への脆弱性のある家族」「リスク・ファミリー」は支援する専門家側の規定であり，今までの一般的な（常識的な）対応では難しいがゆえにそう呼ばれるのであろう。つまり従来とは違った対応，たとえば多問題であるためにひとつの専門領域で収まらず各種の連携が必要であるとか，より広い社会的コンテキストが必要であるとか，複数の技法を必要とするなどの家族であり，それはまさに大災害後の家族，離散家族に当てはまるところは多いであろう。むしろそういう家族にこそ現在の家族臨床，家族支援の見方である，協働やリジリアントが有用なのである。被災地が代表的だが，こういうリスクが予想される臨床現場では，使えるツールや資源は限りがある。そのときには目の前の人が一番よい資源であり，近くで関わりがある人すべてを潜在的な資源として考える必要が生じてくる ［後藤, 2011］。

表3 災害時のメンタルヘルス対策

・精神科医療の確保（医療中断による悪化の防止）
・被災者，避難所でのストレス反応への対応
・被災地以外の不安軽減
・PTSD 対策
・アルコールやうつ病など中長期的な課題への対処
・啓発・普及
・支援者のメンタルヘルス対策

サイコロジカル・ファーストエイド（Psychological First Aid：PFA）について

　筆者は 2004（平成 16）年の中越地震に際して，親類縁者が被災している被災家族であると同時に支援にも当たる立場となった。一般的には災害時のメンタルヘルス対策は表3にまとめたが，中越地震に際しての筆者自身と地域での支援者たちの体験から，災害支援については，①「災害支援の経験」が重要であるが，「災害は進化する」ので常に新しい事態がある，②適切な支援には正確な情報と外からの支援活動のコーディネーター役が必要，③被災者や地元スタッフの力を引き出す支援の重要性——ちょっとした助言も傷つけることがある，④早いハイリスク者の把握が大事だが，そのためには日常活動が重要，⑤必ず他機関との連携が必要になるが「日常できていない連携が緊急事態にできるはずがない」，などがポイントになると思われた［後藤，2006］。

　このような経験値の集大成として，初期のメンタルヘルス支援のためガイドラインとしてサイコロジカル・ファーストエイド（Psychological First Aid：PFA）がある。PFA はアメリカ国立子どもトラウマティックストレス・ネットワーク（National Child Traumatic Stress Network），アメリカ国立 PTSD センター（National Center for PTSD）によって作成され（日本語版は兵庫県こころのケアセンターで作成[注1)]），今回の東日本大震災支援に際して多くの支援者に参考にされた。PFA の目的はトラウマ的出来

表4 避けるべき態度

- 被災者が体験したことや，いま体験していることを，思いこみで決めつけないでください。
- 災害にあった人すべてがトラウマを受けるとは考えないでください。
- 病理化しないでください。災害に遭った人々が経験したことを考慮すれば，ほとんどの急性反応は了解可能で，予想範囲内のものです。反応を「症状」と呼ばないでください。また，「診断」「病気」「病理」「障害」などの観点から話をしないでください。
- 被災者を弱者とみなし，恩着せがましい態度をとらないでください。あるいはかれらの孤立無援や弱さ，失敗，障害に焦点をあてないでください。それよりも，災害の最中に困っている人を助けるのに役立った行動や，現在他の人に貢献している行動に焦点をあててください。
- すべての被災者が話をしたがっている，あるいは話をする必要があると考えないでください。しばしば，サポーティブで穏やかな態度でただそばにいることが，人々に安心感を与え，自分で対処できるという感覚を高めます。
- 何があったか尋ねて，詳細を語らせないでください。
- 憶測しないでください。あるいは不正確な情報を提供しないでください。被災者の質問に答えられないときには，事実から学ぶ姿勢で最善を尽くしてください。

事によって引き起こされる初期の苦痛を軽減すること，短期・長期的な適応機能と対処行動を促進することであり，その前提として，被災した人すべてが重い精神的問題を抱える，あるいは長く苦しみ続けるという観点ではなく，被災した人やその出来事の影響を受ける人々が苦しめられるのは，広範囲わたる初期反応（身体的，心理的，行動上，スピリチュアルな問題）であるという理解に基づいている。これらの初期反応の中には，強い苦痛をひきおこすものがあり，ときに適応的な対処行動を妨げる原因となるので，共感と気づかいに満ちた災害救援者からの支援は，初期反応の苦しみをやわらげ，被災者の回復を助けるとしている。その考え方の一例として表4にPFAの推奨する「避けるべき態度」を示したが，ほとんどの急性反応は了解可能であり，支援者は全てを症状と診断したり病理化せず，孤立無援さ，弱さ，失敗に焦点を当てるのではなく，役だった行動や他人への貢献に焦点を当てることが勧められている。前述した被災者や地元スタッフの力を引き出す支援の重要性についても「PFA実施の手引き」でも強調されており，これは先述したリジリアンスの観点とも共通しており，SFAや家族心理教育の要諦とも共通している。

中長期的課題

　PFAは初期のメンタルヘルス対策のガイドラインとしては（個人にも家族にも）有効であるが，中長期になるとそれぞれの個別の課題が生じてきて一般化するのは難しくなる。中越地震の際には，被災地の多くは高齢化の進行している地域であり，震災は高齢者に対して避難所生活・臨時施設入所・遠方の家族との生活などの環境変化から，自立度の低下（介護保険の申請の増加と介護度の上昇），糖尿病，高血圧など持病の悪化など直接的な影響を与えた。さらに家族構造へも大きな影響を及ぼした。避難などで高齢者が不在中に生活が変化してしまい，家庭に戻るときに高齢者も若い世代も双方に再適応が必要という二次的なストレスがあるのである。また今まで高齢者に役割を与え，支えていた地域共同体の変化により，ある意味家庭内だけでなく地域全体としての次の世代への代替わりが促進されている。当初，そのような代替わりは高齢者の孤独を強め，うつ状態を増加させることが懸念されたが，震災により促進された代替わりの問題はむしろ中高年世代を直撃しているように見受けられた。災害発生時に生じた直接的な心理的ストレスはもちろん大きかったが，その後の生活困難から生じるストレスは働き盛りの被災者の心身に与える影響も甚大である。それらは初期よりも3年目くらいから顕在化してくるようであり，回復にはさらに長い時間を必要とするようであった。被災地にいると，まず考えるのは「復旧」「復興」であり，またできるだけ早く災害を忘れたいという気持ちもあり，個人としても家族としても地域としても，なかなか変化した事態に合わせて新しいシステムを，という行動は取りにくいものである［後藤，2006］。

　福島県の浜通り北部の相馬地区と双葉町を含む相双地区では，今回の地震，津波の被害によること，さらに原発事故の避難地区を含むことから，それまであった精神科病院が閉鎖され地域精神医療が崩壊した。その地域に精神科診療所を中心にしてアウトリーチと地域の社会資源の連携による新しい地域精神医療保健システムを構築しようという活動が2011年6月頃より具体的に進み始めていた。2012年1月9日に相馬で「NPO法人相双に新しい精神科医療保健福祉システムをつくる会」（理事長：丹羽真一福島県立医大神経精神医学講座教授）発足式典があり，その前

日には記念シンポジウムが福島県立医科大学で開かれた。その2日間講演を行った Kazs, C.（ニューヨーク・マウントサイナイ大学災害精神医学）は，10年に及ぶ9.11被害者，関係者の支援，治療経験を踏まえ，大きな心的外傷を受けても中長期的には回復する力があるとして，そういう人々のなかにあるリジリアンスを発見することの重要性を強調していた。リジリアンスを促進する要因として，①身体的運動，②活発な対処（active coping），③前向きな展望，④道徳性・精神性（スピリチュアリティ：spirituality），⑤社会的サポート，⑥認知の柔軟性，をあげており，またリジリアンスのパターンとして「曲がるが折れない」「折れても再生する」「折れたが新しい形で変形して再生する：たとえ折れてもそれが新生になりうる」の3つをあげ，相双地区のように新しいシステム構築は3番目の新生であり「災い転じて福となす」ことで，これは個人，家族，地域に共通に必要なことであることも強調していた[註2]。

あいまいな喪失（Ambiguous Loss）

　Boss, P. は長年にわたり，「あいまいな喪失」（ambiguous loss）をテーマに，家族の喪失や別離の体験について研究を続けてきている［Boss, 1999］。Boss は「あいまいな喪失」を，二つのタイプに分けている。ひとつは「身体的に不在であるものの，心理的には存在する場合」であり，戦争における行方不明の兵士や誘拐された子ども，自然災害における行方不明，人質・拘禁，移民，養子，離婚，成人した子の離家，転勤（単身赴任），施設入居（高齢者，障害者）などである。もうひとつは「身体的に存在するにもかかわらず心理的に不在である場合」で，アルツハイマー病や他の認知症を呈する疾患，脳挫傷や脳梗塞，慢性精神病，などの疾病，アルコールやドラッグへの依存，仕事中毒，インターネット中毒も含まれる。邦訳書のタイトルにあるように「さよならのない別れ」と「別れのないさよなら」であり，明確な喪失体験の回復とは違った強い個別性があるとしている。
　中越地震では行方不明者は0人であり，阪神淡路大震災でも現在の行方不明者は3人である。それに対して，東日本大震災は2012年1月12日現在の警察庁発表によれば行方不明者は被災3県で3,380名に上る。さらに県外避難，福島第1原発

20km，30km 圏で，いつになったら戻れるのかあるいは戻れないかがはっきりせず，また津波被災地域で元の地域に戻るか高台に移転するか決定されていない地域があることなど，今回の震災は非常に多くの「あいまいな喪失」として特徴づけられるかもしれない。

　Boss は「あいまいな喪失」へ介入する家族セッションとして，①家族の経験を「あいまいな喪失」と名づける。②それぞれの人が「家族」と考える人みんなを一つの部屋に集める（電話での参加も可）ことから開始し，すべての成員が，この喪失経験へのお互いの解釈に気づき，それをどのような状況と見なすかについて，ある程度の合意を求め，何が取り返しがつかなく失われたのか，何がそうでないのか，ということを全員に明確になるようにするまでセッションを続ける。そして情報を積極的に集めるよう奨励しつつ，1）どのように彼らが特別な休日や家族儀式を祝うか。2）喪失以来，彼らがどのように変化したのか。3）彼らがどのように諸困難を乗り切り克服しているのか，を語ること，写真，ビデオ，形見，手紙や日記を再検討することなどで，物語を作っていくことを奨励し，それを日常的に続けるように奨励するのである［Boss, 1999］。

　いわば「あいまいな喪失」として経験を外在化し，情報を収集し，お互いがどのように克服しているのかを明確にしていくプロセスであり，ナラティブと家族心理教育ミーティングの融合ともいえる。

　Boss によれば，あいまいな喪失によく耐えることができる人は次のような特性を持っていると考えられている。①支配コントロールが少ない文化のなかで生活し，全ての問いに答えを求める傾向が少ない。②深い信仰があり，状況を理解できなくても無力感や苦しみが少ない。③ふたつの反対の考えを同時にもつ。たとえば"息子は亡くなったが，何らかのかたちでずっと一緒にいる"［Boss, 2002；新美, 2002］。これは先の Kazs のリジリアンスの要因のうち，認知の柔軟性とスピリチュアリティに該当するだろう。

　また Boss は行方不明者の家族は混乱し，悲しむことができず，「終結」という考えを否定するが，これらはすべて「あいまいな喪失」に対する自然な反応であり，抵抗や精神的弱さの証拠ではないとしており，セラピストはあいまいさに対して忍耐強くなり，決して終結を急いではならないとしている。家族たちにはすぐに「終結」は訪れないが，回復する力，リジリアンスは存在しており，それは「終結」を

急ぐことなく，あいまいさに耐える力である，という。また，そのように支援者が対処するためには，自分自身のあいまいな喪失とうまく照らしあえないとうまくいかないとし，セラピストたちが自分の喪失について明らかにするよう勧めている。

現在の日本家族研究・家族療法学会副会長の福山和女（ルーテル学院大学包括的臨床死生学研究所）は，石巻市の災害支援に携わる支援者への支援として，2011年7〜9月の3カ月間で，5回のグリーフワーク的スーパービジョンセッションを実施し，現地のソーシャルワーカーや医師，看護師，臨床心理士に対して現地の専門家が体験する不全感への対処を助けている。そのとき福山は Boss の「あいまいな喪失」概念を援用し，災害支援に出向いた専門家が，喪失が曖昧であるがゆえに，困惑し，その状態をどのように理解すべきかわからず，解決に向かえなくなり，支援者自身が「役割の喪失」を体験し，役に立っていないことを嘆き，自らを責め続けるという現象が起こっていたことに気づく契機を与えている［草水，2011］。

安全が失われた世界で精神療法，家族療法は有効なのか

今回の福島原発の事故は1986年のチェルノブイリにおける事故と比較される。Beehler, G.P. ら［2008］は，チェルノブイリ原発事故後20年経過して381名の被災地域住民へのインタビュー結果から，長期の心理的障害を予測する要因としては放射能汚染の程度より日常的な心理社会的ストレスが軽減されるかどうかによるとしている。また Kolominsky, Y. ら［1999］は，ベラルーシで妊娠中に被爆した138名の児童（6-7歳，10-11歳）を対照群122名と精神発達，情緒発達を比較した結果，境界知能と情緒障害が顕著に被爆群に多いことを見いだしたが，その原因は被曝そのものによるのではなく，両親の教育程度の低さ，小社会集団への接触不良，適応上の障害に起因すると考えられ，そしてそれは被災地域からの転居，移住に原因があった，としている。どちらも，被災者や被害者のもともとの性質や被害程度よりも，その後の心理社会的な環境や経過が長期結果に大きな影響を及ぼすとしている。まずは被災後の生活，QOLが重要なのである。

国連の IASC（Inter-Agency Standing Committee：機関間常設委員会）では，「災害・紛争等緊急時における精神保健・心理社会的支援に関する IASC ガイドライン」[注3)]

災害・紛争等緊急時における精神保健・心理社会的支援に関するIASCガイドライン
(IASC : The Inter-Agency Standing Committee 機関間常設委員会) http://www.humanitarianinfo.org/iasc/

例

専門的サービス —— 精神保健専門家による精神保健ケア

特化した非専門的サービス —— 医師による基本的なメンタルヘルス・ケア／地域スタッフによる基本的なこころのケアおよび具体的な支援

コミュニティおよび家庭の支援 —— 社会ネットワークの活性化／共同体の伝統的なサポートシステム／子供のニーズに合わせた支援的な憩いの場

基本的なサービスおよび安全 —— 安全かつ社会的に適切な，尊厳を守るための基本サービスへのアドボカシー

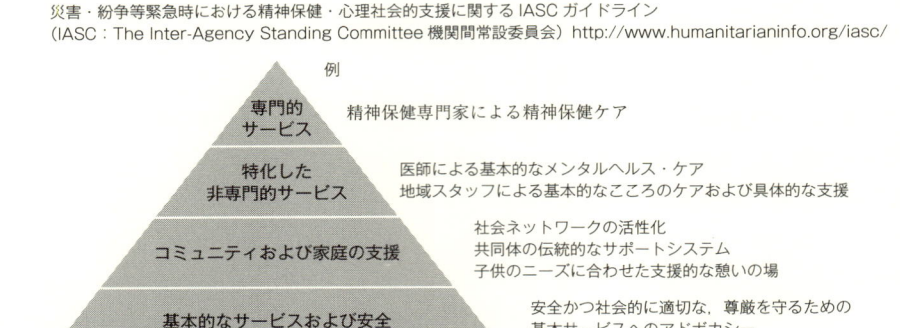

図1　災害・紛争時等における精神保健・心理社会的支援の介入ピラミッド

を作成し公開している。図1にIASCガイドラインの基本的視点を示した。そこでは精神保健専門家によるメンタルヘルスサービスのような専門的サービス（当然これには専門家のカウンセリングやPTSDへの精神療法なども含まれる）が災害時に効果的であるためには，それを支えるピラミッドとして底辺の方から，①基本的なサービスおよび安全，②コミュニティおよび家族の支援，③特化した非専門的サービス，が前提であるとしている。その観点に従えば，放射能の不安により基本的安全がおびやかされ，避難地域・県外避難者があり，地域コミュニティ・家族機能が麻痺し，また地域精神医療のみならず地域行政システムが崩壊し再建途上にある福島県の被災地が置かれている状況，あるいは同様に再建途上にある岩手，宮城の地域においても，精神科の専門的サービスなどが行われる状況でないということかもしれない。

おわりに

2001年の9.11アメリカ同時多発テロ事件を受けて，当時Family Processの編集担当だったAnderson, C.（日本に家族心理教育を紹介したことで有名）は2002年の第1巻で，「専門誌が公の出来事に対する反応を発表するのはまれではあるが，9月

11日の出来事により，人生の有り様や家族が存在していく文脈において重大な変化のはじまりとなり，あきらかに，ものごとは以前と同じにはならないだろう」として「聖域なき世界（A World without Sanctuary）」と題する特集を組み，前記 Boss を含む 11 人の家族療法家のコメントを掲載している［Anderson, 2002］。当時筆者は「家族療法研究」の編集委員長をしており，編集委員の小森康永氏の提案と翻訳の尽力により抄訳を掲載することができた。以下はその Anderson の言葉である。

　私たち自身の家族，私たちが共同で仕事をしたり研究対象として取り組む家族は，今や，確かなことの減じた新しい世界に住んでおり，それは，私たちがいかに仕事をするか，お互いをどのようにケアしあうかということに影響を与える。先見可能な未来に対して（おそらく永久に），私たちは，危険と共に生きることを学び，いつ何時自分自身，自分の愛する人々，そして相談にやってくる人々に被害が及ぶかもしれないという知識を持って生きることを学ぶ課題に直面する。安全という幻想の喪失は，聖域のない危険な世界に住んでいることの自覚をいやがうえにも高める……この新しい文脈を受けて，私たちはどのようにして自分自身や家族が個人的危機感の衝撃と共に生きるのを援助するのか？　私たちはどのようにしてお互いが悲劇や悲哀，そして怒りに直面するなかでリジリアントになりケアを続けていけるよう援助するのか？　私たちはどのようにしてお互いや世界をケアし続けることを学び，あまりの憎悪に満ちた時代に楽観的でいることを学ぶのか？

　今私たちはこの問いにそれぞれが答えを出していくことを要求されているのである。

註釈

1： http://www.j-hits.org/psychological/index.html.
2： NPO 法人「相双に新しい精神科医療保健福祉システムを作る会」発足記念シンポジウム「災害によって強められる国際連携」（2012.1.8 福島県立医大）の講演：災害とメンタルヘルス American Experience with Disaster and Mental Health より
3： http://www.ncnp.go.jp/pdf/mental_info_iasc.pdf.

文献

Anderson CM ed. : A World without Sanctuary. Family Process, 41 ; 1-36, 2002.（小森康永監修：海外文献紹介 聖域なき世界. 家族療法研究, 19 ; 263-274, 2002.）
Beehler GP, Baker JA, Falkner K, et al : A Multilevel Analysis of Long-term Psychological Distress among Belarusians Affected by the Chernobyl Disaster. Public Health, 122 ; 1239-1249, 2008.

Boss P：Ambiguous Loss：Learning to Live with Unresolved Grief. Harvard University Press, 1999.（南山浩二訳：「さよなら」のない別れ；別れのない「さよなら」：あいまいな喪失. 学文社, 2005.）
Boss P：Ambiguous Loss：Working with Families of the Missing. Family process, 41（1）；14-17, 2002.
De Clercq M：Disasters and Families. New trends in Experimental and Clinical Psychiatry, 11；19-24, 1995.
後藤雅博 他：学会活動報告 日本家族研究・家族療法学会東日本大震災支援委員会主催ワークショップ. 家族療法研究, 28；318-325, 2011.
後藤雅博：精神科疾患の看護・サービスとその周辺：各種治療法や技法⑤家族療法.（井上新平監修）精神科・神経科ナースの疾患別ケアハンドブック. メディカ出版, 2005.
後藤雅博：日本家族研究・家族療法学会 東日本大震災支援委員会主催ワークショップ：リスク・ファミリーのケア・マネジメント：家族臨床の観点から. 家族療法研究, 28；318-319, 2011.
後藤雅博, 福島昇：新潟県中越地震における災害時精神保健医療対策. 精神医学, 48；255-261, 2006.
Imber-Black E：Family Process：From Begginings to Tomorrow. Family Process, 50；1-3, 2011.
井上真理子：シンポジウムへのコメント（特集：リスク・ファミリーの臨床）. 家族療法研究, 27；265-268, 2010.
Kolominsky Y, Igumnov S, Drozdovitch V et al.：The Psychological Development of Children from Belarus Exposed in the Prenatal Period to Radiation from the Chernobyl Atomic Power Plant. J Child Psychol Psychiatry, 40；299-305, 1999.
小森康永：ナラティブ・セラピー.（日本家族研究・家族療法学会 編）臨床家のための家族療法リソースブック：総説と文献105. 金剛出版, 2003.
草水美代子：災害支援におけるグリーフワーク的スーパービジョンの意義：現地開催の効用について. 2011.〔http://www.luther.ac.jp/guide/affiliate/thanatology/dl/111031.pdf〕
楢林理一郎：総論.（日本家族研究・家族療法学会阪神淡路大震災支援委員会 編）喪失と家族のきずな. 金剛出版, 1998.
日本家族研究・家族療法学会阪神淡路大震災支援委員会 編：喪失と家族のきずな. 金剛出版, 1998.
新美加奈子：海外文献紹介 聖域なき世界：あいまいな喪失：行方不明者の家族との仕事（ポーリン・G・ボス）. 家族療法研究, 19；267, 2002.
Raphoel B：When Disaster Strikes：How Individuals and Communities Cope with Catastrophe. Basic Books, 1986.（石丸正訳：災害の襲うとき：カタストロフィの精神医学. みすず書房, 1995.）

あとがき

　現在の新潟大学医学部保健学科に在職して11年になる。これまでの1カ所の在籍期間としては一番長い。じっくりとひとつの場所で継続的に仕事をする人もいるだろう。むしろそういう人の方が多いかもしれないが，どうも私はそうではないらしい。還暦も超えたし，後の人生はまだ活動力が残っているうちにもう一度病院臨床の現場に戻り，今までの経験を生かして地域精神医療に取り組みたいと最近は考えている。そういう時期にこれまでの著作をまとめる機会を得て，本書を上梓することができたのは望外の幸せである。そして，何にもまして，臨床場面，地域，あるいは全国で出会ってきた多くの当事者，家族の方たちに全てを教えてもらったといっても過言ではない。本書はそのお礼の気持ちの現れでもある。

　考えてみると，私は仕事上では大変幸運だったと思う。ひとつは「精神衛生法」から「精神保健法」に変わる前後から，今に至るまでの精神医療を巡る地殻変動といってもよい変化をつぶさに体験できたことである。ひとつの挑戦であった精神科病院の開放処遇は今では当たり前のことになり，今度は外来中心へと移行しつつある。法律も含めたハード面の変化とともに，ソフト面でも精神科医として出発した当時，ほとんど試行的でしかなかった，家族療法，家族心理教育，SSTなど心理社会的治療はほぼ当たり前のようになってきている。そのことに自分がやってきたことがいくばくかの手助けになっていると思えるのもまた幸せなことである。そして今後の課題である，当事者中心（ユーザーオリエンテッド），アウトリーチ中心へのさまざまな場面への関与ができているのも幸いである。

　そのときどきでよい現場に恵まれ，かつ好きなことをかなり自由にやらせてもらえた。それもまた幸運のひとつである。そういうなかで，職場だけではなく，新潟県内はもとより日本各地の，また精神科医にとどまらない共通の感覚で仕事の話ができる，年齢層も幅広い，多職種の専門家，家族・当事者の知り合いがいて，またそのネットワークができているのは現在の私の大きな財産である。そのなかで

も「日本家族研究・家族療法学会」「日本心理教育・家族教室ネットワーク」「日本SST普及協会」「日本精神障害者リハビリテーション学会」「地域精神保健福祉機構COMHBO」に参集している主メンバー（かなり共通しているが），会員，事務局の方々には特に感謝する。

　現職の新潟大学医学部保健学科の方々はもちろんだが，新潟県の医療，保健，福祉関係者には，本当に大勢の方々に一方ならぬお世話になった。なかでも地域精神保健の領域での国立療養所犀潟病院（現・国立病院機構さいがた病院）時代からの酒井昭平氏との交流，元・守門村保健師五十嵐松代氏，小千谷市，五泉市，旧東頸城郡松之山町，松代町の保健師さんたちの実践に学ぶところが多かった。医療関係者では枚挙にいとまがないが，なかでも柏崎厚生病院長松田ひろし氏，恵生会南浜病院副院長川島義章氏には，長年公私ともにお世話になっており，今までのご厚誼を感謝したい。それに加えて千葉大学の卒業時同期生の現・静岡県立病院機構静岡県こころの医療センター院長平田豊明氏，深谷メンタルクリニック院長島上実氏には，仕事上だけでなく，友人として個人的にも多くのサポートをもらっている。

　本書が出版にまでこぎ着けられたのは金剛出版編集部の北川晶子氏，高島徹也氏のなみなみならぬ努力の結果である。特に北川氏は遅筆の私にめげることなく，本当にデッドラインぎりぎりまで編集，校正に当たってくれた。改めて感謝したい。また，家族療法，家族心理教育関係は金剛出版からの発行によるものが多いが，それらの著作の大部分は，以前金剛出版の編集部におられた石井みゆき氏のおかげである。私が「家族療法研究」編集委員長を2期務めた間も，編集者としておつきあいいただいた。もともと単著については石井氏が構想されていたものでもあり，ここに心からのお礼をいいたい。

　最後に，好きな仕事を自由にさせてくれ，自分も多忙な仕事がありながら家庭との両立に甚大な努力を払ってくれている妻清恵の協力に感謝する。

2012年2月　著者

初出一覧

■第Ⅰ部　家族療法
システム理論と医学：そのコンテキストとパンクチュエーション．Medical Way, 4 (2) ; 29-34, 1987.
うつ病者の夫婦合同面接．家族療法ケースブック (5) うつ病, 金剛出版, 1993.
システム・ストレス・コーピング．家族療法研究, 25 (3) ; 273-279, 2008.
家族面接のポイント．精神科臨床サービス, 9 (4) ; 479-484, 2009.
希望に焦点を合わせて．家族療法のヒント, 金剛出版, 2006.
『マイ・ガール』．家族療法研究, 21 (2) ; 178-181, 2004.

■第Ⅱ部　家族心理教育
慢性分裂病の家族への集団的心理教育．(藤縄昭, 高井昭裕編) 精神分裂病の心理社会治療, 金剛出版, 1995.
心理教育的アプローチによる家族援助の実際．家族教室のすすめ方, 金剛出版, 1998.
【対談】家族療法における心理教育を語る．家族療法研究, 19 (2) ; 108-128, 2002.
家族心理教育で必要とされる臨床家の姿勢．現代のエスプリ489, 至文堂, 2008.
家族心理教育の現在．精神科, 11 (6) ; 428-432, 2007.
『ギルバート・グレイプ』．家族療法研究, 21 (3) ; 268-272, 2004.

■第Ⅲ部　精神科リハビリテーション
日本の現状．臨床精神医学講座20 精神科リハビリテーション・地域精神医療, 中山書店, pp.49-61, 1999.
社会的運用．精神障害者リハビリテーション学, 金剛出版, 2000.
リカバリー，ノーマライゼーション，エンパワメント：心理社会的介入の鍵概念．精神科臨床サービス, 3 (1) ; 18-22, 2003.
【対談】統合失調症と病識．MARTA, 2 (3) ; 2-9, 2004.

■第Ⅳ部　地域精神保健福祉
地域精神医療と家系図．家族療法セミナー (2) 家系図と家族療法, 金剛出版, 1988.
地域介入による自殺対策．メンタルヘルスとソーシャルワークによる自殺対策, 相川書房2008.
ひきこもりケースへの危機介入．ひきこもりケースの家族援助, 金剛出版, 2001.
生活の場づくりを通しての地域精神保健活動．公衆衛生, 58 (12) ; 875-879, 1994.
地域資源のアセスメント戦力分析 (1)．公衆衛生, 61 (7) ; 65-69, 1997.
地域資源のアセスメント戦力分析 (2)．公衆衛生, 61 (8) ; 74-77, 1998.
地域ぐるみの心理教育．精神医学, 37 (1) ; 59-64, 1995.

■第Ⅴ部　災害とメンタルヘルス
新潟県中越地震における災害時精神保健：医療対策．精神医学, 48 (3) ; 255-261, 2006.
災害と家族支援：家族療法の視点から．精神療法, 金剛出版, 2012.
『東京物語』．家族療法研究, 22 (2) ; 170-174, 2005.

全ての初出論文に必要な場合は加筆修正を行っている．

●著者略歴
後藤雅博（ごとう・まさひろ）

■略歴　新潟県出身　精神科医　医学博士
1977（昭和52）年　千葉大学医学部卒業．同年9月　医療法人同和会千葉病院精神科
1984（昭和59）年4月　国立療養所犀潟病院（現・国立病院機構さいがた病院）精神科医長
1993（平成5）年4月　新潟県精神保健福祉センター所長
2001（平成13）年4月　新潟大学医学部保健学科教授（新潟大学医学部保健学研究科教授兼任）（現在に至る）

■領域：地域精神保健，地域精神医療，家族療法・家族支援，精神科リハビリテーション

■役職：日本社会精神医学会理事、日本精神障害者リハビリテーション学会常任理事、日本家族研究・家族療法学会評議委員、日本心理教育・家族教室ネットワーク代表幹事、日本SST普及協会運営委員など

■主な著書
『家族教室のすすめ方——心理教育的アプローチによる家族援助の実際——』（単著）金剛出版，1998.
『摂食障害の家族心理教育』（編著）金剛出版，2000.
『うつ病』（家族療法ケースブック5）（分担）金剛出版，1993.
『地域保健におけるひきこもりの対応ガイドライン』（分担）じほう，2004.
『精神科リハビリテーション』（臨床精神医学講座）（分担）中山書店，1999．など

家族心理教育から地域精神保健福祉まで
——システム・家族・コミュニティを診る——

2012年2月29日印刷
2012年3月10日発行

著　者　　後藤雅博
発行者　　立石正信
発行所　　株式会社金剛出版
　　　　　〒112-0005　東京都文京区水道1-5-16
　　　　　電話 03-3815-6661　振替 00120-6-34848

本文印刷　　平河工業社
カバー印刷　新津印刷
製　　本　　誠製本
装　　丁　　臼井新太郎
装　　画　　立花　満
組　　版　　藍原慎一郎

ISBN978-4-7724-1246-9　C3011　　　　Printed in Japan　©2012

好評既刊

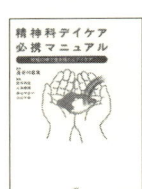

長谷川直実 [監修]

精神科デイケア必携マニュアル──地域の中で生き残れるデイケア

B5判並製　定価2,940円（税込）

症状への専門治療と生活サポートを掲げる地域密着系・都市型デイケア「ほっとステーション」＠札幌のサバイバルを賭けた10年の軌跡!!

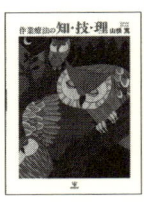

山根　寛 [著]

作業療法の知・技・理

A5判上製　定価3,570円（税込）

作業療法について，作業活動の考え方や使い方に関する「知」，作業療法実践のコツにあたる「技」，作業療法のセンスを伝える「理」に分けてまとめた。

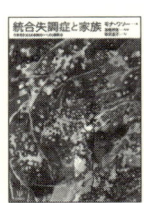

モナ・ワソー [著] ／高橋祥友 [監修] ／柳沢圭子 [訳]

統合失調症と家族──当事者を支える家族のニーズと援助法

四六判上製　定価2,625円（税込）

あなたの大切な人や家族が，精神の病になったら？　本書には，当事者や家族と治療者のための対応と援助のヒントが数多く紹介されています。

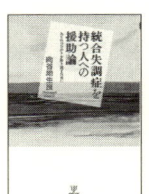

向谷地生良 [著]

統合失調症を持つ人への援助論──人とのつながりを取り戻すために

四六判上製　定価2,520円（税込）

真に当事者の利益につながる面接の仕方，支援の方法をわかりやすく解説し，精神障害者への援助の心得を詳述する。心を病む人の援助に関わるすべての人へ。

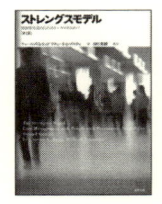

チャールズ・A・ラップ，リチャード・J・ゴスチャ [著] ／田中英樹 [監訳]

ストレングスモデル──精神障害者のためのケースマネジメント [第2版]

A5判上製　定価4,620円（税込）

地域精神保健福祉に新たな地平を切り開いた『精神障害者のためのケースマネジメント』に大幅な増補がなされた改訂版。

株式会社 **金剛出版**

112-0005 東京都文京区水道1-5-16　電話 03-3815-6661　http://www.kongoshuppan.co.jp